精神療法

増刊第10号

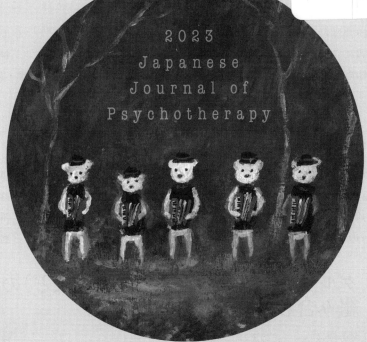

2023
Japanese
Journal of
Psychotherapy

グループで
日常臨床を
変える

さまざまな場面での活用術

北西憲二＋西村馨

「精神療法」編集部〔編〕

金剛出版

グループで日常臨床を変える——さまざまな場面での活用術　目次

Contents

2023
Japanese
Journal of
Psychotherapy

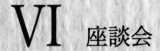
精神療法 増刊第10号

はじめに

北西　憲二
（森田療法研究所／北西クリニック）

　集団精神療法（広くはグループ活動）は，幅広く精神科，心理，そして福祉領域で用いられている。そのような意味では，メンタルヘルスの専門領域でなくてはならない，必須の治療手段の一つであることは疑いもない事実である。また集団精神療法（グループ活動）はさまざまな精神療法（心理療法）やアクティビティとの組み合わせが可能な治療法でもある。

　メンタルヘルスの専門家がもう少し，集団力動や集団精神療法に関心を持ってくれたらよいのに，と思うこともまれではない。それぞれの臨床場面で起こっているさまざまな出来事（それが問題行動であれ，また回復のプロセスであれ）を，専門家が集団の力動やそのプロセスを知っていれば，よりよく理解し，適切な介入ができるのに，と残念に思うこともある。あるいは，個人療法においてもさまざまなクライアントの世界との関わりから生じる経験を理解し，それに適切に対応するために，集団力動（それは精神分析的な意味のみならず，もっと幅広いもの）を知ることが有用であると考えている。

　また治療的グループを立ち上げる，集団精神療法を行うことは，その施設（入院，外来，デイケア，その他の場面）での多職種の共同作業，あるいは協力を必要とする。孤立した治療的グループ（そして孤立した治療者）がしばしば途中で挫折し，消えて無くなってしまうことは，過去に経験してきた。同じような経験をしているグループ・セラピストもいらっしゃると思う。

グループの立ち上げやそれを維持するには，そこで働く多職種の専門家とのオープンな，そして率直な対話が，その準備段階やその後の展開においても，重要であろう。それがその治療者のグループへの関わり方とつながっていくと思われる。

　またグループを行う治療者は，個人精神療法と集団精神療法（グループ）をどのように併用するのか，結びつけるのか，も検討する必要があろう。それぞれの役割を分担する治療者の相互理解がよりグループの治療機能を高めると思われる。

　グループが苦手，あるいは食わず嫌いのメンタルヘルスの専門家もかなりいると思う（私も精神科医になりたての頃はそうだった）。またグループをさほど意識しないままグループに関わっているメンタルヘルスの専門家もいると思われる。あるいは治療上の要請に従い（あるいは職場の要請に従い，あるいは上司に言われて），いやいやながら，しかたがなくグループを始めた人たちもいるだろうと思われる。その心理的なバリアを下げ，グループをこのように使うと役に立つという情報をこの企画で伝えたい，と考えた。

　そして治療的グループを立ち上げ，維持していくには，それなりの基本的知識を必要としよう。例えば，グループを行う目的の設定，対象の選択，グループへの導入，個人療法との組み合わせ，グループで表現されるクライアントの

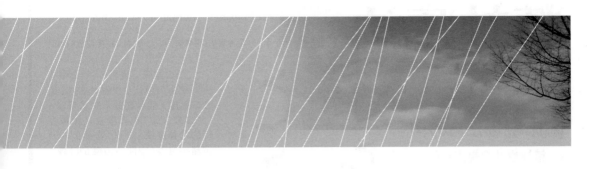

病理（問題点）や健康さの理解とそこへの介入や照り返し，グループプロセス（あるいはそれと連動したグループの成長プロセス）の理解とそのプロセスの促進，グループを治療的に機能させる工夫（安心，安全感の提供）とコンダクター（セラピスト）の役割，分担などなど，である。

このような現状の理解から，西村馨先生と一緒にこのような増刊号の企画を考えた。各領域で活躍している第一線の治療者に，集団精神療法の理論と実践について，分かりやすく解説していただいた。特集号のタイトルは，西村先生の提案で，「グループで日常臨床を変える――さまざまな現場での活用術」となった。まさにグループを知り，導入し，実践することが日常臨床を豊かに変えていくと思う。それと共に，グループをある施設に導入することは，その施設全体を治療的に変えていくとも思う。

今回の増刊号では，幅広く，最新のトピックに触れながら，すでにグループになじみのある読者から，グループに興味はあるが敷居が高いと感じられている読者までを対象にこの企画を考えた。増刊号であるので，網羅的に，広く情報の網をかけ，気楽に参照できるようなものを目指している。この増刊号を読むことにより，少しでも集団精神療法（グループ）が身近に感じられ，あるいは今行っている集団精神療法（グループ）をよりよく理解し，その臨床を豊かなものにすることに寄与できれば，幸いである。

精神療法

増刊第9号　2022 Japanese Journal of Psychotherapy

平島奈津子＋「精神療法」編集部（編）　B5判 220頁 定価3,080円

こころの臨床現場からの発信
"いま"をとらえ、精神療法の可能性を探る

はじめに：平島奈津子

第1部
臨床現場からの声

I　精神療法の視点から"いま"をとらえる

臨床で抱えていくもの：岩宮恵子／「子ども臨床」に戻って思うこと：山登敬之／創造を導く制約の再構築：遠藤裕乃／児童養護施設から社会と個人を眺めてみた：大塚斉／社会適応という自己不適応：野坂祐子／悩みの多様性とその回復をめぐって：北西憲二／21世紀の人格構造をめぐって：牛島定信／「成長」の終わりと「人格」の消滅：高木俊介／温故知新：大西守／コロナ禍と精神療法：対立をこえて：北村婦美／境界線に関する考察：林公輔／「悩みがあったら相談に来てください」：この呼びかけの弱点は何か：岡檀／僕の臨床：田中康雄／臨床の現場はいつも騒々しい：信田さよ子

II　精神療法の可能性を探る

コロナパンデミックによるグループ実践の変化：鈴木純一／本邦における集団精神療法の現状と課題：藤澤大介・田島美幸・田村法子・近藤裕美子・大嶋伸雄・岡島美朗・岡田佳詠・菊地俊暁・耕野敏樹・佐藤泰憲・高橋章郎・中川敦夫・中島美鈴・横山貴和子・吉永尚紀・大野裕／「ひきこもる能力」を育む：加藤隆弘／精神療法についての個人的感想：原井宏明／精神療法としてのアドボケイト：井原裕／日常臨床に生かす認知行動変容アプローチ：大野裕／アメリカ精神療法最新事情：大谷彰／お別れの時間：笠井仁／性別違和の臨床において私が悩むこと：針間克己／精神医学のいまに精神分析を活かす：鈴木龍

／こころの臨床，現場から：山中康裕／統合失調症を併存するがん患者の臨床：岸本寛史／探求方法としての書くこと：小森康永／精神分析的精神療法と未来：富樫公一／情緒が息づく空間 その温もり：森さち子

第2部
こころの臨床とメディア

精神科医がSNSで発言することの社会的意義について：斎藤環／専門家として情報発信すること：松本俊彦／テレビの作り出す非適応思考にどう対処するか：和田秀樹／こころの臨床現場と，その外の現場から：星野概念(俊弥)／疾患啓発か疾患喧伝か，そのぬかるみに足を取られて：香山リカ／ジャーナリストも心を傷つけている：松井豊

第3部
座談会

平島奈津子／井原裕／信田さよ子／藤澤大介

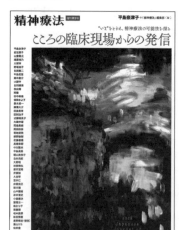

Ψ金剛出版

東京都文京区水道1-5-16　電話 03-3815-6661　FAX 03-3818-6848
https://www.kongoshuppan.co.jp/

価格は10%税込です。

入門編

I

個人・家族・集団という視点から

Kenji Kitanishi

北西　憲二*

I　はじめに

　クライアント（あるいは家族）はある問題を抱えて，治療者（メンタルヘルスの領域の専門家）を受診する。治療者は，クライアント（家族）と面接して，その問題点を理解（精神病理仮説）し，それをクライアントと共有し，その問題の解決の援助を試みる。その精神病理仮説にはさまざまな立場がある。

　私は，ごく一般的な（と私が思っている）立場を取る。これは症状（その人固有の反応）＝個人の特性（生活史とその人の特性）×環境（現在の環境）という簡単な図式から理解しようとするものである。クライアントの訴えとそれに伴うさまざまな情緒的，行動的反応（いわゆる症状）を，原因探求でなく，症状や環境との関わり方から把握しようとする視点である。クライアントの問題を，ある個人の内界（intrapsychic）・対人関係（interpersonal）そして行動（活動）の連鎖として理解しようと心がけている。この対人関係（と行動）の次元として，家族と社会的集団がある。それに対応する治療的装置として個人精神療法，家族療法，集団精神療法などが挙げられる。

　この視点からクライアントの問題は，家族関係あるいは家族のシステムの問題として捉え直すことが可能になる。これが家族システム論（楢林，2013）の基本でもあろう。さらにそれを敷衍すれば，クライアントが属している社会的集団への関わり方として，その問題を捉え直すことが出来る。

　私たちの日々の経験は，対人関係と行動（仕事，学業，遊びなどの活動をここに含める）からなる。私たちの発達段階を考えてもこの二つが車の両輪となり，この両輪が相互に支えながら，変化，成長していく。健康とは，対人関係と行動がバランスを取りながら前に進んでいることであり，不健康とはそれらがアンバランスとなり，そこで留まり，変化が見られないことである。したがって，集団とアクティビティを組み合わせた治療法は日常臨床でも重要なものとなる。

　例えば，森田療法，心理劇，SST，遊戯療法，表現療法，集団で行う認知行動療法など枚挙に暇がない。またデイケア，リワーク，精神科入院治療，精神科リハビリテーションなどの領域で，集団とアクティビティが組み合わされ，日々の臨床が営まれている。そこではアクティビティだけでなく，集団力動の理解がそれらの治療法を有効に進めるために必須のことであろう。

＊森田療法研究所／北西クリニック
〒150-0031　東京都渋谷区桜丘町 20-12-202

II 同調性の病理と個人・家族・集団

1. 家族・集団の同調圧力

　私は，個人と環境としての家族・集団の関係を考えるときに，集団力学（グループ力動）の立場から理解するようにしている。集団としての環境と個人との関係を考える鍵概念の一つが，同調性である。「一般に集団の多数者の側，あるいは集団規範に自分の意見や行動を近づけたり一致させることを同調と呼ぶ」と定義される（磯崎，2003a）。そしてこの同調性の圧力とは，斉一性への圧力とも重なってくる。「集団で目標を達成しようとする場合，集団には成員を一致へと向かわせ，ある特定の行動をとらせようとする圧力が作用する」（磯崎，2003b）。ここでは同調性の圧力，斉一性の圧力（以後，同調圧力とする）とは，個々人と集団との葛藤，軋轢を生み，その集団のメンバーの多様性，異種性，あるいは葛藤を受け入れていくことを難しくしていくグループの働き（集団力動）と理解する。

　そして同調圧力として捉えられる集団規範は，家族においては家族神話あるいは家族ルールというものに一致しよう。児童，思春期，青年期の事例はもとより，さまざまな年代の家族葛藤の背後にこのような神話（ルール）に縛られた家族が存在すると考えている。同調圧力という集団力動は，家族を一つの集団として理解し，そこでの問題点をつかんでいく上で重要な視点となる。

2. 集団精神療法の対象と同調圧力

　個人の不適応（さまざまな病態）とは，家族，社会との関わりで，同調圧力にさらされ，危機に陥った事態と理解できる。そのような病態には，治療装置として集団精神療法が効果を挙げるであろうことは容易に想像できる。私の個人的見解では（もっと広く，あるいはもっと狭く取る立場もあろうと思うが），まず挙げられるのが，原家族から社会的な関係に移行する時期

に挫折した病態である。その回復には，集団精神療法あるいは適切な集団体験を必要としよう。家族からの自立，社会における仲間作りという課題につまずき，社会化に失敗し，挫折した人たちである。このような人たちはまた家族神話に縛られている。

　ここには多様な病態が含まれ，神経症圏内では社交恐怖（対人恐怖）とそれとの関連が深い社会的引きこもりが挙げられる。またこの対人不安との関連では，高機能の発達障害者もここに含まれよう。発達障害者は，世界に関わる時の情報処理能力の不確かさゆえに，対人不安を呈しやすい。そして同調圧力の強い，均一性や効率を尊ぶ社会では，発達障害者の発達の凸凹が顕在化しやすく，そして破綻しやすいと思われる。また社会化の挫折としての統合失調症もここに含まれるであろう。

　社会における同調圧力との関係では，気分障害者の心理的行動的特性とこの同調性が深く関連する。内因性うつ病者は，同調性をその特性として持つ（笠原，1986）。それは他者の承認，期待を取り込み，よい人，よい子として振る舞い，一見するとスムースにその場に溶け込んでいく。それが発症前の過剰適応ともなり，その破綻からうつ病を発症する（北西，2017）。そして集団場面（あるいはリワークの場面）でその同調性がよい人，気遣いの人として再現される。それはうつ病者の社会的機能を維持するためにある程度必要であるが，それが過剰な同調性を示していないか，検討を要しよう。そしてそこへの気づきと修正を促す介入を必要とする。リワークをスムースに終えた人たちが，しばしば職場に戻って再発するのは，この同調圧力に対して，距離を取る感覚を獲得できなかったからだと考えている。逆に気分障害者，特に慢性化したうつ病者の集団精神療法，グループワークはこのような視点から重要な治療的選択となる。

　また精神障害と診断される人たちは，社会の同調圧力により，差別化され，傷つき，そのことが病の回復に重大な影響を与えていると考え

られる。つまりその病そのものによる生きづらさのみならず，家族，社会での二次的，三次的な傷つき体験が，あるいは社会的スティグマ，偏見が，その病そのものの回復を阻害している。ここでも集団精神療法，さまざまなグループワークはその回復の援助のために重要な手段となろう。

　慢性の身体疾患（ガンなど）で苦しむ人たちは，病そのものがもたらす苦悩のみならず，病という体験がその人の自己愛を傷つけ，また二次的，三次的に周囲の人たち（それは家族や社会的場面で出会う人たち，そしてしばしば残念な事実であるが医療従事者）に傷つけられ，そのことが病以上に患者を苦しめる（北西・板村，2016）。このような慢性疾患で悩む人たちを支えるために，その苦悩を分かち合う集団精神療法，あるいは自助グループという治療装置が必要となる。慢性疾患を社会的な対人関係（と活動）の文脈から理解し，同じ病を持って悩む人たちの相互交流を促していくことが，この二次的，三次的傷つきからの回復のために重要であろう。

　トラウマ関連のPTSDや複雑性PTSDなどもトラウマ自体が衝撃で，つらいさまざまな心身の反応を引き起こす。それだけでなく対人的場面での回避行動，そして社会的孤立，スティグマ，周囲の無理解なしばしば善意だがやっかいな介入などが，二次的，三次的傷つきとしてクライアントを苦しめる。このような人たちの回復にとって，グループという枠組みでの体験が必要だろうと思われる（小谷，2017）。

Ⅲ　同調性と凝集性そして過渡期としての集団の危機

1．病理は集団（あるいは活動／作業）に再現され，修正される

　私が，数名の入院患者と数名のスタッフからなる入院森田療法を始めた時には，その治療の場で何が起こっているのか，よく分からなかった。その理解が深まったのは，集団の持つ意味を知ってからだった。集団とは，「社会の縮図」

で，「その行動の意味とその力動を明確にしてくれる実験室」であるという理解である（Yalom, 1995）。幅広くその人の問題点が，家族，そして集団（と活動）に表現され，あるいは集団や家族という装置が個人の問題を浮き彫りにし，その修正が家族や集団の変化を促すと理解するようになった。

　集団精神療法（グループワーク）は，個人精神療法，家族へのアプローチと同様に，常に変化していく。集団精神療法の立ち上げの初期には，個々人，そして集団全体がさまざまな“ゆれ”を経験する。その“ゆれ”は集団の同調圧力とそれに対する個々人の反応とも理解できる。その理解の手がかりとなったのが，Bionの提唱した基底的想定グループである。この概念は，集団精神療法の初期，あるいは治療的集団がさまざまな要因でゆさぶられ，危機に陥った時に現れてくる現象を理解する上で役に立った。対象関係集団精神療法からの高橋（1999）の解説は，私自身の治療を振り返る意味でも示唆に富むものだった。その詳細は，本企画の別のところで解説されるので，私の理解したところを簡単に述べていく。基底的想定グループには，依存，闘争・逃避，そしてつがいがある。依存グループは，セラピスト，あるいは集団が自己の必要を満たしてくれると頼るグループ文化であり，第二の闘争・逃避グループでは，リーダー，集団と闘うか逃げるかのグループ文化である。そして第三のつがいグループでは，集団の中のペア（人と人，あるいは人と理念）が集団に希望をもたらしてくれると期待するグループ文化である。これらは原始的態勢に基づく不安から自己や集団を守る集団的防衛であると共に，治療的転機になり得る。依存グループでは，相互信頼につながる場合もあり，闘争・逃避グループでは自己と他者の区分をはっきりさせることにつながる場合がある。つがいグループは，集団の崩壊を防ぐということもある。

　重要なことは，集団で表現されるさまざまな葛藤，病理は一方で，集団を維持しようという

力動（健康的な）が働いているという理解であろう。

　入院森田療法を行う施設が，新しく建て替えられ，入院患者が，7〜8名から10数名に増えた時があった。治療者側がその対応に追われ，治療の場が不安定になった。集団でのさまざまなもめごと，争い（闘争・逃避グループ），何もしてくれないという治療者への不満の表出，さらに長くいた患者が治療者然として振る舞い，ミーティングで自分の考えを蕩々と述べる（モノポライザー，依存グループ）という現象が起こった。それは個々の患者の問題であると同時に治療者側の集団力動も反映しているようだった。責任者だった私は，治療的な機能を失いつつある，集団がバラバラになっていると危機感を持った。これを治療抵抗として考え，治療の場の再構成，治療スタッフ側の問題意識の共有，個々の患者に対する介入，そして夕方の集団ミーティングにおける率直な話し合いなどを試みた。今思えばつたないやり方だったが，このような試行錯誤から，治療者も患者たちも成長していった。この経験は集団力動を理解する上で重要なことであった。このような現象は，集団が不安に直面することを避ける防衛的なものだが（高橋，1999），他方では，個々人の精神病理（問題点）を浮き彫りにし，またその個々人が人とのつながりを求め，集団に関わろうとする試みとも理解できた。

　家族を集団として理解すれば，そこでも同様の現象が観察できると思う。その現象は病理であり，健康な力でもあり，その現象が集団（治療者も含めて）を次のステップに導くための，あるいは集団が変化するための必要な道標となると思われた。集団が，同調圧力をゆるめ，ゆるやかな凝集性を獲得していくプロセスと理解できる。

2. 同調圧力の病理と治療的要因としての凝集性
1）神経症性障害の集団から
　ある社交恐怖者（対人恐怖／男性）について

述べる（北西他，1987）。まだ数名から8，9名の神経症レベルの人たちの入院森田療法を行っていた頃の経験である。彼は30代前半の視線恐怖者（強迫的な社交恐怖）で，地方から上京し孤独な生活を送っていた。ある会議の場で，緊張の余り失神し，そのために意を決し，入院森田療法を求めて受診し，入院治療となった。

　その当時の入院集団は，ある強迫的な年長者の男性を中心に，まとまりのある集団がすでに形成されていた。今から考えれば，規律を重んじた息苦しい集団だったかも知れない。臥褥期（一週間，個室で食事，トイレ以外は横になっていることが要請される）を終わり，Aはその集団に入らなくてはならなくなる。彼は激しくゆれる。「自分は，場の破壊者だ。異端者だ」と日記でそのつらさを訴える。私は個人面接をしながら，そのようなAをハラハラしながら，見守り，支えていった。

　彼は集団で作業をしているときに，そこに居合わせたメンバーとスタッフをあっといわす突飛な行動を取った。彼の素直な感情の行動的表現だったのだろう。

　この行動は，メンバーからむしろ好意的に受け取られた。その日から，彼は，今までの疎外感を訴える状態から反転して，集団への一体感を獲得していった。集団の中のおどけ役として振る舞い，それを他のメンバーは受け入れていった。「メンバー達が防衛を張らないで率直に行動できるように集団が運営されていると，メンバーは集団の中でこの上もなく生き生きと自己の病理を再現し，提示する」（Yalom，1995）と理解できる。このような現象は，自己愛的な傾向を持つクライエントでも観察され，それを「舞い上がり現象」と呼んだ。この現象は，病理とは決めつけられず，彼の「生き直し」とも理解できるものだった。またこのような異端な彼をメンバーが受け入れたことは，生真面目でやや息苦しい集団から，よりゆるやかな凝集性を持つ集団へと変化していったといえる。つまり集団として成長していったのである。

「集団とそのメンバーは，葛藤をワークスルーする不快を厭わないほどに，お互いに重要な関係でなければならない。凝集性の高い集団は，いざこざを繰り返しながらも相互に強い忠誠心を持った，家族に似たところがある」と Yalom（1995）は指摘する。

凝集性とは，集団が葛藤，争い，いざこざを contain し，そこから得られてくる集団プロセスであろう。それと共に，メンバー自身が自らの葛藤を contain する力を身につけるプロセスでもあろう。

2）うつ病の集団から

所属していた大学病院分院と非常勤で勤めていた精神病院で慢性のうつ病者を対象に集団精神療法を組むことを試みた。中高年の女性の慢性うつ病のグループと双極性障害を含むより重症の慢性うつ病のグループである。

まず中高年女性の慢性うつ病の集団精神療法について，振り返ってみる（北西他，1989a）。この集団精神療法を始めたきっかけは，50 代から 60 代の，中高年の慢性うつ病の女性の対応にほとほと困っていたからである。彼女たちは，配偶者の喪失や病あるいは家族葛藤，そして子どもの病などの問題を抱えていた。その治療は膠着し，執拗につらさを訴えていくが，そこからなかなか抜けることができない状態だった。また同僚の医師も同じような事例を持って困っていることを知り，そのような人たちの小集団精神療法を行おうと考えた。そして 4 名の慢性うつ病の女性に対して，私と臨床心理士（女性）とで集団精神療法を始めることにした（北西他，1989b）。

コンダクターの方が若く，どうなっていくのだろうかと不安だった。最初のセッションから 60 代の女性がモノポライザー（独占者）となって，集団の時間を独占していった。コンダクターはうまく介入することができず（今でもできるかどうか自信はないが），最初の 3 回のセッションは，苦労した。「依存グループ文化の申し子」（高橋，1999）の表れだった。そして

このクライアントは，3 回のセッションで，自分はもう大丈夫といって，この集団から離れていった。やっとコンダクターも，メンバーも積極的に自分の思いを表現できるようになり，集団での相互作用が活発になっていった。2 名は，神経症レベルのうつ病で，他の一人は，反復性のうつ病であったが，集団が凝集性を獲得すると共に，「生き生きと自分の病理を再現し，提示」（Yalom，1995）していった。次第に慢性的なうつ症状の訴えは影を潜め，家族や社会との関わりについて，そのテーマは螺旋形に深まっていった。そして 2 年ほどで集団精神療法は終了した。彼女たちは，よき母親・よき主婦であるべきだという家族神話に縛られており，集団での経験を通してそこから自由になり，そのことが彼女たちと家族の安定をもたらした。

もう一つの集団精神療法は，私が主として主治医で治療に関わっていたが，慢性化あるいは反復を繰り返す気分障害（双極性障害も含む）のクライアントであった。率直に言えば，これらの事例も今までの治療が行き詰まって困っていたのである。

立ち上げ当初，10 数名のメンバーからこの集団精神療法を始めた。私（とパラメディカルスタッフ）に対してすぐに依存グループ文化（高橋，1999）というような集団が形成された。それは今考えてみれば，同調圧力が強い集団だった。ある慢性抑うつのクライアントが最初の頃のセッション中に，集団から血相を変えて離れていった。コ・コンダクターに後は任せて，そのクライアントと急遽面接をした。彼は慢性抑うつのスキゾイドパーソナリティ障害者であった。「この集団にいられない。死にたい，きつい」とぼそっとといった。「よく言ってくれました。ありがとう」「この集団から離れる自由もあるし，むしろ離れることとも大切」と伝えて，彼との面接は終わった。集団に戻って，「彼はここにいられないそうです」と伝え，その日のセッションは終わった。この集団は，当初私を含めて，どこか雰囲気は軽躁的であった。

私は，これが凝集性の高い集団で，その効果が出ていると思い上がっていた。しかしコンダクターも含めてこの集団はスキゾイドパーソナリティ障害の彼を抱え込むことに失敗した。その後，この集団は依存的になったり，あるいは闘争，逃避的な場面も多々見られるようになった。私は，このような経験を踏まえて，コ・コンダクターと一緒にできるだけ，メンバーが自由に話せるように心がけ，メンバーが対立したり，私の意見を求める場面でも，直接答えることをしないで，メンバー同士の相互作用を促進するようになった。むしろあれこれもめること（うつ病者は一般的に苦手である），つまり攻撃性の表現，あるいはぼそっとと死にたいとセッションで述べるクライアントに対しても，他のメンバーの対応を待ってみようと思えるようになった。

そして集団でのさまざまな問題が表出されても，それをメンバーとあれこれと一緒に考えていることが，逆に凝集性につながるのだろう，という臨床的感覚を少しずつ掴めるようになった。メンバーの多くは，その社会的機能が改善し，個人面談もあっさりとしたものになっていった。

これらの経験は，後に精神科急性期病棟でコミュニティ・グループを行った時やがん患者の集団精神療法を行った時に役に立った（北西・板村，2016）。

3）集団精神療法のプロセスについて

集団精神療法のプロセス（家族への介入もプロセスも同様だと思うが）では，同調圧力からさまざまな葛藤（基底的想定グループなど）が必然的に表面化する。それをコンダクターとメンバーが乗り越えることにより，同調圧力が弱まり，葛藤をcontainすることが可能となる。そこから凝集性が得られるようになる。しかも鈴木（2017）が指摘するように「凝集性は求めても得られるものでなく，自然に高まってくるもの」であろう。コンダクターが凝集性を求めると，それが皮肉にも同調性の圧力となりかね

ないからである。

集団精神療法のプロセスは，メンバーの入れ替え，脱落などを通してゆさぶられ，そこで再び，同調圧力→葛藤の表面化（基底的想定グループなど）→凝集性の獲得，を円環論的に繰り返すと考えられる。

これは，家族介入のプロセスでも起こってくるものである。家族神話（同調圧力）に縛られた家族で，家族メンバーの一人がさまざまな問題行動を示すようになる。家族葛藤が表面化したのである。それを家族介入によって，そのいざこざを何とか乗り越え，家族神話がゆるみ，家族がゆるやかな凝集性を獲得し，家族として成長していくことが，問題解決につながっていく。

Ⅳ　おわりにあたって

私たちが，外来でクライアントを診察するときに，「今対面している患者は，その何時間，いや何分か前までに彼にとって意味のある集団の中にいた」（鈴木，2014）。さらに言えば，彼女ら／彼らの訴えの背後には，家族，集団があり，そこからクライアントを理解しようとする視点は，私たちの臨床を複眼的にすると思われる。

それと共に，集団という枠組みからその人や家族の問題を捉え直し，その援助法を模索することは，私たちの臨床を豊かなものにすると考えている。

文　献

磯崎三喜年（2003a）同調性．（北西憲二・小谷英文編集代表）集団精神療法の基礎用語，pp.195-196．金剛出版．

磯崎三喜年（2003b）斉一性への圧力．（北西憲二・小谷英文編集代表）集団精神療法の基礎用語，pp.196-197. 金剛出版.

笠原嘉（1976）うつ病の病前性格について．（笠原嘉編）うつ病の精神病理1，pp.1-29．弘文堂.

北西憲二（2017）集団精神療法入門（3）うつ病．精神療法，43（5）；636-640．

北西憲二・橋本和幸・小松順一他（1987）対人恐怖者への森田療法─治療の場の集団性との関係

から．季刊精神療法，13（4）；313-320．

北西憲二・板村論子（2016）がんという病と生きる—森田療法による不安からの回復．白揚社．

北西憲二・中村敬・近藤喬一・久保田幹子（1989a）老年期の遷延性うつ病者に対する集団精神療法—うつ病治療に対する新たなる試み．集団精神療法誌，5；57-62．

北西憲二・中村敬・久保田幹子・近藤喬一（1989b）遷延性うつ病者に対する集団精神療法．精神神経学雑誌，91（9）；655-660．

小谷英文（2017）集団精神療法入門（2）神経症性障害，PTSD など．精神療法，43（5）；631-635．

楢林理一郎（2013）家族療法とは—序にかえて．（日本家族研究・家族療法学会編）家族療法テキストブック．pp. ⅴ - ⅷ. 金剛出版．

鈴木純一（2014）集団精神療法—理論と実際．金剛出版．

鈴木純一（2017）集団精神療法入門（1）精神病圏内を対象に—集団精神療法を始める人のためのいくつかのアイデア．精神療法，43（5）；626-630．

高橋哲郎（1999）対象関係集団精神療法．（近藤喬一・鈴木純一編）集団精神療法ハンドブック，pp.86-96．金剛出版．

Yalom ID（1995）The Theory and Practice of Group Psychotherapy. Basic Books.（中久喜雅文・川室優監訳（2012）ヤーロム グループサイコセラピー——理論と実践．西村書店）

グループは役に立つのか

Junichi Suzuki

鈴木　純一*

I　はじめに

今回の特集で，「集団精神療法の臨床的意義」について書くようにと要請されたが，今更の感があり，なかなか気持ちがまとまらなかった。実は同じ題で1996年に精神神経学会で教育講演を行ったことがあり，その記録を引っ張り出して読んでみると，これに何か加えられるかもしれないという思いが募った。

1996年になってなぜ精神神経学会が，集団精神療法を教育講演のテーマにしたかは不明だが，集団精神療法が取り上げられたことはかつてなかったことであることから，ようやくその必要性が感じられるようになってきた頃だったのかもしれない。

しかし一方で精神医療の状況についてみると，その頃に精神医療の世界に革命的な進展があったわけではないが，1984に告発された宇都宮事件に強い影響を受け，1940年の精神衛生法から精神保健法へと変革されたのが1987年であり，患者の人権についての視点が大きく変わってきていることを認めないわけにはいかない。そこでどのような変化があったのか，それにグループワークがどのように関わってきているのか，また27年前と同じ問題はないのかと考え

*東京集団精神療法研究所（itgip）
〒170-0013　東京都豊島区駒込6-6-23

始めたのである。

そこで私が集団精神療法を知るようになった頃のことを思い出しながら，当時の精神医療の状況とグループとの関わりについて考え，その中から新たにグループが臨床場面でどのような役割を果たしてきたかについて考えてみよう。

II　当時の精神医療の状況と
私の集団精神療法との出会い

1．大学病院での精神科医の教育

私が集団精神療法に興味を持ったのは1960年代の終わりから70年代初頭にかけての頃だから，すでに50年以上前のことになる。昔のことを言うのは，年寄りの繰り言のようにとられるのが嫌なのだが，現在との違いを知ってもらうことが大切だと思うので，あえて少しここで述べることにする。

私が精神科医として訓練を受け始めた頃の精神医療の状況は，なんといっても精神病院が中心であったことを挙げねばなるまい。大学病院での新人の精神科医の外来では，大きな机を何人かで共有して座り，予診を取り，その中で入院が必要と決まった患者を東京周辺の病院に電話して送り込むことであった。プライバシーもなく，大きな声で事情を聞いて判断するのがせいぜいで，精神療法的な関係を結ぶことなどは夢のまた夢である。初診で見た患者を，新人が

外来で受け持つことはなかった。

そして週一回のアルバイトで，東京近郊の精神病院に当直を兼ねて患者のお世話をするのである。

アルバイト先の病院では，十数人の患者の受け持ちとして，処方も含めお世話をすることが期待されていた。私の通った病院は比較的新しく清潔で，診察用具なども整っており独立した診察室もあり，脳波の器械もあった。恵まれている方だったと思う。

患者さんたちの生活を見ていると，大まかにいって要求が多くて声が大きくナースを困らせるタイプの人々と，従順で決められたことを決められた通りに実行する人々の二群があった。そこで私はナースたちに「状態が悪い」，「問題患者」と言われる人たちを集めてもらい，彼らと散歩に出たり，一緒に歌を歌ったりすることを提案した。毎週少しの時間を彼らと過ごし，取り止めもない話をしていることで彼らの生活が見え，また彼らの悩みも少しずつわかるようになり，私にとってこの時間が面白くなった。彼らの話はこれまでの経歴，学校時代の友達のこと，そして家族のことが多く，病的に修飾されていることは目立たなかった。数カ月こうしたことを続けていると，問題患者はその問題性が弱くなっていることにナースたちが気づいて報告するようになる。

一方，問題の言動が少ないと思われている一群の患者は，個別に話をしても病的な世界にどっぷり浸かっていて，なかなか話が通じないという印象を持った。要求がましい人の方が，静かに服従している人よりも精神の健康度が高いと一般的に観察されるのに，なぜ病院の中では反対の評価になるのか不思議に思ったものである。どうしたら患者さんたちの病気を良くすることができるのか，そもそも病気が良くなるとはどういうことなのかと考え悩んでいるときに，大学の病棟で集団精神療法（グループ）が始まった。

中久喜雅文先生が病棟医長になられ，集団精神療法を大学病院の病棟で始められて，その一期生の一人として私は参加したのである。この経緯については以前も述べたことがあるので繰り返さないが，この導入にあたり先生は集団精神療法が外国では「常識である」と言われた。この欧米では常識である技法が私には全く新しい挑戦になった。

2．入院患者の行方

これまで書いてきた患者さんは入院している人々のみで，退院させることができるのは家族が引き取ってくれる人のみで，それ以外の人々をどうやったら退院させることができるかについては考えていなかった。退院できるのは病気も重くなく，家へ帰れる人たちだけと考えていた。従って私の仕事は，退院できない患者さんたちをどうやって家へ帰れるような病状にするかであると考えたのである。例えば，大学で受け持った登校拒否（当時はそう呼ばれていた）の子どもは精神分裂病でないことが分かったので，朝夕の学校への送り迎えを担当医が申し出て，しばらく続けることで通学できるようになり，それが治療と考えていた。

ある東北地方の県から入院してきた軽症の分裂病の人は，大学病院の近くの病院に就職させた。

大学病院の受け持ち患者は先輩医師と相談しながら，退院できる人はさせたが，アルバイト先の病院で出会った患者さんたちには，退院の可能性を見つけることもできなかった。

当時の新人精神科医であった私の周りには，退院後のケアをお願いできるクリニックもなくソーシャルワーカーの助けもなし，デイケアや作業所もないし当然のことながらグループホームもない。このようなナイナイづくしの状態が，当時の精神医療の風景であった。

こうした状況の中で集団精神療法に出会ったのである。その頃はどのように患者さんたちの役に立つのかが見えなかったのだが，とりあえず自分自身にどのような影響があったのかというところから出発して考えてみよう。

Ⅲ　グループワークの体験

1．グループに初めて入ること

　私の場合は，やや特殊で，否応もなく組み込まれたのだが，普通は入る前に逡巡や，不安はあるだろう。中久喜先生のもたらした集団精神療法は病棟中に大きなインパクトを与えたのみではなく医局全体にも，また東京大学以外でもいろいろな影響があったことは後になって明らかとなる。ここでは個人的にどのような経験であったかについて述べよう。

　グループに入る前に，グループの効果，意義，について考えることは不可欠であるが，やってみなければ，本当のところは掴みにくい。取りあえずやってみて検討しても良いのではないかと提案したい。入る時の感覚は人によって千差万別であり，その感覚を記憶しておいてグループの体験を積むにつれて比較してみるのも面白いので是非まずは実行をお勧めしたい。

　さて，私自身が初めて中久喜先生のグループセラピーのグループに入ったのは，私にとってどのような体験であったか，なにしろ50年以上も前のことであり，すべてをはっきりと覚えている訳ではない。しかし実際のグループ入る以前に，何が起きるのかという不安と，きっとこれは今後精神科医として仕事をするのに役に立つ技法であるからしっかり勉強したいという期待感があったことは間違いない。ただグループには，自分の担当している患者さんを連れて出席することも要請されていて，このことはなかなかのプレッシャーとなった。と言うのも，患者さんの中にはグループという体験を必ずしも歓迎していない人もいて，定められた時間に出席することが難しい時もあったからである。そうすると，リーダーからは「君の説明の仕方に問題があるのではないか」と指摘される。その指摘を「自分のやり方が間違っているから患者が出席しないんだ」と叱られたように感じてしまう。患者を何とかして説得しようとしている自分が，実は自分の苦しさの根源を見ようと

していないことに気づいていない。患者のことを出席させるためにはどうすべきかと考えることによって，自分がグループに入ることについての不安から逃げていたともいえる。自覚されず私の中にあったグループに対するネガティブな感情とは，患者さんに対してグループを薦める一心になることで，向き合うことを逃れたといえる。今考えてみると私の心がこの状態では患者に説得し切れるはずがない。いやむしろ患者さんは私の心の状態からグループに入ることに不安を感じたのではないか，とすら考えられる。

　上に述べた中久喜グループの体験は私に洞察をもたらさなかったが，私を別の方向に向かわせる原動力になったのだから不思議なものである。そして私は50年後のいまもグループに熱い関心を持ち続けられている。

2．グループを始める前に

　これからグループを始めようかなという人々も，すでにグループを始めている人も，まず第一に自分が置かれている立場（特に仕事上の）でこれまでと異なる考え方や治療の方法が必要だと模索していないだろうか。私の場合，統合失調症の人たちを収容している病院で何かできることはないかと悩み，考えていた時にグループを知った。そのことにより，その後の仕事を進めるのに非常に助けられた経験がある。

　第二に自らがグループに対してどのような先入見があるか考える必要があるだろう。これはネガティブなものとは限らない。ポジティブな場合もあるが，両方とも詳しく検討することが重要である。それには幼少時からの家族，学校などでのグループ体験などを想起することがヒントになるだろう。

　更に自分の育った国，また地域のことについての考察も必要かもしれない。中井久夫先生は関西ではあまりにもグループで話すことが多いので“セラピーとしてはどうかな”と言っておられたことを思い出す。

現在では，悪名高い「同調圧力」とか「忖度」などと言ったグループの力動に関する言葉が日常的に聞かれるようになっている。これはわれわれ日本人が近年特に周囲の意見や感情に気を使い自分を見失っているということだが，グループで人との関係を作り維持していくことを経験することによって，互いに認め合い共存していくことが忖度せずにできるようになるはずである。

こうした検討をしていてもなかなか結論には至らない。しかし，いくつかの仮説を立て吟味しながら実践しているうちに，ある時突然「そうだったのか」と膝を打つことがあるだろう。

このような検討は重要であるが，それよりも大切なことがある。これまでの言説と矛盾するようだが，「グループが絶対である」と思いこまず，柔軟に対応することである。グループの嫌いな人，グループを始めるのに反対な人がいても，勢い込んで説得にかかろうとしてはいけない。反対する気持ちの中に現在も潜んでいる矛盾に気づかせてくれるかもしれないからである。反対のない意見はないのだから，とにかく話し合いの過程を維持することを第一に考え，自分の立場に固執せずに変化していくのを恐れないことが重要である。

かつて私がグループでどういう態度を取るべきか，こう言ってはいけないか，などと悩んでいると，マックスウェル・ジョーンズ（Jones M）に "Junichi, what are you feeling ?" と声をかけられた。私は "I think……." と言いかけると，かさねて，"What do you Feel ?" と言われるのが常であった。

何を考えているかではなく，何を感じているかが大切で，自分の立場の説明や，弁解は不要なのだと言う。

沈黙について不安になる人がいるが，沈黙自体は何も恐れることはない。沈黙の間は自分自身がどんな反応をしているかを調べ，無理に発言せずしばらくそのまま待つ。その間も観察は怠らずに続ける。そして自らの気持ちの変化を調べる。沈黙が破れるのを静かに待ち続ける人もいるが，私は 20 ～ 25 分を限度にしている。そして「沈黙が続いていますがどんなことを感じていますか」などと語りかける。グループの空気に何かを感じれば，それを短くフィードバックすることにしている。

Ⅳ　グループワークの特徴

1．グループの構造

グループはどこにでも，いつでもあるし，常に生成されているのだが，集団精神療法の場面は，やや人工的に作られる。もっとフリーなグループが良いという人もいるが，枠のないグループは構造の外に自然に発生し，構造あるグループにもいろいろな影響を与える。

ここでは集団精神療法のグループについて記す。

人数：4，5 人から 10 人以下くらいのサイズは小グループ（small group），それより大きい 12，13 人から 25 人くらいまでを中グループ（median group），コイノニアと言う研究者もいる。50 人から 150 人くらいのグループもあり大グループ（large group）と呼ばれる。コミュニティ・ミーティングなどもこの範疇に入るが，これよりも大人数（100 名くらい）になることもある。

人数は大凡であり，あまり窮屈に考える必要はない。

時間：1 セッション 90 分のことが多いが，日本では 60 分，45 分などが多いようである。定時に始め，定時に終わることが重要である。

テーマ：テーマは特に設けず，「どんなことでもお話になりたいことがあれば，どうぞお話し下さい」と勧め反応を待つ。テーマを用意することにより，自由な話し合いを発展させず，スタッフの意図に沿うようなものになってしまう恐れがある。思いもかけないテーマが，グループのあるいはメンバー個人の葛藤に触れることがあり，それがさらに自分についての理解を深める機会となることもある。

2．グループの雰囲気

　人が集まっている部屋に入ると誰でも即座に何かを感じる。温かい雰囲気，攻撃的な感じ，どんよりとした反応が感じられる，など多様である。この雰囲気はわれわれの精神状態に相当の影響をもたらす。子どもの時，家の玄関を入った途端に何とも言えない緊張した空気を感じたことがある人もいるだろう。父親の機嫌が悪いのか，何か変事が起きたのかなど一瞬の間にいろいろな想像をしたことを思い出す。

　このような空気をどう取らえるかは一様ではないが，空気の影響は少なからずあるようである。

　例えば，私の個人的なグループ体験であるが，マックスウェル・ジョーンズがコンダクターをしていた100人以上のグループに初めて参加した時の雰囲気は，いつでも忘れることができない。グループに座り紹介される前からグループ全体は静かで，温かい空気で，私は何の根拠もないのに受け入れられたと直観した。レヴューでは私が日本人であるのでどう受け入れられるか心配していたが，受け入れたとその場に出席していたスタッフたちは喜んでくれた。この体験は私にとって重要であり，現在でも折に触れて思い出す。

　さらに臨床的な例を挙げると，私が院長として最初に赴任した海上寮で，コミュニティ・ミーティングを始めて何カ月もしないうちに，てんかん発作と理解されていた，突然コップに箸をぐるぐる回しながら走り回る人や突然何の前触れもなくギャーギャーと叫び病棟を走り廻る人の異様な行動が止んだことがある。この不思議な体験は，病棟に起きた種々の変化の結果なのだろうが，空気の影響が大きかったと思う。

　グループの行われている病棟は，病棟全体の雰囲気にも影響を与え，上に述べたような個別の変化も引き起こすことがある。

V　話し合いに参加することの意味

　病棟で行われるグループ（コミュニティ・ミーティング）は，参加不参加は自由で中途の退席もできるようにする。椅子をなるべく円を描くように並べて，テーブルは除くことが望ましい。

　45分あるいはそれ以上の時間を話し合いの時間とするグループの体験が患者さん一人一人にとってはどのような体験であるかを考えてみよう。

　どのようなトピックであっても，話し合いを重ねていると，同じ考えの人と，異なる考え持つ人や感情反応する人がいることに誰もが気づくようになる。当初は自分以外の人々の考えていることが全く分からず，ただただ苦しく怖くて逃げようとばかりしていた人が，少しずつ周りの人々が自分と同じような感想や全く異なる感じ方をしているのを聞き興味を持つようになる。また，以前に自分の体験した恐怖不安を経験している人を実際に見る。次第に慣れてくると，グループの最初の頃は集中して聞くことがなかなか難しかった人であっても，終わりまで参加することができるようになる。

　このように話を聞く，あるいは自分の考えを述べることが繰り返されていくうちに，それまで閉ざされていた心の扉を開くことが「怖くなくなる」という体験をし，そうした中でグループに受け入れられる，ということを経験する。

　グループが熟してくると患者さん一人一人の感じていること，考えていること，悩んでいることが自然に語られることが多くなり，グループのメンバーはそれに耳を傾け，それぞれの感想を話すようになる。何よりも患者さんたちが自分一人で悩んでいたことが他の人も同じような体験をしているのを聞くことでそれに驚き，自分だけが異常なのではない，という安心に変わる体験となる。このような体験を目の当たりにすることで，自らもさらに積極的になり学ぶことがだんだん多くなる。

VI　メンタルヘルスワーカーにとっての
　　　グループワーク

　上に述べたような体験は，実はスタッフもしているのだが，私のコミュニティ・ミーティン

グの経験からスタッフの場合は少し異なった段階を踏むように感じている。コミュニティ・ミーティングは患者とスタッフが入り混じっているので，それがはっきり見えたのだと思うが，メンタルヘルスワーカーの体験グループでも同様に感じたことがある。

その違いというのは，第一に，スタッフはヒエラルキーの意識が強く，それから逃れられないことが多い。医療の世界は医師を頂点としたピラミッドがあり，その影響から逃れられない人が少なくない。医師には大きな責任と，それを遂行するのに必要な権限が与えられている。それに伴い権威もあると思い込みやすい。当の医師，特に責任感に燃えている人は，どうしても自分の権限をシェアすることが難しい。ナース，PSW，臨床心理士も当然そうしたヒエラルキーの中で過ごしているため，そのことにネガティブな感情があっても，アンビヴァレントな行動化をしてしまうことがある。

その昔，ケンブリッジのコミュニティ・ミーティングに，ロンドンから精神科医のグループが見学に来たことがあった。そのうちの年長の精神科医がグループに対して，"私はこうしたグループに慣れていないので，どうしたら良いのか迷っている"と発言したのに対して，メンバーの一人であった修道士が "Be thyself"（汝自身であれ）と一言発し，お喋りな精神科医を黙らせたことが思い出される。

第二に，ケアラーという強い意識が強く，何かをしてあげる人になりたがる傾向があるが，これはグループメンバーの自主性に対する冒涜であり，グループの成熟を抑制することになる。もちろんケアラーなのに変わりはないが，ケアをする方法がグループの場合は，本人から出発することを待ち，小さな，迷いながらの一歩でもそれを待ち望むのである。

Ⅶ　おわりに

グループに携わって 50 年以上が過ぎた。内心少しはわが国のメンタルヘルスの改善，前進を見ることができたように思っていたのだが，つい先日東京近郊の T 精神病院の患者が虐待されているスキャンダルが報じられるのを見て，がっかりし，これまでやってきたことは何だったのかと考えさせられた。

私が 50 年以上前に持っていた精神病院のあり方を少しでも良くするために何をすべきかと考え，行動してきたようなエネルギーはもう少なくなってしまった。少なくなった時間とエネルギーで，できることを少しでも為し続けなければならないと思う。

文　献

鈴木純一（2005）なぜグループ療法か．精神神経学雑誌，107（11）；1225-1230．
鈴木純一（2014）集団精神療法—理論と実践．金剛出版．

グループの始め方，進め方[注1)]

Kaoru Nishimura
Yoshiro Okajima
Asuka Kamada
Yuri Seki

西村　馨[*1]，岡島　美朗[*2]，
鎌田　明日香[*3]，関　百合[*4]

ここでは，集団精神療法になじみがない方，初学者の方のために，集団精神療法を実際にどう行うかについて概説する。まず「始め方」，次に「運営」，そして「研修」について論じる。

I　グループの始め方

1．グループをどう組み立てるか？　土台作り

患者／クライエントと，治療者がいれば二者の合意で開始できる個人精神療法と異なり，グループでの臨床には参加者が複数おり，治療者や機関・施設の関係者が複数にわたることも多く，「場」の土台を作り，設定していく作業にエネルギーを費やすことが必要になる。この設定はグループデザインと呼ばれる非常に重要な手続きである。「誰を対象に」「何を目的に」「誰が」「何を，どのように」「いつ，どこで」やるのかといった一つ一つのパラメーターは，グループの成否を左右するものであり，綿密に設定していかねばならない。例えば，「誰を対象に」一つをとっても，入院状況の場合，入院直後に必要な事柄と退院準備に必要なものは異なり，どの段階にいる人々を対象とするのかは大きな問題であろう。児童の入所施設の場合，中学生だけなのか小学生も入れるのか，何人でやるのか，男女混合なのか別なのかなどなど，さまざまな選択肢がある。

ほかのさまざまな治療法と同様，集団療法も効果のエビデンスを提示することが求められ，さまざまな効果性を示してきている（Leszcz, 2018）。だが，効果を示したグループの構造や方法を別の現場で同じように再現できるのかというと，現実には難しい。その現場のニーズを踏まえ，「適切にデザインされた」グループを「適切に運営する」ことで効果がもたらされるというヤーロム（Yalom, 1983）の指摘を心にとめることは重要である。現場のニーズを踏まえ，最も適切で，最も現実的な設定を構想することが求められる。

さらに言えば，デザインされたグループが期待された効果性を発揮するためには，セラピストによる適切な介入はもちろんだが，そのグループの「土台」がしっかりしている必要がある。つまり，セラピストがやろうとしているそのグループが，同僚，他職種，管理職から理解され，支持されていることが極めて重要である。アメ

＊1　国際基督教大学教養学部アーツ・サイエンス学科
　　181-8585　東京都三鷹市大沢 3-10-2
＊2　自治医科大学附属さいたま医療センター
　　〒330-0834　埼玉県さいたま市大宮区天沼町 1-847
＊3　伽羅堂・札幌市スクールカウンセラー
　　北海道札幌市中央区
＊4　錦糸町カウンセリングルーム
　　〒130-0013　東京都墨田区錦糸 3-5-1 錦糸町北口ビル 2 階

注1）本節は，著者 4 人で内容を協議・構想し，西村が主に「I」を，岡島が主に「II」を，鎌田が主に「III」を執筆し，全員で検討した。

リカ集団精神療法学会（American Group Psychotherapy Association：AGPA）は「実践ガイドライン」を刊行している（AGPA，2007）。その最初の章に，組織の中でグループを立ち上げるまでに，グループの必要性を周囲に「教育」していく必要が切々と（と言ってよいほどに）述べられている。単に管理職の理解だけでなく，病棟において看護職の理解を得ることが非常に重要であるといったことは，経験者なら首肯されるところであろう。別の見方をすれば，そのような同僚の現在の大変さやニードを理解して支援を行うこと，どのようなグループならば彼らに応えられるのかを考え，提案し，ともに練り上げていくことは，のちに支持される「土台」となり，グループの効果性を押し上げてくれるだろう。

さまざまな職種がそれぞれの役割を生かしながら，連携してグループを生かしていけると理想的である（例えば，病棟の看護師が困っている事項を聞き取り，それに対応する「心理教育グループ」を立ち上げる。その際，看護師には患者を参加させるのを手伝ってもらう一方で，グループの趣旨を教えて観察すべき変化のポイントを伝え，患者の病棟での様子をフィードバックしてもらう，といったやりとりや連携があり得るだろう）。そのように，病棟や組織全体がグループを支援するものになっていくならば，全体の治療環境の質が向上することになるであろう。

さらに言えば，患者，施設利用者との対話を重視し，その主体性を尊重する風土を醸成していくことにつながれば，一見面倒なことが生じているようでいても，生き生きとしたやりとりが展開する場となる。それが治療共同体（後述）の理想とするところである。施設の管理者から，経済的理由で特定の目的を持ったグループの実践を求められることがあるかもしれない。そういう場合であっても，そのグループの成果を高めるコツ，押さえておくべきポイントとして，標準的手続きを理解しておくことが有益である。

2．グループの種類と目的

一口にグループと言っても，目的や対象のクライエント，実施する環境はさまざまであって，グループを開催するこれらの事情によって適切な運営方法は異なる。グループの運営を検討するにあたり，ここでは目的別にグループの類型をあげてみる。

トーズランドとライバス（Toseland & Rivas, 1998）は，グループワークを課題グループと治療グループに大別している。課題グループは，組織的な問題への解決策を見出したり，新たな考えを生み出したり，何らかの意思決定を行うのに用いられるグループである。職場のチーム会議，ケースカンファレンス，学会などの企画運営委員会，組織の理事会などが含まれる。

一方，治療グループにもさまざまな種類があるが，ここでは代表的な4種類の目的と具体例を挙げる。

1）精神力動的または対人関係重視のグループ

精神的苦痛の緩和や，自分自身あるいは他者をよりよく理解することを通して，その人の社会的機能を改善することを目指すグループであり，狭義の集団精神療法（group psychotherapy）である。個人の精神療法がそうであるように，明瞭な契約や目標を取り交わした上で行う精神療法の一つである。通常は，およそ 7 ± 2 人からなる小集団で行う。多くの場合言語を媒介としており，訓練を経た専門家によって導入，実践，評価される。

2）心理教育的グループ

さまざまな事実や状況，疾病などの情報を提供したり，精神的苦痛に対処するための方法や技術を習得させたりすることを目的としたグループ。前者には疾病に関する教育や，出産を予定するカップルの準備のためのグループが，後者には認知行動療法，対人関係療法などの構造化されたプログラムがあるグループが含まれる。

3）サポートグループ

参加者が特定の主題（身体疾患，災害体験，職業生活，学業など）について体験を共有し，

支え合い，苦痛を和らげ，孤独を和らげること を目的としたグループがある。さまざまな疾患 や障害の当事者によるセルフヘルプグループを はじめ，ストレスの多い職業につく人同士の支 え合いのグループなどが含まれる。セルフヘル プグループは，各種の「患者会」や「親の会」， あるいはアルコール依存症のためのAA，断酒 会など，さらには各種の精神障害者，発達障害 者，犯罪被害者などのグループなどが発展，普 及している。

4）施設やプログラムの一部としてのグループ

治療，教育などを行う施設において，生活や スケジュールに組み込まれているグループの運 営は，独自に考える必要があるだろう。精神科 病棟のコミュニティ・ミーティング，デイケア の全体ミーティングなどがこれに当たる。コミ ュニティ・ミーティングは，グループによる伝 統的な支援法としての治療共同体の中心に位置 づけられている。治療共同体とは，患者，スタ ッフすべての人が生活する集団を一つのダイナ ミックな有機体ととらえ，そこで生じるさまざ まな事柄を，コミュニティ全体の問題として考 えようとする実践である。患者（メンバー）一 人一人が主体的に関わる民主的な組織運営は， 症状や問題を大きく改善することがある。

これらは理念的な類型であり，現実にはいず れにもあてはまらないものや中間的な形態のグ ループもある。ただ，いずれの場合にも，グル ープの目的を考慮してセッティングや運営の仕 方を決めることは重要である。

3．グループのパラメーター

上記の各グループの目的に沿った形で，時 間・期間・頻度，活動内容（言語／非言語）， 対象・人数といったパラメーターが調整される。 その概要を表1（次ページ）に示した。

グループのサイズ：小集団は通常7±2人程 度，中集団は10〜20人程度，大集団はおおよ そ30名以上だが，数百人で行うものもある。

リーダー[注2]の数：欧米の文献では，小集団 の場合1名で行うことが多いが，2名の共同治 療者（コ・セラピスト）者が協働することも ある。日本では，中集団やコミュニティ・ミー ティングで3名以上のコンダクターが入る場合 もあるが，多職種で連携しつつ役割分担すると ともに，メンバーとの違いを明確にしておく必 要がある。

セッションの時間：複数のメンバーが一定程 度の発言ができるために個人療法より長くなり， 90分程度である場合が多い。だが，緊張が強 いメンバーが多いときなどの場合，少し短く 45〜60分にしたりするなどの調整もあり得る。

頻度：精神療法としては週1回を確保したい （週に複数回行う場合もある）。個人療法週1回 と集団精神療法週1回を組み合わせる場合もあ る。心理教育や訓練を目的とした継続グループ の場合，月1回ということも少なくない。

期間：グループには時間制限があるものと， 誰かが去れば別の誰かが入り，ずっと継続する グループがある（臨床機関内で行われている場 合，セラピストが去っても別のセラピストが担 当することがある）。精神療法としては，クラ イエントが満足する改善に至るところまで継続 することが標準であろう。そうなると，グルー プを去るまで数カ月から数年の時間がかかる。 新たなメンバーが加わるのは，誰かが去ったと きとなり，メンバーがゆっくりと入れ替わるこ とになる。一方，時間制限式の時間は幅広い。 3，4セッションで終わるもの，数日〜2週間 程度の合宿形式で数セッション，10セッショ ン以上を重ねるもの，あるいは週1回で12週 間，半年，などである。

注2）名称は流派によって異なる。集団精神療法の場合はセ ラピストと呼ばれるが，グループアナリシスではコンダク ター，エンカウンターグループではファシリテーター，より 一般的には（グループ）リーダーと呼ばれる。

表 1　典型的なグループのタイプとメンバー導入の仕方（西村，2019 を一部改変）

タイプ	形式	グループサイズ	新メンバー導入の時期	参加者の事前準備と契約
精神力動的，対人関係重視グループ	オープン	7 ± 2 人の小集団が多い（メンバー構成を慎重に検討する）	欠員が出たとき。メンバーはゆっくり入れ替わる	入念な準備が必要
心理教育グループ	クローズド	小集団，中集団	新ターム開始時	ある程度準備が必要
サポートグループ	オープン／クローズド	小集団，中集団（メンバー構成をさほど検討しない）	随時。メンバーは徐々に入れ替わる	望ましいが必ずしも必要ない
コミュニティ・ミーティング	オープン	大集団（その組織にいる人は誰も出入りできる）	随時。メンバーは徐々に入れ替わる	特別な準備は不要

　途中でメンバー変更のないものを**クローズドグループ**といい，メンバーを入れ替えながら継続するグループを**オープングループ**と呼ぶ（ゆっくりメンバーが変わるという意味でスロー・オープングループと呼ばれることも多い）。「自由参加」という意味ではないことに注意を要する。

　進め方の形式（自由に漂う話し合い，非言語的表現・アクショングループ，構成的グループ）：集団精神療法は，伝統的には，テーマや司会を定めない，自由な会話の場を提供するものであった。それに対して，非言語的な素材，例えば絵画，ダンス・ムーブメント，音楽などを用いて自己表現や相互作用の促進を図るグループがある。また，構成的グループエンカウンターのように，構造化された言語的，非言語的エクササイズを行うタイプのグループもある。いずれの場合も，対人交流，関係性の深まりを通して，自己表現，自己探求を行うところにグループセラピーとしての焦点がある。

4．メンバーの構成

　メンバーの構成は，対人交流を促進するための重要な要素である。特定のグループにどのようなメンバーが入るのか，どう選定して，どう導入するのかは，しばしば軽視されがちだが，非常に重要で，ときに難しい問題である。

　グループ構成の話に入る前に，タイプを問わず共通する重要なポイントが一つある。それは，メンバーが「いられる」グループを作ることで

ある。ごく当然かもしれないが，この点については，多くの人が集団療法について誤解を持っているためである。すなわち，「グループだと『みんな一緒』というプレッシャーでつぶされてしまう」「対人不安がとても強く，グループは無理」といった考えである。たしかに，「いつ導入しても」「どんなグループでも」よいわけではない。そのため，その人が入れるグループを選定し，慎重に勧めるべきである。あるいは，その人が他の人といられるように，グループサイズ（規模），時間，グループの目的・目標，そして活動内容を調整していく。そのようにして，どのような感情も受け入れられ，メンバーが各自のやり方で「いられる」グループ（場合によっては，ずっと沈黙していてよいという場合もある）を作ることで初めて，メンバーは体験的学習を得るのである。「適切なデザイン」を行い，「適切に運営する」とはそういうことである。それは単にメンバーを保護するという意味ではない。安全感を体験し，一人一人のメンバーが主体的になれる場を作り出すことである（逆に言えば，入れそうな適切なグループがないならば，無理に入れずに別のプログラムを提供することを考えるべきである）。いわば問題解決の主体となり，自分自身のことに対してはもちろん，自分の置かれた場に対して主体的に取り組んでいくことを目指すのである。画一性や二分法による思考とは真逆である。近年，短期で明瞭な「治療効果」を追求する流れが強い。だが，精神療法の基本は，患者・クラ

イエント本人の主体性，意欲があって初めて意味を成すものである。安心していられるグループでの対人交流は，個人の主体性を最も引き出す可能性のあるものであることを強調しておきたい。

集団精神療法の対象：集団精神療法は，どのような問題を示すクライエントにも有効であると考えられているが，とりわけ，対人関係の問題を表すクライエントに適応する。対人関係の認識が高くなく，内省的というよりも行動志向的な人，あるいは，強烈な依存を示す人，逆に，対人関係が不毛なものになりやすい人は，グループでの，またメンバー同士の，情動的刺激が有益に働くだろう。どの対象を除外すべきか，という問いに絶対的解はない。例えば，同じ問題を抱えた人ばかりでグループを構成するなど，工夫によって効果をあげる可能性があるためである。

グループの形成（同質グループ，異質グループ）：グループを作る際，まず，問題や主訴を同種，同質にしたグループか，問題や主訴を多様，異質なものにしたグループのどちらにするかを決める必要がある。伝統的には，外来設定で行われる小集団精神療法は異質グループを中心として発展してきた。一方，問題の同質なグループの代表的として，うつ病，アルコール依存症，摂食障害，虐待のトラウマを抱えた人々などのものがある。近年，エビデンスに基づく治療の普及もあり，同質グループの比率は高まっている感がある。なお，統合失調症は伝統的に同質グループの典型例であり，内面を探求していくものよりもサポートを中心にしたものが有益である。

メンバーの組み合わせ：一般に，自我機能水準（病理水準，知能水準を含む），社会経済的背景などをある程度同質にしておき，パーソナリティや対人関係スタイルを多様なものにする

ことが推奨される。候補者それぞれにとって誰が一緒にいることで対人学習が豊かになるのかを考えるのである。パーソナリティや対人関係スタイルが多様になると，メンバー間の学びが豊かになるためである。例えば，内向的メンバーは外向的メンバーから積極的関わりを学べる一方，外向的メンバーは内向的メンバーから熟慮や繊細な感情表現を学べるかもしれない。とはいえ，それも一つの要因に過ぎず，お互いの交流が濃密になることがより重要である。その意味で，熱心に関与していき，心理状態の表現が上手なメンバーを守ることでグループが発展する可能性が高くなる（Yalom ＆ Leszcz, 2005）。なお，児童，思春期の場合は年齢の幅をあまり広げない方がよく，性別も男女別がよいとする考えもある（Aronson ＆ Scheidlinger, 2003）。性別や性に関わるデリケートな内容が中心テーマになる場合は男女別の方がよいだろうが，男女混合の方が視野を広げるというメリットがある。成人においても，同様のことが言える。

　このような手続きは理想的なものかもしれないし，デイケア，教育相談，一般的なグループワークでは，そもそもメンバー選定や組み合わせという発想があまりないかもしれない。だが，そのグループはどういうことをねらっているのか，参加者のどのような課題がどのように改善する可能性があるかについて整理し，患者と話し合うことは，グループの効果を高めやすく，またセラピストの資質向上にも寄与するであろう。

Ⅱ　グループの運営

　はじめてグループに参加したが，何がなされるか見当もつかない。開始時間になると，コンダクターが「始めます。どなたからでも，どんなことでもどうぞ」と宣言する。その後，沈黙が続くなか，発言していいものかどうかわからず，緊張してくる。あるメンバーが発言するが，それに対して他のメンバーも，コンダクターも

表2　グループの治療要因（Yalom & Leszcz, 2005 に基づく）

治療要因	定　義
普遍性	他のメンバーも自分と同様の感情，考え，問題を持っていると認識すること
愛他主義	他のメンバーを援助することを通じて自己評価を高めること
希望をもたらすこと	他のメンバーの成功によって，自分の改善を楽観視できると認識すること
情報の伝達	セラピストやメンバーによって提供される教示や助言
原家族経験の やり直し	危機的な家族力動をグループメンバーとの間で再体験して修正すること
ソーシャルスキルの 発達	グループが適応的で効果的なコミュニケーションを育む環境をメンバーに提供すること
模倣行動	他のメンバーの自己探求，ワーキングスルー*，人格成長を観察することを通して，自分の知識や技能を伸ばすこと
凝集性	信頼感，所属感，一体感を体験すること
実存的要因	人生上の決断に対する責任を受け入れること
カタルシス	現在，過去の経験についての強い感情を解放すること
対人学習： インプット	他のメンバーからのフィードバックを通して，自分の対人的影響に関する洞察を得ること
対人学習： アウトプット	グループという環境の中で，より適応的な方法で関わりあえるようになっていくこと
自己理解	自分の行動や情動的反応の奥にある心理的動機についての洞察を得ること

* 過去からの未解決の心理的課題をやりきること，克服すること

何も言わない。なんとも居心地が悪くなっていく……。

集団精神療法の経験が浅い時期に，このような体験をした人もいるのではないだろうか？　このように生じる初期不安は，グループが進むうえで重要な要素であるが，その重要さが実感されないまま，グループ嫌いになってしまった人もいるかもしれない。

集団精神療法が精神療法である以上，治療者は参加したメンバーのできるだけ多くがこの治療に適合し，効果が上がるよう努力すべきである。治療の過程でクライエントに心理的苦痛が生じることは可能な限り避けるべきだし，苦痛が治療にとって不可避なのであれば，その理由を説明し，それによって治療が進展する見通しを伝えることが必要なはずである。

また，集団精神療法において重視されることが多いルールについても，あらためて考えてみる必要がある。「時間厳守」や「グループの話を外に持ち出さない」ことは，どれだけ厳密に守られるべきなのだろうか？　例えば，ある職種のメンバーが集まり，日々の苦労を話し合うサポートグループにおいて，予想しない残業によって開始時間に遅れたメンバーは，グループに参加すべきではないのだろうか？　あるいは，心理教育的グループで学んだ内容を，メンバー以外の自分を支援してくれる人と話し合うことは許されないのだろうか？

ここでは，このようなグループについての素朴な疑問を念頭に置きながら，グループを実際に導入し，運営するにあたって，考えるべき事項を論じたい。

1．グループの治療要因

グループがなぜ，どのように有益なのかについて，ヤーロムの治療要因は，網羅的に説明するものである。この治療要因には精神分析的な要因（自己理解，原家族経験のやり直しなど）といったものもあれば，行動論的要因（ソーシャルスキルの発達，模倣行動など）もあり，さらにはヒューマニスティックな要因（実存的要因）も含まれている。またこの13の要因を見

ると，個人療法にも見られるもの（自己理解，カタルシスなど）もあれば，グループ作業に特有なもの（普遍性，愛他主義，対人学習，模倣行動など）もある。実際，グループへの参加者は，変化の要因として，高度の関係性，風土，他者に焦点を当てたプロセスを個人療法に比べて多く挙げた（Holmes & Kivlighan, 2000）。このことは，対人交流が治療的に働くことを雄弁に示している。

これらの要因は，並列的に存在しているのではなく，基盤的な要因とその結果活性化するものがあることが知られており，いわば階層的に機能している（後述）。

2．グループに共通する治療要因としての治療関係──凝集性の意義

アメリカ心理学会（APA）は，ガイドラインなどに取り入れられている，エビデンスのある治療（Empirically Supported Treatment：EST）においては，一見，治療者や患者の個性，治療関係などが捨象されて画一化されているように見えるが，実際に治療効果を挙げるにはこれらの要素が重要であるとの認識から，エビデンスのある治療関係を検討するタスクフォース（Task Force on Empirically Supported Therapy Relationship：ESR）を立ち上げた（Norcross, 2002）。そこでは，特に有効な要素として，治療同盟，グループにおける凝集性，共感，治療目標の共有および協力の4つが抽出された（American Psychological Association Steering Committee, 2002）。これは精神療法一般に適用されるもので，当然集団精神療法にもあてはまる。

このうち，同盟と目標の共有および協力は，グループの事前準備において考慮されるべきである。治療同盟が形成されていると，治療の効果が上がりやすいとされているが，集団精神療法においては，事前準備こそが治療同盟と後の凝集性に重要であることが指摘されている。

そのため，グループにどういうメンバーを入れるのかを判断する際，事前の諸手続きによって治療同盟が形成できる患者・クライエントであることがよいと言われている（AGPA, 2007）。具体的には，メンバー候補者と（理想的にはグループの担当者が）会う準備面接を用意し，グループの進め方，期待される効果やリスクなどを説明するとともに，患者・クライエントの課題，ニード，グループでできること，目標，具体的に取り組むべきことなどを明確にする。

治療計画を作成する観点からいえば，事前準備の過程では，グループにおいて何をすることが有意義であるかをよく検討するのがよいだろう。事前に予想されたことがグループで実際に生じたときに，それが取り組むべき課題であることを思い出させ，ともに考える，その土台を作るのである。例えば，ある抑うつ的患者・クライエントの場合，背後に，自己主張を怖がり，対人葛藤を回避しがちな対人関係パターンがあった（それが面接中のエピソードから見いだされる場合もあれば，その面接での面接者との関わりの様子から見いだされることもある）。グループでは，このような対人場面が起こることをあらかじめ視野に入れ，それが起こった時に，その事象を詳細に検討し，率直に自己表現することを課題とするのである。患者・クライエントの課題を対人関係の具体的パターンのレベルで理解し，共有しておくことは治療作業の密度を高め，方向付けやすくする。インフォームドコンセントを得ることを含めたそのような話し合いの過程，合意形成の過程自体が治療的な営みなのであり，重要な部分である。

そのような事前準備作業は，グループ作業の見通しを与えるとともに，セラピストへの信頼感を醸成する。そして，それらが治療同盟となる。つまり，できることを共有することで治療作業の具体的イメージを与え，その作業自体が信頼関係の土台にもなる。これが治療同盟の形成の第一歩である。この作業がスムーズに展開すれば，その分グループの運営はやりやすくなる。言い換えれば，グループ初心者の場合，セラピストが共同作業しやすいと感じるメンバーでグ

ループを始めることが推奨されることがある。

　グループに入ることによって知らない人にさらされ，ストレスフルで刺激的な体験が生じかねない。だがセラピストとの同盟が確立されていると，グループに入っていくハードルが下がる。個人療法に比べて治療者との直接のやり取りが少なくなる集団精神療法においては，治療目標についてのセラピストとクライエントの相互理解が，同盟を形作り，クライエントが集団という厳しい治療形態に取り組むのを支えることになる。

　先のグループの治療要因の中でも，基盤的要因として強調されているのが凝集性である。あらゆる精神療法において治療効果に及ぼす共通要因として関係性が注目されてきたが，グループにおいては凝集性がその働きを果たす。構造的には，凝集性は，個人内凝集性，グループ内凝集性，対人関係的凝集性に分けることができる。個人内凝集性はグループに所属し，受け入れられていると感じ，グループに関わり，献身していると感じていることで，これがあるメンバーほど症状の改善が生じる。グループ内凝集性は，グループレベルの魅力や親和性と関連しており，相互につながり，信頼し，支え，ケアし，学びを得るように刺激し合い，グループの「作業」に集合的に関わっていくことなどである。さらに対人関係的凝集性とは，メンバー間に生じるポジティブなやり取りに関わるものである（Burlingame et al., 2002）。また，凝集性自体が治療要因であるが，それにとどまらず，他の治療要因を促進するものである。

　こうしたことから，グループのとりわけ初期に凝集性を醸成することは非常に重要である。その観点から，「グループ構造を活用すること」（事前準備，初期過程，メンバー構成），「言語的相互作用でのポイント」（リーダーのフィードバック，そのタイミングと口調），「情動的風土を確立，維持すること」（リーダーの感情調整，メンバーの感情表現への関心）といった諸原則が提案されている（Burlingame et al.,

2002）。グループを，治療的で，生き生きした情動のやり取りが行われるものにするために，こうした，構造，手続き，関わりのすべてに気を配り，活用していくことができるのである。

　言うまでもないが，共感もまたすべての精神療法において重要な要素であり，集団精神療法も例外ではない。ロジャーズ（Rogers, 1980）によれば共感は，「クライエントの思考，感覚と苦悩をクライエントの視点から理解する敏感な能力と意欲」と定義されるが，治療者が知らないクライエントの世界を理解しようとする，注意深く謙虚な姿勢は，集団精神療法においても必須であると言える。

3．グループの種類から見た運営の戦略

　ここでは，既述のグループの種類ごとに運営の戦略を概説する。

　まず，比較のために課題グループから述べる。課題グループでは特定の課題が設定され，それについての討論に焦点化され，進行はしばしば形式的・規則的である。メンバーは課題を議論し，解決する目的で集められ，ときには所属する部門を代表していることもある。自由に意見交換をするために守秘義務を求められることもあるが，意思決定の透明性を保つために，グループの内容を開示する場合もある。グループの，特に意思決定に至るプロセスを理解するために，力動的な見方が有用なこともあるが，グループの目的はあくまで課題に現実的に対処し，解決することである。

　以下に，治療グループの4タイプについて，典型的な運営の戦略を述べる。

1）精神力動的または対人関係重視のグループ

　グループセッションでは自由に話し合うことが基本で，テーマやスケジュールなど構造化された要素は少ない。リーダーはメンバーの自主性を重視し，メンバー間のやりとりを促して，転移を扱うこともある。グループでは不安をすぐに抑制せず，自己理解を進めるために利用する。それだけに，グループでの安全感が保たれ

るよう留意する必要がある。メンバーの選定には事前に十分な面接をすることが望ましく，自律性とともにグループへの適性が吟味される。メンバーは時間を守って常に参加すること，守秘義務を守ることが求められる。さらに，メンバー間の感情の動きをグループの中で扱うために，グループ以外でのメンバー間の交流は禁じられることが多い。時間，守秘義務，行動化の禁止といった事項は，グループのグラウンドルールと呼ばれる。なぜグラウンドルールがあるのか，それを守らせるよう働きかけることがセラピストの仕事なのか？　この疑問に答えるためには，バウンダリー（boundary）と力動的管理（dynamic administration）について考えることが有用である。この二つは力動的・対人関係的なグループでは欠かせない治療的要素であるが，他の種類のグループにおいても重要な意味をもちうる概念である。

　バウンダリーとは，グループの内と外を分ける境界のことで，グループがいつ，どこで行われるかを明確にするとともに，グループに属する人とそうでない人を分けること，すなわちメンバーシップとも深くつながっている。バウンダリーが守られるほど，メンバー間の凝集性は高まるとされており，バウンダリーには治療的な意味が大きい。バウンダリーにはグループが開かれる時間，場所のほか，守秘義務，グループ外交流の禁止などの取り決めも含まれるが，それによってメンバーに安全な空間に抱えられている内的な感覚を与えるという心理学的な意味がある。したがって，例えばグループに遅刻するなどのバウンダリーの侵犯も，単に戒めたり，遵守を求めたりするのではなく，遅れてきた人自身と他のメンバーにとってどのような意味があるのかに関心を向けるようにすべきである。ルールがやぶられることを期待し，それを起点に理解を試みるのが治療だという考え方さえある（Ormont, 1992）。グラウンドルールをセラピストが設定するのではなく，メンバーと話し合って決めるというやり方もある。ともあ

れ，このような実際のセッティングや環境と精神力動とに強い関連があるとする見方を，力動的管理と呼ぶ。

２）心理教育的グループ

　グループは一定の手順，予定に従って進み，それに基づくメンバー間の交流も行われるが，メンバー間の交流によっておこる凝集性と，プログラムの課題を進めることとのバランスを考える必要がある。プログラムを進めるために，リーダーが主導権をもってグループを運営する。参加メンバーは広く募集され，適性はさほど厳密には求められない。メンバーは予定を守ることが必要だが，グループ外でホームワークを課されることもあり，バウンダリーは厳しくない。グループで生じた不安は，和らげるよう対処される。守秘義務を守ることを求められることもあるが，情報提供を目的としたグループでは厳密ではないこともある。グループ外でのメンバー同士の交流は許容されることが多く，情報を共有し，習得するためには奨励されることもある。

３）サポートグループ

　セッションでは，メンバーが自身の体験を語ることが中心で，それに共感したり，現実的な助言がなされたりすることはあるが，その場の対人相互作用が取り上げられることは少ない。グループによっては，「言いっぱなし，聞きっぱなし」というようなルールが定められることもあるが，構造化は少ない。リーダーは専門家以外が担うこともあり，共感的理解と相互援助を促進するよう働きかける。バウンダリーは厳格でなく，グループへの参加はメンバーの自主性に委ねられる。守秘義務は求められない場合もあり，グループ外でのメンバーの交流は望ましいとされることもある。

４）施設やプログラムの一部としてのグループ

　グループでは，その施設での生活上の事象や決めごと，困りごとなどが話し合われ，その背景にメンバーの心理的な動きが透けて見えることもあるが，ややもすると形式的な，型にはまった内容になってしまう場合もある。メンバー

は自らの意志で参加しているとは限らず，不安・不満が高まると退席したり，セッションを欠席したりすることになりかねない。リーダーは現実的な問題に対応しつつ，グループの不安や緊張が過度に高まらないようにすべきである。多くのメンバーが率直，積極的に参加できるよう，公平で，かつ少数意見を無視しないような民主的な運営が望ましい。守秘性を厳密に維持するよりも，グループでのことを施設に報告し，処遇に活用することの方が意味がある場合もある。

4．併行治療

　集団精神療法のクライエントは，他の治療法やプログラムに併行して参加していることが多いだろう。例えば，外来で個人療法と集団療法および家族療法を組み合わることができるし，入院や施設の場合，小集団セラピーグループ，心理教育グループ，コミュニティ・ミーティングといった複数のグループに参加できることもある。それらさまざまな方法は，全体として効果的に機能するものでなければなるまい。そのためには，それぞれの方法に期待されることが矛盾することなく，また冗長にならず，効果的な相乗効果をもたらすように配慮しなければならない。

　個人療法と集団療法の組み合わせについて触れる。集団療法は，比較的対人関係や相互作用に焦点を当てて改善をねらうのに対し，個人療法は，比較的心の中のことを内省する方向を持ちやすい。これらの違いを踏まえたうえで，両者を組み合わせることは効果的である。個人療法のクライエントに対して，対人関係体験による学習を期待して，集団療法を加えることはよくある。逆に，集団療法のメンバーの不安を個人療法で支え，脱落を防ぐということもある。あるいは，グループで語られた重要な事項をより深く検討するために個人療法が導入されることもある。

　その際，個人療法と集団療法の治療者が同じであるべきかという問いが生まれる。治療者が異なる場合をコンジョイント形式とよび，同一の場合をコンバインド形式とよぶ。コンジョイント形式の場合は，治療者同士の相互尊敬と情報交換（もちろんクライエントの了承を得た上での）が重要になってくる。クライエントの状況について，特に悪化したり問題が発生したりした時，治療者間に不信感が発生しやすい。そのようなときにこそ協力して事に当たらねばならないため，情報交換は不可欠である。コンバインド形式では，個人療法と集団療法の治療者が同一であるため，別の個人療法を受けているクライエントを入れないのが原則であるとされている。

　それぞれの療法の守秘性のバウンダリーについて付言しておく。原則的に，個人のことは個人で，グループのことはグループで扱う。ただし，グループで体験したことを個人療法で深めることはあるだろう。逆に，個人療法が集団療法の補助的役割を担っている場合，グループでの問題を個人療法で検討し，グループセッションでできることを整理して，グループで扱っていくことを助けることもある。コンバインド形式の場合，セラピストが個人療法でのことをグループに無断で持ち出してはならない。

5．グループ発達にそったグループの運営

　上に述べたように，グループの目的や対象によって，さらにグループの頻度や期間，さらにはオープングループかクローズドグループか，期間限定かオープンエンドかによっても，運営の仕方はさまざまであり，一様には論じられない。しかし，どんなグループでもそのなかでの出会い，交流，別れがあり，それに応じて必要な運営の要素はあるように思われる。ここでは，便宜的にグループの初期，中期，終結期に分けて運営の概略を記述したい。

1）初期

　グループが形成され，セッションが始められたばかりの時期は，メンバーの不安が強く，安全感を試すように接近－回避的といわれる行動

が見られることが多い。沈黙が続く中，何人かのメンバーが，自分の行動が正しいかどうか確かめるようにぽつりぽつりと発言し，それに反応するメンバーがいても，発言は続かず，途絶えがちになる。リーダーに依存的になることが多く，反応をうかがう様子が見られるかもしれない。リーダーはこの時期に，過度に不安が高まらないようにし，信頼感を醸成する必要がある。当初はメンバー間のやり取りに任せず，発言にリーダーが反応してメンバーが積極的にグループに関与することを促すことがメンバーに安心感を与える。この時期は，メンバーの相違点よりは，共通点に目を向けたほうがよいかもしれない。

　多くのメンバーがグループに関与し始めたら，グループの規範を確立するよう心がけるべきである。グループの目的に合わせて，リーダーはメンバーの言動のうち，何に反応し，何をやりすごすかを取捨選択したり，自らがモデルになるように発言したりして，グループのやりとりがメンバーにとって治療的になるように方向付ける。力動的，あるいは対人関係を重視するグループでは，対人フィードバックが活発になるようにするべきだし，心理教育的グループでは対人交流とともに，教育課題が達成されるよう促すことになる。セルフヘルプグループでは，対人交流よりも，メンバーが均等に発言できることに心を配るかもしれない。グループの規範はさまざまであるが，実際の対人関係がその場で生じるグループの治療上の利点を生かすためには，「今，ここで」のテーマを重視することが有益である。しかし，「今，ここで」は，過去のことやグループ外でのことを語ってはならない，というわけではないことにも留意したほうがいい。グループ外のことであっても，なぜそれがいま語られているのかを（それが逃避的・防衛的意味合いがある可能性も含めて）検討すべきである。

　このように，リーダーがグループの方向づけをおこなうのは，リーダーがグループにおいて権威を持っているからであるが，この時期にはしばしばその権威に対する反発も生じる。自らの発言が取り上げられなかったメンバーは，権威を持つリーダーに怒りを感じ，異議申し立てをするかもしれない。それに対し，リーダーはグループの目的を確認しつつ，メンバーの怒りを受け入れ，できるだけその由来を探求すべきである。それはグループの規範や風土が確立していくプロセスでもある。

2）中期

　グループの規範が確立し，グループの課題と作業課題に関する意見が一致して，リーダーが導かなくてもメンバー間のやり取りが活発になってくる。この時期にはグループ力動がさまざまに展開されるもので，リーダーがグループをどのように運営するべきかを一概に論じることはできないが，ルータンら（Rutan et al., 2014）が挙げている，リーダーが焦点をあてる6つの次元を紹介し，リーダーの役割を考えてみたい。

①過去－現在－未来の軸

　前述したように，とくに力動的グループでは「今，ここで」に焦点をあてることが治療上有益なことが多いが，現在に影響を及ぼすものとしての過去が重要な場合もある。まず，過去のセッションで起きたことが，メンバーの成長を促し，のちのグループでの行動に変化を与える場合もあるし，現在のグループでの行動は個人の生活史やグループでの経験を振り返って初めて理解できる場合もある。ただ，無論，過去を話題にすることが今ここでの作業に対する防衛である可能性は考慮しなければならない。また，治療が進んでいくと，グループで得たものを現実の生活に生かせるかどうかに関心が向くことで，未来が話題になることもある。

②グループ全体－対人関係－個人の軸

　力動的グループにおけるリーダーの介入の対象は，グループ全体，メンバー対メンバー，あるいはメンバー対リーダーの対人関係，メンバー個人との3つに分けられる。一般に，グループ

全体に焦点化するビオン－タビストック・アプローチに対し，ヤーロムらの対人関係論においては，メンバー間，あるいはリーダー－メンバー間の転移が主に扱われるという学派による違いはあるが，両者のアプローチ自体に優劣があるわけではない。また，メンバーの一人が精神的な危機に陥った場合などは，あるセッションがそのメンバー個人をめぐって進むこともあるが，リーダーはグループ全体への目配りを忘れず，個人への関心の集中が続かないよう配慮すべきである。

③グループ内－グループ外の軸

グループにおける過去の扱いと同様に，グループ外の出来事への関心が，グループ内で起きている強い情動からの逃避と考えられる場合はある。しかし，メンバーはグループ内と同様に，グループ外でも生きている以上，グループ外で起きていることは重要でないとは考えるべきではない。リーダーは柔軟に，グループ外の事象とグループ内の事象とを関連づけることが望ましい。

④情動－認知の軸

力動的なセラピストは，変化するためには認知的洞察では不十分で，情動を感じること，「情動の知」を重視する傾向にあるが，有効な力動的精神療法では，感じることと理解することの組み合わせが重要で，情動と認知の統合がなされるものである。しばしば認知は強い感情を体験したことへの抵抗とみられるが，患者が情動的なデータを得たら，それを認知的に統合することが重要である。

セッションのなかで実際に対人関係を体験できることがグループの強みであるが，体験したことを定着させるためには，体験に対する知的な理解が進むように促すことが有効な治療につながる。

⑤プロセス－内容の軸

コミュニケーションの内容は，そのコミュニケーションがどのように生じたかというプロセスとは不可分に結び付いていて，両者は別々には扱えない。内容は，グループにおける対人交流の象徴的な表れ，あるいはプロセスを直接解説するものであり得る。リーダーは常にプロセスに気を配り，「この連想ややりとりはなぜ今起こったのだろう？」と自問することが，しばしば有用な見方を拓くことになる。

⑥洞察－関係の軸

洞察と治療プロセスにおける関係との役割は対極にあって，相互に相容れないものとしばしば考えられてきた。しかし，情動と認知がともに重要であるように，洞察と適切な関係の経験は治療を有効なものにするために必要である。凝集的で，機能的なグループに属して，自分の願いやニーズが認められ，肯定的に応答される経験をすると，メンバーは穏やかになり，成長の機会を得る。こうした関係を経験することは，修正情動体験となり，それだけで十分治療的になる場合もあるが，多くの患者にとっては，その関係を通して自分についての洞察を得ることが必要である。

3）終結期

グループの終結が近づいてくると，メンバーにはさまざまな感情が湧き上がってくる。特に，グループが心理的支えになっていた場合には，治療の終わりが深い対象喪失として経験されるかもしれない。

この時期のグループには二つの課題がある。一つは，湧き上がっている感情が表現され，グループで分かち合われることによって，その感情がコンテインされることである。もう一つは，グループ終結後に向けて準備をすることである。リーダーはグループ経過の体系的な振り返りと評価を促し，グループによって得たものを今後の生活にどう生かすかなどの計画を立てるよう促す必要がある。

6．グループで生じる独特の現象
1）サブグループ化

グループの中で，メンバーの一部のあいだに強い関係ができ，他のメンバーから区別できるようになる現象である。一般的には，グループによって引き起こされた不安に対処するために

「私たち」と「あの人たち」に分極化させたり，自分たちの否定的側面を他のメンバーに投影したりすることにより生じ，作業達成を妨げる防衛的解決と考えられる。しかし，システム・センタード・アプローチ（Agazarian, 2001）においては，メンバーの共通点に基づいて積極的にサブグループを形成させ，共通するものの中の異なるものをサブグループの中で追究したり，一見異なるものの中の似ているものをサブグループ間で追究したりすることを通してグループの発達を促進する機能的サブグループ化という手法が治療に用いられている。

2）基底想定グループ

　ビオン（Bion, 1961）は，グループが目的に従って，課題に向けて現実的に作業をする側面を作動グループと呼び，作動グループ活動がときに特定の衝動や幻想に突き動かされることによって妨げられることを見出した。精神分析の用語でいえば，作動グループが自我にあたるのに対し，グループの無意識に相当するもので，その衝動や幻想に動かされているグループを基底想定グループと呼んだ。ビオンは基底想定グループとして，グループはリーダーによって守られ，すべての仕事がリーダーによって遂行されることを期待する依存グループ，グループの内部あるいは外部に敵がいるから戦うか逃げるかしなければならないと確信する闘争−逃走グループ，一対のメンバーが何か新しいものを生み出し，それがグループを救うと考えるつがいグループの3つを挙げている。しかし，グループの無意識の動きはこの3つで尽くされるとは限らず，例えばホッパー（Hopper, 2003）は第4の基底想定として非凝集：集合化／塊状化を挙げている。

3）スケープゴーティング

　スケープゴーティングとは，グループの中のあるメンバーが過度に批判や非難を受ける対象となることで，グループの規範から外れやすいメンバーや，傷つきやすく，弱いメンバーがスケープゴートになりやすいとされる。スケープ

ゴートが生まれることによって，脅威などの不快な情動が覆い隠されるように，グループの防衛として機能することがある。セラピストは，グループ内で隠され，防衛された情動がどのようなものであるか，考える必要がある。

　学説の中では，スケープゴーティングが生じるメカニズムを投影性同一視だとする見方が支配的である。つまり，あるメンバーが持つ不快で受け入れがたい部分が他のメンバーに投影され，投影されたメンバーは自身がその受け入れがたい特質を持っているようにふるまう，というものである。そして，しばしばセラピストも投影性同一視に巻き込まれることが指摘されている。

Ⅲ　集団精神療法の研修

1．はじめのいっぽ

　本稿を読んで，集団精神療法を学ぼうと思ったならば，さらに文献を読むのも大切だが，思いきって日本集団精神療法学会（以下，JAGPとする）主催の「基礎講座」や「初心者向け体験グループ」に参加してみてほしい。文献の行間からは読み取れないような集団精神療法の生き生きとしたエッセンスを身をもって体験することができる。JAGPでは，会員や集団精神療法に関心をもつ人の教育研修に関する事業を行う教育研修システムを設置し，体験グループや事例検討および講義を内容とする年次学術大会のプレコングレス，秋の研修会などを開催している。

　もしくは，各地域で開催されている自主的な研究会に足を運ぶのも良いだろう（JAGP公式ウェブサイトの各地の研究会のページが参考になる）。教育研修システムはそのはじまりにおいて，「私的または公的な集団精神療法研修が盛んに行われるように援助育成することを本務」（鈴木，1999）とした。現在，サポートを受けたJAGP会員を中心にして全国各地で研究会活動が盛んに行われている。職種別や，専門領域別に特化した会もあるが，地域ごとにさまざまな立場で「集団療法的」な実践をしてい

る人々が集まって，相互研修の形式で行うものが多い。一人で集団精神療法を学ぶことはできない。まずは，「仲間」を見つけるのが大切である。

　次に，もしもっと学びを深めたいと感じたならば，ぜひ，JAGP に入り，グループサイコセラピスト（GPT）の認定を受けることを考えてみてほしい。GPT 認定の道のりはキャンディデイトの登録からはじまる。JAGP 会員となってから 1 年が経過し，JAGP 主催の研修会に参加経験があれば登録可能である。その後，2 年以上の研修を受けて規定の研修実績を修め，認定スーパーバイザーの面接を受け，審査ののちに，グループサイコセラピストとして認定される。必要な研修実績とは，①体験グループへの参加。参加総時間数 24 時間以上。②複数のスーパーバイザーによる事例検討および講義を受ける。事例検討には個別のスーパービジョンと，グループでのスーパービジョンを共に含める。総時間数は 24 時間以上である。

　岡島（2017）は，この JAGP 教育研修システムは，精神療法が十分普及していないわが国での集団精神療法研修の minimum requirement であるとし，その上で，訓練で身につけるべき二つの要素を挙げている。①治療状況を管理する能力と，②グループを治療的に進める能力である。これは，マネジメントとリーダーシップと言い換えることもできよう。集団精神療法の治療者は，グループの内と外の両方を見て，そのバウンダリーを統制し，グループの内と外を関連づける複雑な作業を行うことになる（Obholzer & Roberts, 2006）。こういった視点を培うには事例検討，スーパービジョンが大切になる。治療者として機能していく力は，体験グループと講義・事例検討に 24 時間ずつ参加しさえすれば身につくようなものでは到底ない。成熟したセラピストは進化し続け，一人一人の患者，一つ一つのグループ，自分の仕事のすべてを，学びの経験としてとらえる（Yalom, 1995）のであり，臨床を行う限り継続的に訓

練を積む必要がある。認定 GPT とは，研修のスタートラインに立ち，歩み出した人たちである。

　グループワーカーの必読書と言われ，版を重ねている『グループサイコセラピー（第 4 版）（The Theory and Practice of Group Psychotherapy）』の中で，ヤーロム（Yalom, 1995）は，アメリカの包括的訓練プログラムの，教育指導や理論以外の主な要素について，①経験を積んだグループセラピストの実践の観察，②初めて担当するグループのきめ細やかなスーパービジョン，③個人的なグループ体験，④個人的な治療的ワーク（セラピューティックワーク）の 4 つを挙げている。訓練課程のごく初期に①③④を始めて，数カ月してからグループを作り②を継続的に行うことを勧めている。そして，臨床の場では，基本的なグループでの経験を経た後に，特殊な患者，目標，セラピー技法に取り組むのが賢明だという。十分な研修を行ってから段階的に臨床を行うのは理想的な方法だといえるが，かならずしもわが国では実現可能な現状に適したものとはいえない。

　日本の教育研修システムは，理論学習と体験グループと事例検討を三本柱としている。限られた研修機会は大切にしたい。

　体験グループは，職務上の訓練として仕方なく体験グループに参加するような態度では，効果を得づらい。ヤーロム（Yalom, 1995）は参加者が体験グループに自発的に取り組むことと，訓練としてだけでなく，人間的成長の機会としてとらえる場合に，より効果的になると指摘している。また，ホーウィッツ（Horwitz, 2014）は，長期にわたる，友情のこもった仲間（ピア）グループスーパービジョンが精神療法家の成熟と機能の強化に寄与するという。加えて，相田（2006）や髙林（2017）は，セッション後にグループに参加したスタッフ一同でセッションにおいて何が起こったかを検討する「レビュー」の重要性を示している。病院のコミュニティ・ミーティングなどでは，正式なトレーニングを受けていないスタッフと共同でグループを行う

場合があるが，レビューが，ピア・スーパービジョンやトレーニンググループとしての機能をもつ可能性がある。

2．治療と訓練をつなぐ

留意すべきは，わが国では経験者の実践の観察と，個人的な治療的ワークの機会が十分に得られがたいということであろう。

実際の治療・臨床グループに触れることは重要である。なぜなら，治療・臨床グループと，研修・体験グループには構成要素や介入方法の違いがあるからである。高橋（2015）は，体験グループの訓練としての有用性に言及しながらも，わが国では，この二つのグループの移行について積極的に探究されてこなかったことを観察している。そして，治療・臨床グループに研修・体験グループのやり方を誤って適応した場合の潜在的な危険について記している。一例は，先に描写したような体験グループの初期で起こりがちな沈黙を治療グループで濫用することである。患者は見捨てられたと感じ，精神病症状の増悪につながることがある。経験者のグループに陪席したり，共同治療者になったりという機会を得ることが難しければ，少なくとも臨床グループを行う際にできるかぎり早い時点でグループでの，もしくは個人的なスーパービジョンを受けることが推奨されるだろう。

また，精神療法の訓練のうち，転移と逆転移の扱いが重要な位置を占めるのは個人療法と同様であるが，集団療法では，治療者に複数のメンバーたちが共有した転移感情を向け，公共的性質をもつので，逆転移を扱うことは個人療法よりも困難である。治療者の自己覚知と自己ケアが必須である（AGPA, 2007）。すべての治療者が，ある程度は自己愛の問題傾向をもっている。治療者の自己中心的な欲求が治療関係に入り込んでくる限り，患者の成長と変化への可能性が危うくなる。本来は治療者がグループその他の治療を自ら受ける必要性があることは忘れずにいたいものである。

3．何を学ぶのか

集団療法家の仕事は，グループ相互作用が，最大限に効果的なものへと誘導されるようなグループ文化を創り出すことである（Yalom, 1995）。

研修で身につけるべき要素はあまたあるが，究極的には集団療法家としてのありかた，態度かもしれない。グループワーカーの間では「グループを信じる」という言葉が時折浮かび上がることがあるが，これをロジャーズ（Rogers, 1970）のことばを借りると，「私は，自分の促進者としての動き方がグループの生命に重大な意味をもつと信じているが，そのグループ・プロセスのほうが私の発言もしくは行動よりもはるかに重要であり，私がそれに介入しなくても，プロセスは展開すると信じている」ということになろうか。これは，はじめからなろうとしてなれる状態ではないし，グループを妄信するということでもない。治療者としての最善の努力をし，多くの経験をし，グループのもつ力や豊かさを実感した結果としての信念・態度だと考えられる。

4．治療者としての成熟とは

これまで述べてきたように，学びは一生涯続くもので，「習って終わり」ではない。訓練課程には「いかに学ぶかを教える役目」がある（Yalom, 1995）。はじめは「学生」役割だけだったのが，しだいに「研究者」となり，そして「指導者」としての役割も併せもつようになっていくだろう。それは治療者としての成熟の道のりである。ヤーロムの考える指導者の資質に関する記述は道しるべになる。すなわち，最善の証拠に基づいて特定の技法が有効であることを信じるが，新たな知見によってその技法が修正される可能性にも開かれている。そして，さらに進歩への努力と自らの限界を認める誠実さをもち，その誇りを学生にはっきりと示すことである。

JAGP は，1999 年に教育研修システムを導

入した。先生が生徒に教える方法と，先輩・後輩が入り交じって指導しつつ相互に学習，研究を重ね発展する方法，この２つが取り入れられることが理想的ではあるが，わが国では，先生の役割を取れるだけの経験，知識をもつ人材の数が限定されていることを理由に，相互学習，研修が主となった（鈴木，1999）。教育研修システムができて四半世紀が過ぎようとしている現在でも，JAGP 認定のスーパーバイザーの数は横ばい状態で指導者不足が続いている。

　とはいえ，JAGP には「（GPT などの）資格を与える」という権威をもった組織を作ることで，教育研修の内容が形式化し，インスティチューショナリズムに陥る危険性を回避する態度（鈴木，1999）があり，それを反映している側面もある。集団療法のリーダー同様，指導者は，権威を行使することになる。authoritative（権威・権限をもつ，の意）という言葉と，authoritarian（権威主義的，の意）という言葉には重要な違いがある。前者は，権限の源と権限の承認の両方とつながりがあり，その限界も明確である。後者は，権限の源と権限の承認のプロセスから切り離され，すべてが万能的である（Obholzer & Roberts，2006）。集団精神療法家として指導者として，健康的な権威を行使できる人材がさらに増えていくことが望まれる。それが，優良な集団精神療法が普及し，ひいては社会への貢献につながっていくということではないだろうか。

文　献

Agazarian YM (2001) A Systems-Centered Approach to Inpatient Group Psychotherapy. Jessica Kingsley.（鴨澤あかね訳 (2015) システム・センタード・アプローチ—機能的サブグループで「今，ここで」を探求する SCT を学ぶ．創元社）

AGPA (2007) Practice guidelines for group psychotherapy.（https://www.agpa.org/home/practice-resources/practice-guidelines-for-group-psychotherapy）（日本集団精神療法学会監訳 (2014) AGPA 集団精神療法実践ガイドライン．創元社）

相田信男 (2006) 実践・精神分析的精神療法—個人療法そして集団療法．金剛出版．

American Psychological Association Steering Committee (2002) Empirically supported therapy relationships : Conclusions and recommendations of Division 29 Task Force. In : Norcross JC (Ed.) Psychotherapy Relationships That Work : Therapist contributions and responsiveness to patients. pp.441-443. Oxford University Press.

Aronson S & Scheidlinger S (2003) Group Treatment of Adolescents in Context : Outpatient, inpatient, and school. International Universities Press.

Bion WR (1961) Experiences in Groups : And other papers. Basic Books.

Burlingame GM, Fuhriman A & Johnson JE (2002) Cohesion in group psychotherapy. In : Norcross JC (Ed.) Psychotherapy Relationships That Work : Therapist contributions and responsiveness to patients. pp.71-89. Oxford University Press.

Holmes EE & Kivlighan DM (2000) Comparison of therapeutic factors in group individual treatment process. Journal of Consulting Psychology, 47 (4) : 478-484.

Hopper E (2003) Traumatic Experience in the Unconscious Life of Groups : The fourth basic assumption. Jessica Kingsley.

Horwitz L (2014) Listening with the Fourth Ear : Unconscious dynamics in analytic group psychotherapy. Routledge.（高橋哲郎・権成鉉監修 (2021) 第四の耳で聴く—集団精神療法における無意識ダイナミクス．木立の文庫）

Leszcz M (2018) The evidence-based group psychotherapist. Psychoanalytic Inquiry, 38 (4) : 285-298.

西村馨 (2019) グループセラピー．（杉原保史・福島哲夫・東斉彰編著）公認心理師標準テキスト 心理学的支援法．pp.208-224．北大路書房．

Norcross JC (2002) Empirically supported therapy relationships. In : Norcross JC (Ed.) Psychotherapy Relationships That Work : Therapist contributions and responsiveness to patients. pp.3-16. Oxford University Press.

Obholzer A & Roberts VZ (2006) The Unconscious at Work : Individual and organizational stress in the human service. Routledge.（武井麻子監訳，榊惠子他訳（2014）組織のストレスとコンサルテーション—対人援助サービスと職場の無意識．金剛出版）

岡島美朗（2017）集団精神療法の研修—その minimum requirement について．精神療法, 43（5）; 641-644.

Ormont LR（1992）The Group Therapy Experience：From theory to practice. St. Martin's Press.

Rogers C（1970）Carl Rogers on Encounter Groups. Harper & Row.（畠瀬稔・畠瀬直子（1982）エンカウンターグループ—人間信頼の原点を求めて．創元社）

Rogers C（1980）A Way of Being. Houghton Mifflin.

Rutan J, Stone WN & Shay JJ（1993）Psychodynamic Group Psychotherapy, 5th edition. Guilford Press.

鈴木純一（1999）集団精神療法学会教育研修システム．（近藤喬一・鈴木純一編）集団精神療法ハンドブック．pp.311-314．金剛出版.

髙林健示（2017）グループワーカーの育成—いかに学ぶかについての考察．こころの科学, 192; 20-25.

髙橋哲郎（2015）特別講演 研修・体験グループと臨床・治療グループの断絶とつながり．集団精神療法, 31（2）; 130-135.

Toseland RW & Rivas RF（1998）An Introduction to Group Work Practice. Allyn & Bacon.（野村豊子監訳（2003）グループワーク入門—あらゆる場で役に立つアイデアと活用法．中央法規）

Yalom ID（1983）Inpatient Group Psychotherapy. Basic Books.（山口隆・小谷英文監訳（1987）入院集団精神療法．へるす出版）

Yalom ID（1995）The Theory and Practice of Group Psychotherapy, 4th edition. Basic Books.（中久喜雅文・川室優監訳（2012）ヤーロムグループサイコセラピー—理論と実践．西村書店）

Yalom ID & Leszcz M（2005）The Theory and Practice of Group Psychotherapy, 5th edition. Basic Books.

精神療法 Back Number

Ψ金剛出版　東京都文京区水道1-5-16　電話 03-3815-6661　FAX 03-3818-6848
https://www.kongoshuppan.co.jp/

最新号 Vol.49 No.2 ［特集］感情の力──コントロールと言語化を越えて

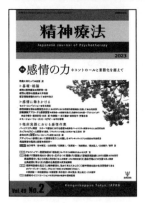

[巻頭言] アルツハイマー型認知症は「感染症」──パラダイム転換はなるか

[特集]

● **基礎・総論**　感情と精神療法／感情心理学の発展／修正情動体験をめぐって

● **感情に働きかける**　セルフ・コンパッション／感情体験を深める関係性の介入──AEDPにおける相互的感情調節に注目して／診断横断アプローチと感情調整──感情症への診断を越えた治療のための統一プロトコル（UP）／エモーション・フォーカスト・セラピー

● **臨床実践における感情作業**　パーソナリティ障害 スキーマ療法における感情──境界性パーソナリティ障害を中心に／カップルセラピーと感情──「感情／アタッチメントの傷」とは何か？／身体の声と感情──フォーカシングと感情／アディクション診療において感情を扱うことの難しさ──アレキシサイミアとの関係／発達障害の臨床と感情

● 欠号および各号の内容につきましては，弊社ホームページに詳細が載っております。ぜひご覧下さい。

● B5判・平均130頁・隔月刊（偶数月刊行）・本誌2,200円，増刊号3,080円・年間定期購読料16,280円（※年間定期購読のお申し込みに限り送料弊社負担）

● 本誌Vol.47 No.5より，デジタル版も販売しております。

● お申し込み方法：書店注文カウンターにてお申し込み下さい。直送をご希望の方は，弊社営業部までご連絡下さい。

● 「富士山マガジンサービス」（雑誌のオンライン書店）にて新たに雑誌の月額払いサービスを開始いたしました。月額払いサービスは，雑誌を定期的にお届けし，配送した冊数分をその月ごとに請求するサービスです。月々のご精算のため支払負担が軽く，いつでも解約可能です。

● 価格は10％税込みです。

グループの
理論と技法

II

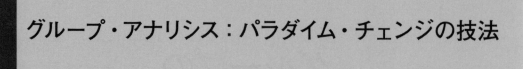

グループ・アナリシス：パラダイム・チェンジの技法

Yuri Seki

関　百合*

I　はじめに

　読者の中で「グループ・アナリシス」という集団精神療法を聞いたことがないという方も多いことと思う。少し前の辞典や文献では「集団分析」と訳されていたこともあった。精神分析的集団精神療法の一つである。新しい技法ではなく，ドイツ系ユダヤ人分析家フークス（Foulkes SH）によって創始され，1940 年代から英国を中心にヨーロッパ大陸に広がり，今はインドや中国でも研究所が設立されている。日本には 1970 年代に英国で学んだ鈴木純一が治療共同体とともに紹介した。その後，鈴木とともに学んだメンバーたちが精神病院，地域の医療福祉施設，トレーニング・グループ等で活用している。残念ながらフークス自身の著作はいまだ一作も翻訳がなく，グループ・アナリシスは理論としてより実践の場を中心に広まっていると言えるだろう。

　筆者は，1996 年から 10 年間，ロンドンでトレーニングを受け，グループアナリティックサイコセラピストの資格を取得した後，現在は日本でトレーニング・グループを中心にグループの実践を続けている。

　本稿ではまずグループ・アナリシスの創始者

＊クボタ心理福祉研究所・錦糸町カウンセリングルーム
　〒 130-0013　東京都墨田区錦糸 3-5-1 錦糸町北口ビル 2 階

フークスの歴史的背景を述べる。その後，フークスの理論の主として社会というパラダイムを導入した理論について述べる。その後，筆者の経験も含めてその実践と技法について述べようと思う。

II　歴史的背景

　グループ・アナリシスの創始者フークス（Siegmund Heinrich Foulkes：家族名は Fuchs だが英国に亡命後改名）は 1898 年にカールスルーエに生まれた。父はユダヤ系ドイツ人の裕福な商人で，フークスは 4 人兄弟の末子であり，多くの家族に囲まれて育った。後にグループの人数を 8 ～ 10 としたのは，彼の原家族の人数だったという話がある。彼は第一次世界大戦下の 1917 年に 18 歳でドイツ軍の通信兵として参戦し，フランス戦線に送られた。第一次世界大戦でビオン（Bion WR）は戦車隊の一員として部隊がほぼ全滅するという悲惨極まりない経験をしているが，フークス自身によるこの間の経験はほとんど語られていない。だが，ビオンが絶滅しかけた戦車隊の隊員であり，フークスが人と人をつなぐ通信兵であったという対照的な経験は，二人のグループに対する考えを象徴しているとも考えられている。

　復員後，フークスは医学を目指し，ハイデルベルグ，ミュンヘン，ベルリン，フランクフル

トで勉強した。この間に彼はフロイト（Freud S）の著作を読み，精神分析家への道を考え始めている。彼が後にグループ・アナリシスの理論を形成する中で最も影響を受けたのは，卒後研修中に出会ったゴールドシュタイン（Goldstein K）である。ゴールドシュタインはゲシュタルト心理学者であり脳神経学者で，脳の局在説ではなく神経機能の一つ一つが生体全体の機能の中に位置づけられているという全体論を唱えた。フークスはのちにこの理論をもとに参加者一人一人がグループの中でネットワークを形成する結節点となり，コミュニケーションの深まりとともにその機能性を増加させるという考えを編み出している。

1928 年からフークスはウィーンで精神分析のトレーニングを始め，ヘレーネ・ドイチュン（Deutsch H）に訓練分析を受けた。1930 年に，彼はフランクフルトに帰って開業し，その傍らまだ設立して間もないフランクフルト精神分析協会の初代会長として精神分析のセミナーも行うようになる。

この時期フークスにとって第二の理論的基盤になる社会学との出会いがあった。フランクフルト精神分析協会の建物には，フランクフルト社会学研究所が入っていた。この社会学研究所は後にフランクフルト学派として知られるホルクハイマー（Horkheimer M），マンハイム（Mannheim K）らが率いており，精神分析協会とは公私に渡って親しく交流しあっていた。フークスにとっては後に盟友となる社会学者エリアス（Elias N）との出会いの場でもあった。エリアス（1969）はその代表作『文明化の過程』において食事のマナーの歴史的変遷がいかに社会に浸透していき，それが超自我に組み込まれていくかを詳述しているが，フークスがグループにおける社会的な影響を考える上で大きな影響を及ぼしたものと考える。

1933 年，ナチスの迫害を予見してフークスとその家族はドイツを離れ，アーネスト・ジョーンズ（Jones E）の援助で英国ロンドンに渡る。この地で彼は医師の資格を取り，1937 年には英国精神分析協会のメンバーにもなる。彼はクライン（Klein M）らのグループよりも，自分自身の独自の道を模索する中で，アンナ・フロイト（Freud A）のグループに初期から接近していった。

1939 年に英国とドイツが開戦したのを機に，ロンドン市民は疎開を始め，患者が減少したことから，フークスは英国西部に居を移した。ここで，彼は最初のグループを立ち上げる。彼は以前から並んでカウチに横たわる患者たちが互いに話すことができたらどんなに面白いだろうと考えていたのである。1943 年，彼は陸軍の，主に精神的トラウマを持つ傷病兵を治療するノースフィールド・ホスピタルに，他の精神分析医たちとともに招聘される。彼の前任者はビオンで，数週間で去ることになるのだが，彼はこの時の経験を基に，有名な『Experiences in Groups』を書き上げている。フークスはビオンの後釜として，のちに治療共同体の中心となるトム・メイン（Main T）らと地道にグループを提供し，病院全体を管理していく。ここでの経験も併せて，戦後フークスはグループ・アナリシスを本格的に立ち上げていくのである。

その後，フークスはマルコム・パインズ（Pines M），パット・デ・マレ（Pat de Maré），ライオネル・クリーガー（Kreeger L）らとともにグループ・アナリシスの理論を研究し作り上げていった。また教育機関として Institute of Group Analysis（以下，IGA とする）を設立し，多くのグループ・アナリストを育成する。この研究所から育ったグループ・アナリストたちが，ロンドンの別の教育機関やノルウェー，アイルランド，イタリア，イスラエル，東欧，ロシアに次々とトレーニングコースを設立していった。またフークスはサイコドラマのモレノ（Moreno JL）とともに国際集団精神療法学会を立ち上げ，世界の集団精神療法家を繋げ，育てる基盤を作った。

フークスは 1976 年にグループの最中に心臓

発作で死去した。そのグループのメンバーたちは彼の仲間でもあったが，二度と同じグループで会うことはなかったという。

Ⅲ　理論

かつて私のスーパーバイザーだったハムロッグ（Hamrogue T）は「フークスはグループ・アナリシスの新しい理論は作らなかった。彼が成し遂げたのはパラダイム・チェンジだ」と言っていた。これは極端な言い方であるが，確かに納得できる部分はある。

フークスはグループという場でセラピーを行うという選択をした時，メンバーの問題とする症状の原因を母子関係，家族関係からさらに社会に広げていった。このためにグループ・アナリシスは土台となる精神分析理論だけではなく，社会学，ゲシュタルト心理学，ユング派心理学，人類学等，集団に関わるさまざまな理論を取り入れている。それらの理論は常にグループを理解するために，より広い視座を与えているのである。

フークスは，前述のように精神分析家であり，グループ・アナリシスは精神分析理論を基盤にしている。だが，グループ・アナリシスが他の分析的集団精神療法と一線を画するのは，人間が社会的であることを基本に置くという点である（Foulkes, 1948, pp.15-16）伝統的な母子関係あるいは三者関係に重点を置く精神分析を基盤にして，より広い関係，つまり家族，コミュニティ，社会の中で人間はどう生きるか，を探求することをフークスは目指した。そこには人間は決して一人で生きることはできず，もし一人であるように見えても，その個人の背景には生まれ育った家族があり，それを取り巻くコミュニティがある。そしてその家族やコミュニティには文化があり歴史がある。人間はこのような複雑な背景を背負った上でグループにたどり着くという考えである。

フークスはグループを一つの有機体と考え，コンダクターを含むメンバー一人一人が結節点となってコミュニケーション・ウェブが構成され，全体として力動的に働くと考えた。

フークスはこのコミュニケーション・ウェブの背景に，メイトリックスの概念（Foulkes, 1964, p.292）を想定した。メイトリックスとはもともとはギリシャ語で子宮を意味するのだが，フークスはグループと個々人がすでに内在化しているコミュニケーションや関係性のウェブと考えた。後に彼はこの概念を発展させ，すでに保有している基盤メイトリックス（Foundation Matrix）とグループの中で新たに変化していく力動的メイトリックス（Dynamic Matrix）が存在するとした。基盤メイトリックスとは，その時代そのコミュニティで無意識的に受け入れられている，コミュニケーションの形態や考え方のある一定の共通認識を指す。

例えば，日本のグループでいうと，初めてグループに入り発言しようとする人のほとんどは，手を挙げて「すみません」と言う。これはほとんど無意識的に「こうすることが正しい」と思う形式に従っている，つまり基盤メイトリックスに従って無意識に行動しているのである。そこで「すみません」と言わなくてもよいですよ，と突然コンダクターに言われると，何か居心地の悪い感じに襲われ，どうしたらよいかわからなくなり，初めてこのグループという状況がどうやら日常のコミュニケーションと違う様式をする場なのだと体感する。

この基盤メイトリックスがメンバーの問題と密接に結びついている場合はどうだろうか？
例えば，つい 10 年ほど前の家族の概念は，「異性のカップルとその子ども」であり，それは一つの基盤メイトリックスとして受け入れられていた。結婚し子どもを持てなかったことを心のどこかで気に病んでいるある女性メンバーがグループに入るとする。グループの中では同じような価値観を共有する人もいれば，シングルの増加，同性婚の可能性やシングルペアレントの増加等，家族の概念が変わりつつあることを主張するメンバーもいる。そのメンバーは次第に

自分が一つの固定概念に縛られていたことを言葉にし，グループ・セッションを重ねるうちに「楽になった」と話すようになる。このような多様なディスカッションが力動的メイトリックスなのである。この力動的メイトリックスを通して個人の変化がもたらされることもあり，一人のメンバーによってグループが変化することもあり得るだろう。

フークスの社会を基盤に置く考えは，後にホッパー（Hopper E）が中心となって社会的無意識の概念に発展させていき，各地で発生する紛争，戦争，災害，移民問題，貧困等々をより深くグループの中で探求する可能性を広げている。

Ⅳ　グループ・アナリシスの技法と実践

1．力動的管理

フークスは8人から10人のメンバーと一人のコンダクターからなるグループの形式を作った。このコンダクターというのは，他のグループではリーダー，あるいはファシリテーターと呼ばれるグループセラピストのことである。フークスはこのコンダクターという名称を選んだ理由として，オーケストラの指揮者のようなイメージを持つから，と記している（Foulkes, 1975a, p.292）。だが，リーダーという名称はナチスドイツのヒットラーを連想させるので使用しなかったという話もある。グループの進行では，テーマを決めることはない。感じたり思いついたことを自由に話すことがメンバーには求められる。これをフークス（Foulkes, 1964, p.40）は自由連想ディスカッション（Free Floating Discussion）と呼び，精神分析における自由連想と同等なものとしている。

グループの頻度は週1回ないし週2回，1セッション90分である。グループに参加する際には，必ず予備面接を行い，成育歴，現病歴，参加する動機等を精査する。筆者がパーソナルセラピーを行った Group Analytic Practice やグループセラピーを提供する病院等，複数のコンダクターが所属している場合は，どのグループが適正かをコンダクター・グループで話し合い，最も適していると思われるグループに入ることになる。この適しているかどうか，というセレクションの基準はメンバー構成にある。フークスはメンバーについて，偏りなく，なるべくさまざまな症状や属性を持つ人を組み合わせることを推奨した。また，その属性が複数いるように配慮することも付け加えた（Foulkes, 1964, p.283）。同質集団にしないことで，グループの話題が広がり，葛藤の生じるリスクもありつつ，異なる考え方を学ぶことの有益さがあることを重視した。

さらに，グループ・アナリシスはスローオープングループという，一人メンバーが去ると，一人新メンバーを迎えるという形式をとり，コンダクターが継続する限り，何年も継続する。

上記のような，グループの枠組みの設定およびメンバーのセレクションを含むグループの構造全般をどのように守り育てるかをグループ・アナリシスでは，「力動的管理（Dynamic Administration）」と呼び，コンダクターのもっとも重要なタスクとしている。この力動的管理は，メンバーの遅刻や欠席にどう対処するか，年3回，春・夏・冬とある休暇をどう設定するか，コンダクターの余儀ない休みをどうするか，と多岐に渡っている。この管理は決して教条的にルールで縛るものではない。そのような枠組みに触れる事態に対して，メンバーやグループがどう考え，どのような影響があるかを考え，事態が起こったことをグループの中でどうコンダクトするか決めるための，準拠枠である。ちなみに，筆者がロンドンの病院でグループをコンダクトしている時に，家族の急病で帰国しなければならないことがあった。スーパーヴィジョングループの中で，グループを休止にするか，筆者がいなくてもメンバーのみでグループをするか，あるいはスーパーバイザーが代わりに座るか，いろいろな可能性を検討し，一つ一つどのような影響が予想されるかを話し合う機会を

持てたことは深く印象に残っている。

2．グループ内でのコンダクターのタスク

コンダクターの仕事は多岐に渡る。黙って座っているように見えても，頭の中はさまざまな連想や感情や仮説が嵐のように渦巻いている。

コンダクターがグループ内で行うタスクの第一は，観察することである。表情だけではない。どのような姿勢で椅子に座っているか，どのような仕草をどんな時にするのか，誰かが話している時に，別のメンバーはどのような表情や姿勢でいるかを観察する。これは個々のグループメンバーとグループ全体が何を感じ考えているかを想像する手段である。ロンドンのグループで英語がわからず，沈黙を続けていた筆者にとっては，一人一人がコンダクターに見守られているというメッセージになった。だが，日本のグループでは「黙っていたら，コンダクター（筆者）がじっと見ているのを感じて話さないといけないと思った」というメッセージに受け止められる経験もしている。見る，観察するということが，さまざまなメッセージ性を持つことを忘れてはいけないようである。

第二に，観察したうえで「感じる」というタスクがある。感じる内容は多岐に渡る。メンバーやグループの恐怖，怒り，不安，寂しさ，楽しさ等の「感情を感じる」や緊張や安心等の「雰囲気を感じる」だけではない。自分自身に起こる身体反応（眠気，身体の緊張等）も自身の感情反応に加えて大切な指標となる。「感情に名前を付ける」ということは精神療法の基本である。それはメンバーやグループの感情と同様，コンダクター自身の感情にも当てはまる。観察して推測したグループやメンバーの感情の動きだけでなく，自分自身に起こるさまざまな反応を感じ言語化することは，グループの感情を理解するうえでの手掛かりとなることが多い。またグループが言語化できないでいる感情が何なのかを見つける重要なカギになる（ちなみに自分の感情への気づきと言語化をトレーニング

する最適な場所は体験グループなのである）。

第三のタスクは「仮説を立てる」である。その仮説は個人メンバーがどのようなことを感じ考えているか，その発言が過去のどの関係の再現であるか，にとどまらない。グループメンバー間で，サブグループ間で，グループ全体で，何が起こっているのか，そこにはどのような力動関係が働いているのか，というグループ内のプロセスについての仮説もある。より広くは，その時グループが開催されている組織つまりコミュニティで，あるいは災害や紛争，物価高などどのような社会情勢が今日のこのグループに影響しているかまで仮説を立てることもある。個人はグループに属しているが，そのグループはあるコミュニティに，そしてそのコミュニティはより広い社会に内包されており，すべてが繋がっていると考えるのである。

第四のタスクは解釈である。グループの中で，どこに焦点を当てて解釈するかは，言語的集団精神療法の中でも意見が分かれるところであろう。フークスは，グループ・アナリシスのグループを「コンダクターとともに，グループの中で行う，グループによる精神療法の一つである。(It is a form of psychotherapy in the group, of the group including conductor)」(Foulkes, 1975b, p.3) と定義した。これはグループの中で個人に対する解釈とグループ全体（Group-as a-whole）に対する解釈をコンダクター含めて行うということである。ちなみにヒンシェルウッド（Hinshelwood, 2007）によれば，ビオンのグループに対する態度との決定的な違いは，グループ全体だけでなくグループの中で個人も扱うということにある。また，ヤーロム（Yalom ID）の技法では「今ここで」のみを扱うが，フークスは「今ここで」だけでなく「あの時あそこで」つまり過去もグループ外もグループの中で扱うことが大きな差であろう。

最後にコンダクターのタスクとしての「応答性」にいて捕捉したい。コンダクターの基本姿勢としてあまり話さないというイメージが一部

にはあると思う。コンダクターによって「始めます」「思いついたこと，感じたことをどなたからでもどうぞ」と宣言され，その後は長い沈黙になる。沈黙は10分20分と続くが，誰も口火を切るリスクは犯さない。このような体験をしてグループが嫌いになるという方が多い。デイケアでのグループでコンダクター以外のスタッフがこの沈黙を経験した後，「患者さんに悪影響を及ぼす」と以後言語的なグループが開催できなかったことも筆者は体験している。グループに慣れていないメンバーが多い場合，筆者はこのような沈黙の際に「今何を考えて（感じて）いますか？」「今日の沈黙には何か理由がありますかねえ」等の働きかけをするようにしている。メンバーがグループに慣れ，グループカルチャーを理解している古参メンバーが増えていけば，このような働きかけは徐々にする必要がなくなっていく。また，グループメンバーからの直接的な問いかけに対してコンダクターはどうするか，という応答性もある。答えずに「どうしてその質問をしたの？」と質問で返すこともあるだろう。私のもう一人のスーパーバイザーであるイアン・シンプソン（Simpson I）は「ダイレクトな質問にはちゃんと答えなさい」と言っていた。それは，問いかけに真摯に正直に答えることで，グループメンバーと同等であることを表明し信頼を得るということであろう。ちなみに私のグループ・アナリストは「その質問には後で必ず答えるから，まずどうして尋ねたか教えてくれる？」という方法で答えた。質問の意図を知るうえでうまいやり方だと時々使っている。たぶんグループ・アナリシスの文化として，コンダクターはメンバーと同等にグループの一部であり，グループの中ではできる限り真摯で正直であれ，ということなのだ。

V　おわりに

　ここまで，フークスとグループ・アナリシスによるグループについて，その歴史的背景，理論，技法について述べた。最後に，実際に日本の臨床場面でこのようなグループがどう役立つかについての私見を簡単に述べたい。

　ヨーロッパで行われているグループ・アナリシスのグループを日本で行うのはたやすくはない。というのもまず英国やドイツなどグループ・アナリシスが定着している国々では，国の保険医療がカバーする体制がある。また，精神分析等のセラピーの文化が広く根付いており，私費でも受けたいと考える独自の考えに共鳴する一定の層の人々が存在するからである。このような社会的基盤のない日本では，理解のある医療施設やカウンセリング施設でない限り，メンバーを集めるのも，一定の場所を確保することも困難に思える。

　ただ，その一方フークスたちの考え方やグループの運営，コンダクターの基本的な技法は，精神分析的小グループでなくても，病院のコミュニティミーティング，地域の患者会やデイケア，発達障害のグループ等に応用は可能であると実感している。

　グループ・アナリシスの基本理念は，人と人をつなぐことであり，人が社会から疎外されずに生きていくことを可能にすることである。グループは分断や孤立の中でもがく人々が，改めて人間が社会の中で生きていくことを探求できる場であり，孤独から集団の中へと復帰するきっかけを作ることができる場でもある。グループ・アナリシスの理論や技法を知ることは，さまざまなグループ活動に従事する方々の援助の土台作りになると思っている。

　興味がある方はぜひ一度体験グループや事例検討に参加していただきたいと思う。また理論的な興味がある方は，国際グループ・アナリシス協会（Group Analytic Society International）のホームページを検索していただきたい（https://groupanalyticsociety.co.uk/）。

文　献

Elias N（1969）Über den Prozess der Zivilisation. Francke.（赤井慧爾他訳（1977）文明化の過程（上）（叢書・ウニベルシタス）. 法政大学出版局. 波田節夫他訳（1978）文明化の過程（下）（叢書・ウニベルシタス）. 法政大学出版局）

Foulkes SH（1948）Introduction to Group-Analytic Psychotherapy. Heineman.

Foulkes SH（1964）Therapeutic Group Analysis. Georgr Allen & Unwin LTD.

Foulkes SH（1975a）The leader in the group. In（1990）Selected Papers：Psychoanalysis and group analysis. Karnac.

Foulkes SH（1975b）Group Analytic Psychotherapy：Method and principles. Karnac.

Foulkes E（1990）A brief memoir. In（1990）Selected Papers：Psychoanalysis and group analysis. Karnac.

Hinshelwood RD（2007）Bion and Foulkes：The group-as-a-whole. Group Analysis, 40（3）；344-355.

対象関係論
▶ グループの理論と技法

Chieko Tezuka

手塚　千惠子*

Ⅰ　はじめに

　最初にお断りするが，筆者は主に米国で研鑽を積んだ方々に指導を受けた一臨床家で，英国対象関係論全体に関しては詳しくない。ただ指導を受けた方々は，英国対象関係学派の祖メラニー・クラインの高弟ウィルフレッド・R・ビオンがタビストック・クリニックで集団精神療法を研究し，その考えに基づくタビストック方式の創始者の一人ジョン・サザーランド（John Sutherland）が，米国メニンガー・クリニックで 1963 年以降 25 年以上常勤コンサルタントとして医療集団精神療法を指導し，学んだ方々であった。また筆者はこの数年，メニンガー・クリニックに精神分析的集団精神療法を導入し，タビストック方式「全体としてのグループ中心アプローチ」とは異なるが，このモデルに由来する「帰納的なグループ中心アプローチ」を提唱した L・ホーウィッツの著書『第四の耳で聴く』（Horwitz, 2014）を共訳してきた。この書の中心的理論がビオン理論であったので，「対象関係論」としてビオンの集団の理論と技法，それに由来する米国における集団療法理論と技法について述べたいと思う。

＊心理室森ノ宮
　〒 540-0003　大阪府大阪市中央区森ノ宮中央 1-25-18-708

Ⅱ　ビオン（Bion WR）の集団精神療法への貢献
〈『Experiences in Groups』（1961）：『グループ・アプローチ』（1973），『集団の経験』（2016）〉

1．理論的貢献

　ビオンは，第二次世界大戦中，英国の主だった精神科医や精神分析家が集められ，グループ法を精神医学的傷病兵治療に応用した研究メンバーの一人だった。その後長年にわたってタビストック・クリニックで精神分析治療に従事したが，1961 年にそれまでの集団療法研究を『Experiences in Groups』にまとめた後，クラインの示唆を受けて集団療法研究から離れたとされる。

　ビオンがこの書で成した仕事の主要な意味を，訳者の対馬は「人間の個人的無意識層に光をあて，人格形成における乳幼児期の重視と性的要因がもつ意義をとりあげたフロイト説と，児童分析，特に二，三歳頃までの幼児分析を重視して，人間のもつ攻撃性，残酷性の建設的変容をはかろうとしたクライン説を統合的にふまえながら，集団における情動的側面がもつ多彩な機能，さらに集団のデリケートな無意識過程に有効なメスを入れた」「集団は集団でなければもちえない貴重な建設的機能をもち，（中略）ビオンの一連の研究は特に異彩を放つものの一つとして位置づけられる」と評している。

フロイト説，クライン説と集団との関係をビオンは，「人間は集団の動物である。フロイトのエディプス・コンプレックス論は，家族グループが人間の発達にとって極めて重要であることを示した」とし，フロイトの集団療法論は，メンバーが"リーダー及びメンバーを同一視[注1]"して，彼らを自らの精神内界に取り入れる結果を強調した。一方「M. クラインの研究，特に発達早期の対象関係，[筆者注：妄想－分裂ポジション[注2]の] 精神病様破滅不安や攻撃性の強まり，それを原始的防衛機制の投影同一化[注3]や分裂[注4]で防衛するとした仮説から，人生の出発点において人は母親の乳房と[母親を代表する対象として] 接触し，次に[視覚，聴覚など] 知覚の発達に伴って家族集団との接触をもつ。成人が集団内の生活の複雑さと接触をもつ時に集団との良い関係を樹立しなければならないのは，ちょうど乳幼児にとって母親の乳房との接触が大仕事になるのと同じであり，成人が集団との接触に応じ損なうと，クラインが人生早期の精神生活の典型として記述した心的機制[注2]に逃げ込み，それが集団全体の退行現象になる」と観察して，「集団は"依存"，"つがい"，

"闘争－逃避"の基底的想定[注5]に逃げ込む」「グループはしばしば，そのメンバーの意図や意識に関わりなく一つの単位として[一人の人のように，全体として（as a whole）] 機能するという事実から，グループ心性が存在する」「グループ[心性] は基底的想定グループとワークグループ[注6]の二つの機能レベルで作動する」と理論的に定式化した。

その上で「困難が生じるのは，集団が基底的想定に基づいて行動を始める時」だが，「結局勝利をおさめるのはワークグループである。ワークグループは"発展"が重要な機能で，必然的に現実と関わりをもつ。そこで重要なのは，発展が求められる時に集団または構成する個々人に生じる抵抗現象で，前進に反対し，集団の神に祀り上げた人間[主にリーダー] あるいは集団バイブルに忠誠を誓い，その神あるいはバイブルを操作して，苦痛を伴ういかなる犠牲も要求させないようにする[投影同一化] か，あるいは，見かけは新しい考えを支持して非常に厳しい要求を掲げ，ついには新しいメンバーを受け入れなくなってしまい[理想化・価値下げに分裂]，手ほどきを受けた者と受けない者とが一緒になる苦痛――この苦痛こそが発展する

注1) フロイトは，集団心性の本質はリビドーによって集団のリーダーとそのメンバーが結びつくことであり，その過程で同一視の機制が働くこと，集団の多くは同一視対象がリーダーであり，各々のメンバーが同じ対象を自我理想に取り入れ，その次の過程でメンバー同士の同一視が進む，と述べた。

注2) M. クラインによって提唱された発達概念は，妄想－分裂ポジションから抑うつポジションへと発達が進む。前者は出生から 4〜6 カ月頃の乳児と母親の関係にあるポジションで，この時期の乳児は，母親＝良い乳房＝万能者によって魔術的に願望が即座にそして完全に叶う空想（all good）か，あるいは母親＝ミルクが出ない乳房＝強力な迫害者によって全ての体験が灰塵に帰すという不安（all bad）か，どちらかが主の空想状態にいて，迫害・灰塵に帰す精神病様不安を，受け手[この文脈では周り] に投影同一化する原始的防衛機制で自らと母親を防衛する，と仮説される。統合失調症やパラノイアの退行水準とされる。

注3) 投影同一化：主体内に生じた恐れ，絶望，怒り，軽蔑などの情緒を投影することによって，投影する側の主体が体験せず，投影を受けた側の人によって体験され，その体験に受け手が影響されること。集団では一人のメンバーが望む方向に，他のすべてのメンバーを操作しようとする努力として表れる。

注4) 分裂：心的内容の融合を断ち，その両者を分け隔てて触れ合わないようにしておく心的操作による防衛機制。例：母親＝全世界，をすべて良いか，すべて悪いかのどちらかに分け隔ててしまう。

注5) 基底的想定グループ：ビオンがグループ心性を説明するために導入した発達的概念で，集団全体が特定の衝動や幻想に突き動かされ，その充足が最も重要なことであるという匿名の仮説を共有しているかのごとく振る舞う状態を意味する。依存，闘争－逃避，つがいの 3 つの表現がある。依存文化ではメンバー一人ひとりが積極的に何かをしようと努力せず，誰かが何かしてくれることを期待していつまでも待っているようである。この基礎には，自分自身は頼りにならないが，誰かは全面的に頼りになるはずだという無意識の想定がある。闘争－逃避文化ではグループ内部に対立が生まれ，言い争いが延々と続くのをグループ全体が見守っていたり，争いに参加したりする。その基礎には，極めて破壊的な何かを排除するか回避しなければならないという迫害妄想が想定されている。つがい文化ではグループ内にペアが生まれ，そのペアの間に延々と続く対話から新しく良いものが生まれる，とグループ全体が希望を抱いているようである。その基礎には魔術的救済が想定されていて，「体験によって学ぶことに対する憎しみ」を反映している。

注6) ワークグループ：より意識的な水準にあって，グループの現実の課題に関わり，グループの目的について意識し，その課題を明確にしている。グループの構造はその課題の達成を促進するためで，メンバーは互いに協力する。グループで出された結論を科学的な精神をもって試し，時間の経過や学習および発達のプロセスを意識している。

為の葛藤の本質をなす要素なのだが——を味わわないようにするか，のどちらかに個々人がつくことで抵抗する」と明示した。苦痛や不安を味わうことなく発展したいが，発展には否応なく苦痛や不安が伴うという葛藤を，抵抗によって終止符を打とうとしているのだが，「前者は洗練されない人が絶え間なく増え続けるが，発展はしないし，後者は発展するがその間口は極めて狭く，新入者がほとんどない」と，サブグループ化を示唆する。そして「ワークグループに安定性と永続性を与えるのは組織化で，未組織であれば基底的想定に容易に埋めこまれる。組織化と構造がワークグループの武器である」とした。

また「集団療法を行うと，グループの内外で不安が起こりやすい」と観察し，良い集団スピリットを①共通の目標をもつ，②集団の限界，立場，機能について共通認識をもつ，③新しいメンバーを受け入れ，あるメンバーを失っても，集団の特性を失うわけではないとして恐れずにいられる能力をもつ，④集団内のサブグループから自由である，⑤各人の集団に対する寄与が評価され，集団内で各人が自由に動ける，⑥集団は集団内の不満に向き合う能力をもたねばならない，⑦集団の最小限は3人である，と規定した。

2．技法への貢献

これらの着想をもって専門家の訓練グループを行った技法と情緒体験を，ビオン自身が詳細に記した臨床内容の一部を示そう。【時間になって集まったメンバーが互いに話をしているが，全員が集まると全体が沈黙する。また漫然と会話が始まり，また沈黙が訪れる。ビオンはそれを“私が何かをすることを期待している”と理解して，「私が何かすることを皆が期待していると知って，不安になっている」と打ち明ける。すると集団内に“グループの方がお前に何かを期待してよいはずなのに，そんな感情をさらけ出すとは何事だ”というような憤りが起こる。ビオンはその憤りを“グループが当然私に期待してよいはずのものを，私から得ていないと指摘している”と受け入れる。メンバーはビオンが集団を取り扱うと聞かされていて，「ビオンはグループの権威だと聞いている」と応じ，“これからやることを説明すべきだ”，“これは一種のセミナーか講義の類だ”と思っていた。ビオンが「それは単なる噂だ」と言うと，集団は“ビオンが権威であることを否定しようとしている”と感じたらしい。

この状況下には隠された強い情緒の力がある，とビオンは言う。ビオンはある程度の専門知識をもっているが，単なる一メンバーにすぎず，他のメンバーとは違わないという事実をグループが受け入れず，抵抗する力が強い。タビストック・クリニックがビオンの権威を認めているとして，グループがその内的情緒の緊張 **[集団に入る初期不安]** に立ち向かうために，集団内に起こっているあらゆる事柄に対して全責任を負う，ある種の神が集団にいると信じなければならないのだ，とビオンは理解する。しかしその理解を解釈したとしても，集団はグループ自体の希望に合うようにその解釈を再解釈するだけだろう。**[依存]** グループの信念が，治療者の発言全てに対して無関心にさせ，治療者が語る要点を理解しようとする関心をなくさせて，依存できる確固とした対象像をもとうとグループは団結する。

そこでビオンは，「あなた方は私に，何かましなことをしてくれると期待して信じていたのに，それが当たっていないと分かってがっかりしたのですね。あなた方は自分たちの期待が正しく，私の行動をわざと人を怒らせ，失望させている——やる気があればできるのに，わざと意地悪をしようと思っている——と確信しているのですね」と解釈し，「このやり方は私が集団を取り扱う方法かもしれないと認めるのは，グループにとって困難なのですね」と言う。

続けてビオンは読者に「グループがなぜ私をどう思うかの議論に煩わされねばならないのかと，私の態度をわざとらしく，自己中心的だと考える

かもしれない。確かにグループは私自身について話し合わざるを得なかったが，しかし私が強制した憶えはない。私のパーソナリティについての先入観"治療者はリーダー役をとるものなのに，ビオンがそうしないのは意地悪だ"は，私にとってもグループにとっても迷惑なものだが，前面にのさばり出てきてしまうように思われる」と記す。】

　後段でもビオンは，「全員が不快な思いをしていて，これは私がメンバーになったどの集団でもよく生じた反応だった」「今までのところ，その存在が不快に思われているのは私だけである」「何ものかを期待する権利があると感じているグループの人々の気持ち，私の発言が正しくないと思われていること，私が述べたことは私以外の誰にも何の関係性も重要性ももたないこと，もよくわかっている」と記す。ここには"全体としてのグループ"概念をもって解釈するビオン，およびその解釈を聞く集団の不穏な心の動きが具体的に記されている。更なるビオンと集団の興味深いやりとりは，本書（Bion, 1961）を参照されたい。

　ビオンは集団の動きに対する技法の要点を，「グループメンバーがどんなに空想的な主張を述べようとも，彼らが主張している現実に治療者がしっかり注意を払っていることが肝要で，次に治療者の説明によって引き起こされる敵意という現実に注意を払うことが大切である」と述べる。前述の臨床場面で，ビオンがグループの自分への期待を度々指摘したのは，"集団が主張している現実への治療者の注意"を言語化したものであるし，この"治療者の説明によって引き起こされる敵意という現実"をビオンはさまざまに感知して，時に解釈した。そして「言葉のやりとりはワークグループの機能で，基底的想定グループになればなるほど，言葉のやりとりを合理的に用いることが少なくなる。会話が乏しく，知的内容がなく，さらにいろいろな仮定が批判なく事実としてまかり通って受け入れられる」と述べ，クラインの議論「言葉

の象徴形成能力が停止してしまった状態とは，例えば短い間投詞，長い沈黙，退屈からの欠伸，不快そうな身動きなどの非言語的なものになった状態に当てはまる」を引用する。そして「グループ内の状況の表面がどのように見えても，個人に対して強力に，しかし多くは気づかれることなく影響を与えている感情の変化に伴って，状況が変化している。その結果個人の感情は動揺し，自己の判断力が損なわれる」と，基底的想定グループにいる心的状態を描写した。

　そこで「基底的想定グループを扱う最も重要な解釈は，分析者自身の情動反応の力を借りて行わなければならない。集団内の分析者は，クラインが"投影同一視"と名づけたものを受け取る側にあるからである」「分析者が投影同一視の対象となっている場合は，分析者は誰か他人の幻想の中で，ある一つの役割を果たすように操作されていると感じる。あるいは後で思い返した時，一時的に洞察力を喪失したとしか言えない強烈な感情体験と，同時にそれらの感情がなぜ生じたかの説明がなくても，客観的状況からみて全く適切で正しい感情を体験した，という実感をもつ。この状態につきものである現実感の麻痺状態を振り切って抜け出す能力こそ，集団の分析者の第一の必要条件である」と述べ，「このようにして，基底的想定に関連する情緒の力と，ワークグループが動員できる活気と生命力の，両方を見ることができる」と主張する。前述のビオンの臨床例で，ビオンが「私が何かすることを皆が期待していると知って，不安になっている」と"不安"を述べたのは，集団の初期不安を投影されて同一視した自らの心情を述べて，集団の操作から抜け出そうとした試みだろう。筆者も体験した投影同一視の例を「集団精神療法」誌や『力動的集団精神療法』（高橋他編，2010）「社会のストレスとこころ」（手塚，2023）に記したので参照されたい（手塚，2007）。

　本来，すべての集団は何かをするために集合する。ワークグループが機能していると，「思考が進展して行為に置き換わっていき，友好へ

のニードを基にした理論，変化自体が治療の為に十分役に立つという信念，"真実（real）"であると信じられる類の事実提示，などが存在する」。従って治療者は"全体としてのグループ"が無意識にもつ期待や敵意に介入し，意識化させることでそれらをコントロール可能にして，基底的想定グループをワークグループに変えるのである。

Ⅲ 『対象関係集団精神療法』
——R・ガンザレインの理論と技法

著者のR・ガンザレイン（Ganzarain, R）は，1961年に数カ月，ビオンのスーパービジョンを受け，1968〜1987年の間メニンガー精神医学校教授，メニンガー・クリニック集団精神療法部長を務めた。対象関係集団精神療法は「グループメンバーになる時に引き起こされる退行が刺激する，精神病的不安 [グループから攻撃される不安] と原始的な防衛機制 [躁的防衛注7)] の解決を目的とする」とされ，その技法は「ビオンが基底的想定グループと呼ぶメタファーに現れた分裂，投影同一化，否認注8)，投影と取り入れなど原始的防衛機制を取り上げて話し合うことで，グループメンバーが原始的不安に対応する別の仕方を見つける機会を提供する」と記される。

ここで注意したいのは，Ⅱ章でビオンが"基底的想定グループ"と呼んで考察したグループは，主に妄想−分裂ポジションに退行した一者世界の心的活動状態 [破滅不安を分裂・投影同一化して防衛] であるのに対して，対象関係集団精神療法のそれは，「愛する対象に与えた空想上の損傷への抑うつ不安（罪悪感）を躁的防衛する」と，"愛する対象"が未熟な状態であっても存在する二者世界の心的活動状態，抑うつポジション注9) を想定している点である。「妄想−分裂ポジションへの退行も生じることがある」とされ，明らかに抑うつポジションを中心とした心的活動を想定している。従って両療法がいう"基底的想定グループ"の発達段階が異なる点に注意が必要で，治療集団のその時の退行水準でどちらの技法が適切なのかのアセスメントが必要である。

技法においても，ビオンが精神内界に生じる不安を含む情緒内容を主に解釈するのに対して，この療法は不安を防衛する自我防衛機制を取り上げて話し合う点に違いがある。これは，英国対象関係論の"対象関係"は，精神内界の自己と内的対象注10) の性質や相互交流の [遺伝的，先天的な] あり方を表すとされるのに対して，米国でE・ジェイコブソンによってほぼ完成された"自我心理学的な対象関係論"では，"対象関係"が自我機能 [知覚，思考，感情，行為などの精神活動をつかさどる機能] の一つであり，生後早期からの記憶痕跡の蓄積によって [後天的に] 構築され，いったん構築されるとその後の子どもの心的体験を組織化するシステムとして機能する，とされる点の違いでもある。

「対象関係集団精神療法」を有効に進めるには，躁的防衛と妄想−分裂ポジションへの退行を乗り越える作業 [本書（Ganzarain, 1989）参照] が必要であるとされ，これらを扱った後に患者たちは自分の罪悪感を経験することができて，それまで分裂され，投影されていた自分

注7) 躁的防衛：自己の弱みを見せることになる依存性と，傷つけた対象への罪悪感の両方を否認注8) することによって，自己の力をふくらませ，対象をコントロールし／支配し／貶めて勝利感を味わう方策）

注8) 否認：できごとの意味の一部ないしは全体を無意識のうちに拒否する防衛機制

注9) 抑うつポジション：乳児が生後4，5カ月から体験し始め，成人に至る情緒発達概念。自己と対象は良い部分と悪い部分の両方を持つ統合された全体と認知され，愛と憎しみが両価的に意識され始める。自分の悪い感情が良い対象を傷つけたり，死なせたのではないかという喪失感，罪悪感が抑うつ不安となり，この不安をもちこたえるために対象の良い部分の取り入れ同一化が積極的になされて，過剰な投影同一化が減退していく。この試みが成功すると，自分が対象を傷つけたことを受け入れて良い対象を修復，再建しようと努める償いの感情を体験し，さらには傷つけたにも関わらず愛情を注ぎ続けてくれた対象への感謝，傷つけないように配慮する思いやりという成熟した感情が生まれる。

注10) 内的対象：クライン派の思考の中で最重要で最もミステリアスな概念。本能は対象との関係についての無意識的幻想としてこころに姿を現す（Isaacs, 1948）が，人が自分の内部に容れられているものと体験しているもの（Segal, 1964）で，具体的な現実性を帯びて自我や他の対象との関係に，それ自体の意図をもって動くものである。

の一部を自分の中に統合できるようになり，精神内界の断片化から精神の統合へと向かうことができる。メンバーに生じたこの変化はグループの結合をもたらして，グループ作業が行われるうちにグループ内の敵意は蒸発し，思いやりが前面に現れてくる。他者は単に必要を満たすもの，あるいは自分の分裂させた一部を包摂するもの，を越えた分化した個人になり，この対象への依存が自己に必要であること，対象に両価的感情［愛憎］をもつと認めることによって，精神的現実の感覚が発達する，と提示する。これは「難しい」患者たち，自己愛的なボーダーライン人格障害の敵意に満ちた強烈な転移を扱う際に，敵意が生み出す不安に焦点を合わせるにはどうするか，に貢献する技法であると明記される。

Ⅳ　『第四の耳で聴く』：
集団精神療法における無意識ダイナミクス
──L・ホーウィッツ「帰納的なグループ中心アプローチ」の理論と技法

L・ホーウィッツはトピーカ精神分析研究所の訓練分析家で，メニンガー・クリニックの臨床心理士としてメニンガー精神療法研究プロジェクトに参加し，集団精神療法とボーダーライン患者治療を研究指揮した。本書（Horwitz, 2014）でホーウィッツは「現在の集団精神療法分野には，グループ内の個々人の治療を促進するために，グループ力動，特に全体としてのグループに留意して積極的に採用する治療者たち（Bion WR, Ezriel H, Foulkes SH ら）と，なによりまず個人の相互作用に焦点を当てて，"グループ設定の個人精神療法"とするのがふさわしいかもしれない治療者たち（Slavson SR ら）との間に大きな対立がある」と述べ，「グループで起こっている多くのことに影響している共有されたグループテーマを，ビオンは基底的想定，Ezriel らは共通のグループ緊張，Foulkes はコミュニケーションマトリックスと表記したが，最も発展した Ezriel らの旧タビストック方式では，"グループ緊張が治療者への転移や抵抗を通常より大きくさせ，さらに各患者が特

有の防衛，症状，行動で反応する"と強調して，治療者は各患者に特有の個人の反応だけでなく共通のグループ緊張を理解するまでは，あらゆる関与を控えるとする技法を強く主張する。そのうえ治療者の役割は，［仲間・グループ全体への転移は治療者転移が置き換えられたものなので，治療者への］転移解釈だけを行うと限定され，治療者は相互交流や自発的な関与を促す触媒として機能できないし，全体像をつかむまでは抵抗−回避行動を阻止することが許されない」ので「生産的でない。しかし他方で，集団力動を排除する Slavson らはあまりに極端だ，と認識されている」と記す。そして「個人への治療を促進する為に，グループプロセスを利用するモデルを提示する」として "帰納的なグループ中心アプローチ" を提案した。

旧タビストック方式について，この方式の集団精神療法終結後2年から12年経った患者代表サンプルで研究したマランら（Malan et al., 1976）による調査では，多くの患者に「治療者が過度に距離を置き，個人としての患者に関心がないと感じる」不満があって，「治療者は自由により大きな温かさと励ましを与え，グループの相互交流により積極的に関与すべきだし，必要とあれば個人セッションも提供すべきであり，これらの介入でグループの混乱，もしくは転移関係の障害が生じる恐れはない」と修正を求めた。この集団全体に対してだけ治療者が話す方式は，Ⅱ章でビオンが行った臨床グループでも示された。この方式に対する他の批判として，グループ内で起こったあらゆることをまとめて説明する治療者は，全知であるという既存の転移を強めてメンバーを幼児化させる傾向があることや，仲間・グループ転移を無視している，などが報告されている。近年この制約はかなり修正され，現在のタビストック・クリニックの治療者たちは，ある決まった時には個人に言及することが治療者にとって重要である，と確信している（Garland, 2010）が，彼らは "共通のグループ緊張" を探し出すようにとグルー

プに明らかに促す，と記されている。

　これらを指摘した上で，ホーウィッツは自ら
のタビストック方式の体験から，共通のグルー
プ緊張のようなグループ中心仮説を用いるのは，
他の方法より卓越する明白な利点があると主張
する。その利点は，①グループでなされるほと
んどの言動はグループテーマの一部分であるか
ら，［グループ中心仮説を用いることで］メン
バー全員がグループ時間を共有する。②共通の
グループ緊張は多かれ少なかれ各個人の反応に
影響するので，個々の患者がより深く理解され
る。③よくある現象であることが強調されて，
多くの場合，誰でも同じ不安をもつのだと理解
する，有益な影響を用意する。④グループテー
マに守られると，恥ずかしい個人的な問題をグ
ループで共有することへの不安を減らす，である。

　そしてタビストック方式が本質的に演繹的で
あるのに対して，ホーウィッツは，最初に治療
者が扱うのは患者の個人的で特異的な性格的特
徴に関することで，この関わりが増えるにつれ
て，なるべく一つのセッション内で，治療者は
個人の例を一般化してグループ全体の特質につ
いての介入を定式化する，帰納的な枠組みの技
法を提案した。

　フークス学派のケーニヒ（Konig, 1991）は
「共通のグループ空想は，グループの初期段階
では治療者，患者共に容易に認識できない。多
くの相互作用がメンバー間，メンバーと治療者
間で起こった後でのみ，グループ全体について
の共有された空想が現れ始めて，その時にメン
バーは共通のグループ空想についての解釈を受
け入れやすくなるだろう。共通のグループ空想
には，グループ初期の相互作用に現れる表層の
素材よりも，より深層にある無意識内容の性状
が存する。個々のメンバーの無意識内容の一部
は共通のグループ空想と関係し，残りの部分は
各々のメンバーの個人史と関係している」と述
べて，ホーウィッツの帰納的グループ中心アプ
ローチの理論的根拠と一致した見解を示した。
筆者も多様な病態水準で長年引きこもった患者

達の複数の集団心理療法に帰納的グループ中心
アプローチを適用して，患者たちに望ましい変
化を得た経験をしている。

文　献

Bion WR（1961）Experiences in Groups. Basic
Books.（対馬忠訳（1973）グループ・アプローチ―
《集団力学と集団心理療法》の画期的業績・人間援
助の心理学．サイマル出版会；ハフシ・メッド監訳，
黒崎優美・小畑千晴・田村早紀訳（2016）集団の
経験―ビオンの精神分析的集団論．金剛出版）

Ezriel H（1950）A psychoanalytic approach to
the treatment of patients in groups. Journal of
Mental Science, 96（404）；774-779.

Foulkes SH（1975）Group-Analytic Psychothera-
py. Method and Principle. Gordon and Breach.

Foulkes SH & Anthony EJ（1973）Group Psycho-
therapy：The psychoanalytic approach. 2nd Edi-
tion. Penguin.

Freud S（1913）Totem and taboo.（J Strachey 訳
（1950）Hogarth）（池田紘一・高橋義孝他訳（1969）
フロイト著作集3―文化・芸術論．人文書院）

Freud S（1916）Introductory lectures on psycho-
analysis.（懸田克躬・高橋義孝訳（1971）フロイ
ト著作集1―精神分析入門．人文書院）

Freud S（1921）Group psychology and the analy-
sis of the ego.（井村恒郎・小此木啓吾他訳（1970）
フロイト著作集6―自我論／不安本能論．人文書院）

Ganzarain R（1989）Object Relations Group Psy-
chotherapy：The group as an object, a tool, and
a training base. International Universities Press.
（高橋哲郎監訳（1996）対象関係集団精神療法―
対象・道具・訓練の基盤としてのグループ．岩
崎学術出版社）

Garland C（Ed.）（2010）The Groups Book. Kar-
nac Books.

Horwitz L（1977）A group-centered approach to
group psychotherapy. International Journal of
Group Psychotherapy, 27（4）；423-439.

Horwitz L（2014）Listening with The Fourth Ear
(The New International Library of Group Analy-
sis). Routledge.（石田淑恵・木村唱子・手塚千恵子・
樋口智嘉子訳（2021）第四の耳で聴く．木立の文庫）

Klein M（1930）The importance of symbol-forma-
tion in the development of the ego. The Interna-
tional Journal of Psychoanalysis, 11. In The

Writings of Melanie Klein Vol.1, Hogarth Press.（村田豊久・藤岡宏訳（1983）「自我の発達における象徴形成の重要性」メラニー・クライン著作集 1―子どもの心的発達．誠信書房）

Klein M（1932）The Psycho-Analysis of children. Hogarth Press.（衣笠隆幸訳（1996）メラニー・クライン著作集 2―児童の精神分析．誠信書房）

Konig K（1991）Group—Analytic interpretations. Individual and group, descriptive and metaphoric. Group Analysis, 24.

Malan DH, Balfour FHG, Hood VG&Shooter MN（1976）Group Psychotherapy：A long term follow-up study. Archives of General Psychiatry, 33.

Slavson SR（1957）Are there "group dynamics" in therapy groups?. International Journal of Group Psychotherapy, 7

Slavson SR（1964）A Textbook in Analytic Group Psychotherapy. International Universities Press.

手塚千惠子（2007）多様な病態水準で引きこもり症状を示す患者達のコンバインド・セラピー（Ⅰ）―メタファーとして機能した「暴力の影」という "夢想"．集団精神療法，23（1）．

手塚千惠子（2010）多様な病態水準でひきこもり症状を示す患者たちのコンバインド・セラピー―"暴力の影" 夢想，暴力的交流と団結，怒りの "容器" としての言葉．（高橋哲郎・野島一彦・権成鉉・太田裕一編（2010）力動的集団精神療法―精神科慢性疾患へのアプローチ，第 10 章．金剛出版）

手塚千惠子（2012a）多様な病態水準で引きこもり症状を示す患者達のコンバインド，コンジョイント・セラピー（Ⅱ）―成人高機能広汎性発達障害に対する集団力動と治療様式．集団精神療法，28（2）．

手塚千惠子（2012b）精神分析的につながった個人及び集団心理療法と背景としての治療文化．（岡田暁宜・権成鉉編著（2012）精神分析と文化―臨床的視座の展開，第 8 章．岩崎学術出版社）

手塚千惠子・安尾利彦（2017）HIV 感染男性患者達のグループ・ワーク―「自己愛」を巡って．集団精神療法，33（2）．

手塚千惠子（2023）社会のストレスとこころ．木立の文庫．

精神分析的集団精神療法の理論と技法

▶ 日常臨床に活かす視点で

Yukio Nou

能　幸夫*

I　はじめに

　精神分析的集団精神療法は，集団精神療法処方におけるもっともオーソドックスで洗練された手法である（Kissen, 1976；Scheidlinger, 1982；小谷, 1990；Stone, 1996；Rutan & Stone, 2001）。現代の小集団による精神分析的集団精神療法は，処方としてほぼ完成されているとみてよい。本特集の入門編で取り上げられる『AGPA集団精神療法実践ガイドライン』（2007）も，基本はこの小集団による力動的集団精神療法（精神分析的集団精神療法）をベースとする。

　小谷は，1990年の『臨床心理学体系』に各処方のスタンダードが紹介された際に，アメリカでの訓練での引継ぎと日本での臨床実践をベースにして，精神分析的集団精神療法のスタンダードを紹介した。以降，神経症，統合失調症，パーソナリティ障害，さらに教育分析および一般の人々の能力開発とその実践技法を発展させ，2014年の著書『集団精神療法の進歩』で，現代の処方展開を検討している。ここでは，『集団精神療法の進歩』の第7章を参考に，小谷が体系化してきた精神分析的システムズ理論（PAS理論）に基づいた精神分析的集団精神療法の理論と技法をまとめていこう。

＊PAS心理教育研究所・湘南病院相談室
　〒153-0041　東京都目黒区駒場2-8-9

II　理論

1．精神分析的集団精神療法の定義と治療仮説

1）精神分析的集団精神療法の定義

　現代の精神分析的集団精神療法の定義として，ピニー（Pinney EL）と小谷によるものは以下のようになる（小谷, 2014, p.134）。

　『集団精神療法とは，4人から12人の患者およびクライアントが一人もしくは二人のセラピストが加わるグループにおいて，通常90分，構成によっては45分から120分のセッションを持って，ある一定の期間，定期的に会うことによって構成される精神療法処方である。セラピストはそのセッション空間内で，メンバーの最大限自由な連想的発話を可能にする空間を醸成し，メンバー間相互作用を促進することによって，メンバーの自己理解を進め，メンバーおよびグループのシステム変化を進める能力を向上させる。

　精神分析的集団精神療法は，精神分析の理論と技法を駆使する精神療法の一形態であり，個人の人格構造とその機能を再編，精錬するものであるが，言うまでもなくこれに集団精神療法独自の理論と技法が加わる。すなわち抵抗と転移の分析を主技法とする精神分析的心理療法に，グループ発達による治療装置の

変化の中で，個人の人格変化をアイソモルフィックに推進していく理論と技法を統合して展開する処方を，精神分析的集団精神療法とする』

この定義に示されているように，精神分析的集団精神療法は個人の人格構造とその機能の変化を目的としている。さらにそこには集団精神療法ならではの，治療的に意味ある体験を供与する豊かな資源がある。精神分析的集団精神療法の治療仮説とそのメカニズムを見てみよう。

2）治療仮説とメカニズム

精神分析的集団精神療法の治療仮説とメカニズムを再構成すると以下のようになる（小谷，2014，pp.138-139 を筆者が再構成）。

『精神分析的集団精神療法の治療仮説は，各個人が持つ精神病理は対人病理に起因するものであり，対人力動変化の体験に治療機序があるというものである。個人メイトリックスが，相互作用メイトリックスと集団メイトリックスとの間で相互に影響を及ぼし，集団メイトリックスの変化が個人の心理力動に変化を生み出す。

したがって，治療機序は，個人メイトリックスの変化よりも，まず集団メイトリックスが質的に変化し，そこに適応する個人が，その集団メイトリックスを，個人が変化する中間領域として，さらには創造的自由空間として活用することによって集団精神療法装置としての集団システム内の治療的変化を現し，その上で，その変化を個人の人格構造に内在化させ，定着させるというメカニズムにある』

ここで用いられている PAS 理論による概念はのちほど解説するとして，基本的な理論軸に簡単に触れておく。

2．理論軸

精神分析的集団精神療法の理論軸は，精神分析理論の骨格をなす5つの理論軸がそのまま機軸となる。具体的には，①心的多元決定論，②構造論，③力動論，④漸成的発達論，⑤自我機能論である（小谷，1999）。

精神分析的集団精神療法は，この精神分析理論に加え，①集団力学，②システムズ理論，③認知行動理論，④実存主義理論，を基礎理論に組み入れ，集団精神療法の適用対象によって積極的に理論統合され，対象特定的にデザインされる技法構造の奥行と幅を拡げ，より立体的で実践的な技法構成を可能にしている。

この中で，各理論の福次統合的な活用のために，介在理論としての一般システムズ理論は，各理論体系の本質を損なわずに統合するために意味がある。また，集団力学に関しては，その理論を集団精神療法に統合するにあたってダーキン（Durkin, 1957）が指摘した，自然な集団力動が必ずしも治療的力動として機能するとは限らないということを理解しておくことも重要である。

Ⅲ　PAS 理論の基本概念

では，ピニーと小谷の精神分析的集団精神療法の定義と治療仮説に戻り，これらをよりよく理解する上で，また，精神分析的集団精神療法の理論を臨床実践に活用していくために，PAS 理論の重要な基本概念の一部を説明していこう（小谷, 1990, 1993, 2005, 2008a, 2008b, 2009, 2010, 2014, 2018, Kotani, 2005）。

1．基本原理
1）一般システムズ理論の基本原理

PAS 理論では，人格機能を生きているシステム；リビングシステム（living system）として捉える。リビングシステムは外界とのエネルギーと情報の交換によってシステムを維持し，展開している。当該システムを構成する要素システムをサブーシステム，当該システムの上位システムをスープラーシステムと呼び，当該シ

ステムはスープラーシステムのサブーシステム
となる。システムはこのような階層的な構造を
持っている。

　階層構造の中にあるシステムは,「同型性」
といわれるアイソモルフィーの原理が働く。こ
の原理は,階層性をなすシステム間において,
システムの構造,機能あるいは操作の力動原理
が類似して現れるということである。

　リビングシステムは境界(バウンダリー)に
よってその存立を保っている。また,あるシス
テムの境界を固く閉ざしその透過性を減らすと,
そのスープラーシステムやサブーシステムの境
界が緩み透過性が増すという境界機能の原理が
ある。

　グループは社会システムであるが,境界機能
の原理は同じである。ただし,リビングシステ
ムよりも境界は容易に崩れる脆弱性がある。こ
の境界機能の基本原理から,グループバウンダ
リーを締めるとメンバー各個人のバウンダリー
は緊張し,緩めると緊張が解ける。各メンバー
の個人バウンダリーを締める介入をすれば,グ
ループバウンダリーが緩み,各個人の精神内的
なバウンダリーは緊張するという基本力動が働く。

2)揺動的平衡論
　「揺動的平衡論(Theory of Oscillating)」と
は,科学史,物理学,精神分析的心理学,政治
学,経営学のグランドセオリーとして構成され
つつある理論で,一般システムズ理論とも関連
するが,以下の基本原理によって構成される
(小谷,2008)。
　原理1:システムあるいは物体は,常に揺れ
の中にあり,それによってシステム存立の平衡
を保っている。
　原理2:システムがマクロレベルでは,ほと
んど揺れていないように見えても,そのサブシ
ステム,サブーサブシステムと,構成要素を辿
って分子レベルに至るまでのミクロのシステム
に至ると,その揺れは場合によっては破壊を招
くほどに大きい揺れとなる。

　原理3:マクロからミクロに至るシステム階
層間には,アイソモルフィックな連鎖がある。

　システムの変化を促すには,揺動的平衡状態
に刺激を与えるさらなる揺動刺激が必要となる。
適度な揺動刺激によってシステムが変化に向け
た方向に動けば,そこには物理学的で言うとこ
ろの準静的過程(系において,膨張・圧縮・加
熱・冷却といった変化がゆっくり行われる現象
で,常に平衡状態を保ちながら変化するような
過程)が生じると,PAS理論では仮定している。
精神分析で言うところのワークスルーの過程で
ある。その意味で,揺動刺激の調整そのものが
介入技法の基本となる。

2.PAS理論の基本ベクトル方程式
　PAS理論では,精神分析理論に基づいて,
メタ理論としての人格を図式化し,人格機能の
展開模式図を示した上で,欲動エネルギー表出
の観点から,基本となるベクトル方程式:$\Delta F = A \Delta x$ を導入した(小谷,2008a;武山・小
谷,2009)。

　このベクトル方程式は,精神分析でいうリビ
ドーや攻撃性といった身体活動を生み出す衝動
や身体反応エネルギー量「Δx」に,心と身体
全体によるエネルギー運用の係数「A」がかか
って,外部場に「ΔF」にエネルギーが届くと
いう意味である。このΔFを覚知し意識化す
るのがフィードバック機構であり,それは
PEA紐過程理論によって説明される(小谷,
2018)。

　個人の精神内的世界としての自己の力学的な
内部場の瞬間,瞬間の力動が「$A \times \Delta x$」であ
り,その瞬間,瞬間の力動を通して,何らかの
表出や表現として外部場の外的現実世界に伝え
られたエネルギーが「ΔF」である。この左辺
と右辺をつなぐ「$=$」が,集団精神療法でも重
要な意味を持つ力学的内部場と外部場のすなわ
ち集団力学の場と個人内力学の場の境界(バウ
ンダリー)を示している。精神分析の理論に戻

れば，「Δx」は精神分析の三分論でいうところのイドから発せられるエネルギーで，「係数A」は自我と超自我を含む人格機能および身体機能の全体，「＝」は皮膚であり，その一部が自我境界として意識される。この基本ベクトル方程式は微分方程式であり，その結果，臨床事象に現れる瞬間，瞬間の心の動きを捉えるものである。

3．メイトリックス理論

　Δ F のエネルギー量が現象場に現れる瞬間，瞬間の心の動きを捉え，感知し，覚知するためにメイトリックス理論が役立つ。メイトリックス理論は，もとはフークス（Foulkes, 1964）によって最初に概念化されたものを，ピニー（Pinney, 1994, 2001）が脳の神経ネットワークをモデルにし，個人の心理力動作用総体のメタ概念としてのメンタルメイトリックスとして定位したものである。物理学的には，エネルギーの場理論であり，システム間においてエネルギーの相互作用が生じる。さらにこの個人の心理力動作用が相互に影響し合う二者反応場のことを相互作用メイトリックスと呼んでいるのである。集団メイトリックスは，集団成員としてのメンバー各個人のメンタルメイトリックスの重なりや感応作用によって生起される独自の作用空間のことである（Pinney, 2001）。

　モザイクメイトリックスは，閉鎖空間としての集団事態に，敏感性／自我脆弱性の高いクライアント群を共在させる技法によって作られる安全な現象場として概念化されたものである。セラピストがメンバー個々人のあるがままを認め，そこにあるメンバー間の差異を保証することによって，個人のバウンダリー侵害を防ぎ，安全空間を提供していくことで，集団事態で一人一人が深く繋がっていないままに共在するメイトリックス様態をモザイクメイトリックスという。そのような様態を全体として見るなら，常にそこには全体としての特徴が浮かび上がるモザイク図が見えてくる。ちょうど，一つ一つ

の切片はばらばらでありながら全体で一つの図を浮上させるモザイク画の様態と重なることから，そのメイトリックス様態をモザイクメイトリックスと呼ぶ。集団において個を守り，集団精神療法空間にモザイクメイトリックスを実現させる技法がモザイクメイトリックス技法として構成されている。

4．治療装置・集団性精神療法装置

　PAS 理論では，セラピストとクライアントがそこで働き合う特定の目標（主訴，作業目標，治療目標）を持って相互作用空間のバウンダリーを定め，治療契約に基づいて機能するシステムを治療装置として概念化している。集団精神療法における治療装置が集団精神療法装置である。

　集団精神療法装置は，現象場に現れるセラピストと各メンバーのΔ F のエネルギーが集積したものによって動かされる。それゆえに，ピニーはこの集団精神療法装置を，熱を産み出すボイラーや発電機に例えた。そして，グループセラピストの仕事は，毎セッションごとに，このボイラーもしくは発電機のスイッチを入れ，その装置の運転に関しての点検をしながらメインテナンスをし，そして終わりにスイッチを切って装置の運転を止めることとした。集団精神療法がエネルギーの視点でパワフルなものであり，それゆえに，豊かな治療的機会を供与するのは，この各個人のエネルギーの集積による。

5．心的安全空間

　人はいかなる脅威や怖れからも自由でいられる安全空間を自己の内に持っている。この空間のことを心的安全空間と言う。これを危うくするとき，人は神経症に，あるいはパーソナリティ障害，精神病反応を表し，これを失うことは死を意味する。人間は安全空間感覚を持って生まれ，この安全空間感覚は人格機能とその発達の基軸になる（小谷, 2005, 2010；Kotani, 2005）。

　この心的安全空間は抵抗概念を含むものでも

あり，そこにはあるパラドキシカルなダイナミックスがある。例えば，統合失調症に特徴的にみられる種々の病的体験や，神経症の症状や症状行為，非行少年の犯罪行為といった問題も，実は心的安全空間として機能しているということである。そこには安全性の純度の問題はあるが，例えば，統合失調症患者が唐突に妄想を語りだすときには，そこには何らかの現実的な不安があることや，神経症が症状行為や症状によって不安を一定範囲に抑えていることなどは，臨床実感としてもよくわかることである。

Ⅳ　技法論的再構成

1．定義の技法論的再構成

　ここまで，精神分析的集団精神療法に関連するPAS理論の基本概念を説明してきた。これらの基本概念を用いて，精神分析的精神療法の定義を再構成してみよう。

　精神分析的集団精神療法は，生きているシステムとしての4人から12人のクライアントが，それぞれ$\Delta F=A\Delta x$のΔFで示される常に変化するエネルギー力動を持って集まり，生きているシステムとしての1人もしくは2人のセラピストが$\Delta F=A\Delta x$のエネルギー力動をもって迎え入れるグループにおいて，セッションの時間構造や頻度を定めて構成される精神療法処方である。安定した$\Delta F=A\Delta x$のエネルギー力動によるセラピストの示すプレゼンス，セッションの時間構造や頻度，個人の治療目標は，すべて患者やクライアントの心的安全空間の保持と発達の基軸となる。

　セラピストはモザイクメイトリックス技法を基軸として，メンバーの最大限自由な連想的発話を可能にする心的安全空間を醸成し，メンバー間の相互作用メイトリックスを促進することによって，メンバーの自己理解を進め，メンバーおよびグループのシステム変化を進める能力を向上させる。

　精神分析的集団精神療法は，心的安全空間としての抵抗と相互作用メイトリックスに現れる転移の分析を主技法とする精神分析的心理療法に，グループ発達による治療装置としての集団精神療法装置の変化の中で，個人の人格変化をアイソモルフィックに推進していく。

　集団精神療法装置は，エネルギー豊かな安定したセラピストの個人メイトリックスに，メンバー個々のエネルギー運用を活性化し，相互のエネルギーが増幅される中，エネルギー交換が情報化され，また情緒交流が新たなエネルギーの活性化をもたらし，個々のメンバーシステムの成長発達を促進する。セラピストの介入は，多元同時並行異方向的に飛び交うエネルギーと情報を治療的に活用する視点で組み立てられる。個人介入やグループ介入は，境界機能の基本力動を踏まえてなされ，変化に適度な揺動刺激を与えることが目的となる（能，2009）。

2．「真のグループ」とその様態

　グループ発達に関しては，『AGPA集団精神療法実践ガイドライン』に形成期，動乱期，活動期，遂行期，終結期のスタンダード5段階モデルが示されているが，詳細は小谷のテキストが参考になろう（小谷，1990）。このグループ発達の目指す先は，集団メイトリックスが変化し，成熟した様態を示す「真のグループ」を実現し，その機能を発揮することである（能，2003，2008）。

　「真のグループ」は以下のように概念化される（小谷，1998，p.24）。

　　『メンバー一人一人がグループ内で安心できる空間を物理的にも心理的にも確保でき，それぞれのアイデンティティが尊重され，そのアイデンティティ感覚がよりいっそう確かなものになることによって，自らの内的欲求と外的現実の中で他者に確かな関心と愛着を抱くことができ，自らの欲する心的外的作業を遂行できる治療風土を有しているもの』

　この「真のグループ」が治療仮説にある集団

メイトリックスが質的に変化したものであり，一次的治療目標となるものである。精神分析的集団精神療法のグループ発達は，「真のグループ」の実現とそれに抗する抵抗の克服の過程であり，個人抵抗，グループ抵抗に託されていた心的安全空間が集団メイトリックスへと託されていく過程でもある（能，2002, 2008）。

「真のグループ」が機能しているとき，集団精神療法装置の熱は高まり，集団メイトリックスにはエネルギーが充溢してくる。そしてその集団メイトリックスと，各メンバーの個人メイトリックスが相互作用を起こし，またメンバー間やセラピストとの相互作用メイトリックスが活性化するが，そこでもメンバーの個別性は維持され，ゆったりとした時間の流れの中で，心的外的作業がなされる。そして，グループテーマと個人の治療目標に沿った作業が，他のメンバーの刺激を交えて複層的，重層的に各メンバー間や個人の中で同時並行的に展開する。それが個人心理療法では得られない集団精神療法ならではの醍醐味である。そして，この体験が積み重なっていくことが，精神分析的集団精神療法の治療メカニズムを体現することになる。

V　おわりに

PAS 理論は，その特質として技法理論を軸として構成されており，複雑な臨床事象と理論をつなぐ心理療法技法としての使い勝手の良さがある。耳慣れない用語もあるかと思うが，用語になじむと今ここで起きている臨床事象における介入を組み立てる上で非常に有用である。処方としてほぼ完成しているとされる精神分析的集団精神療法をさらに精錬しようとしている最先端の理論と技法の一端をここでは紹介した。日常臨床において，豊かな可能性を持つ精神分析的集団精神療法が今以上に活用されることを願っている。

文　献

Bion WR（1959）Experiences in Groups and Other Papers. Basic Books.

Durkin HE（1957）Toward a common basis for group dynamics : Groups and therapeutic process in group psychotherapy. International Journal of Group Psychotherapy, 7 (2)；115-130.（佐治守夫・都留春夫・小谷英文訳（1996）集団精神療法の理論—集団力学と精神分析学の統合，pp.24-45. 誠信書房）

Foulkes SH（1964）Therapeutic Group Analysis. Allen & Unwin.

Kissen M（1976）From Group Dynamics to Group Psychoanalysis：Therapeutic applications of group dynamic understanding. Hemisphere Publishing. Co.（佐治守夫・都留春夫・小谷英文訳（1996）集団精神療法の理論—集団力学と精神分析学の統合. 誠信書房）

小谷英文（1990）集団精神療法.（小此木啓吾・成瀬悟策・福島章編）臨床心理学体系第 7 巻—心理療法，pp.239-269. 金子書房.

小谷英文（1993）心理力動論：PAS 理論の基礎.（小谷英文編著）ガイダンスとカウンセリング—指導から自己実現への共同作業へ，pp.85-103. 北樹出版.

小谷英文（1995）精神分裂病を中心とした慢性的精神障害者の集団精神療法—基本枠組みと技法基礎. 集団精神療法，11(2)；127-137.

小谷英文（1998）小集団精神療法の臨床的基礎. 集団精神療法，14(1)；20-30.

小谷英文（1999）精神分析的集団精神療法.（近藤喬一・鈴木純一編）集団精神療法ハンドブック，pp.121-130. 金剛出版.

Kotani H（2005）Contemporary meanings of psychological space for dynamic psychotherapy. International Journal of Counseling and Psychotherapy, 3；31-48.

小谷英文（2005）安全空間の心理学.（小谷英文編著）心の安全空間—家庭・地域・学校・社会，pp.22-36. 至文堂.

小谷英文（2008a）ダイナミック・コーチング—個人と組織の変革. PAS 心理教育研究所出版部.

小谷英文編（2008b）ニューサイコセラピィ—グローバル社会における安全空間の創成. 風行社.

小谷英文編（2009）グループセラピィの現在—精神疾患療法から組織開発タスクフォースまで.

現代のエスプリ，504；5-23．

小谷英文（2010）現代心理療法入門．PAS 心理教育研究所出版部．

小谷英文（2014）集団精神療法の進歩─引きこもりからトップリーダーまで．金剛出版．

小谷英文（2018）精神分析的システムズ心理療法─人は変われる．PAS 心理教育研究所出版部．

能幸夫（2002）精神分析的集団精神療法の初期過程に関する臨床研究─抵抗探求アプローチによるグループ導入面接の技法構成の精緻化の試み．集団精神療法，18（1）；45-56．

能幸夫（2003）精神分析的集団精神療法のグループ・サイコセラピストの仕事─リーダーシップ機能を中心とした実践上の基本視点．集団精神療法，19（1）；22-28．

能幸夫（2008）心的安全空間創成の豊かな機会としての集団精神療法─実践事例の力動分析からの検討．（小谷英文編）ニューサイコセラピィーグローバル社会における安全空間の創成．風行社．

能幸夫（2009）精神病圏のアイデンティティ集団精神療法の実際─統合失調症の機能しているグループ様態の技法的検討．現代のエスプリ，504；96-111．

Pinney EL（1970）A First Group Therapy Book. C.C. Thomas.

Pinney EL（1989）A flow chart for group psychotherapy. グループ・アプローチ，Vol4・5；37-42.

Pinney EL（1994）The matrix-interactive approach for group psychotherapy. The International FORUM of Group Psychotherapy, 13(3)；7-10.

Pinney EL（2001）The Mental Matrix and Group Psychotherapy for Difficult Patient.（西村馨監訳：メンタルメイトリックスと困難患者への集団精神療法）ICU 大学院臨床心理学プログラム報告書；25-36．ICU 臨床心理士指定大学院申請準備委員会．

Rutan JS & Stone WN（2001）Psychodynamic Group Psychotherapy.（3rd ed.）Guilford Press.

Scheidlinger S（1974）On the concept of the 'Mother Group'. International Journal of Group Psychotherapy, 24（4）；417-428．（佐治守夫・都留春夫・小谷英文訳（1996）集団精神療法の理論─集団力学と精神分析学の統合，pp.370-382．誠信書房）

Scheidlinger S（1982）Focus on Group Psychotherapy：Clinical essays. International Universities Press.

Scheidlinger S（1997）Group dynamics and group psychotherapy revised: Four decades later. International Journal of Group Psychotherapy, 47（2）；142-159.

Stone WN（1996）Group Psychotherapy for People with Chronic Mental Illness. The Guilford Press.

武山芸英・小谷英文（2009）メイトリックス理論の数式化．現代のエスプリ，504；36-47．

サイコドラマの理論と技法

▶ ロールセオリーとその使い方

Miki Takahashi

高橋　美紀*

I　はじめに

　サイコドラマは構成的な集団精神療法で，セッションの流れは以下の 3 つの段階に分けることができる。

　①集団全体が安心し安全にワークを行えるようにし，個人が主役となるために内的なウォームアップを高めるウォームアップの段階，②グループメンバーの一人がグループの中から選択されもしくは自ら望んで主役となるドラマの段階，③ドラマを終えた主役がグループの中に戻り，グループメンバーがドラマによって喚起された自らの経験や思い出，補助自我としての体験を分かち合うシェアリングの段階，である。

　このようにサイコドラマでは，ディレクターは個人とグループとを，複合的に扱うことを余儀なくされるため，そこで利用する理論も単一ではない。グループダイナミクスの視点はサイコドラマグループにおいても必要不可欠である。セッションを通してグループが安全でないところで個人のサイコドラマを行うことはできないからである。

　一方ドラマの段階では個人に焦点が当たる。その際にはまた別の理論が必要となる。

　本論では筆者がサイコドラマを行う際に主に

用いているロールセオリーを紹介し，具体的な事例を引きつつ，それを通してロールセオリーの集団における有用性と有効性を示したい。

II　ロールセオリー

　サイコドラマの創設者であるモレノ（Moreno JL）はロールを「別の人物やものが含まれる特別な状況に対して，個人が反応するある特別な瞬間に，その個人が引き受ける振舞い方」として定義した。さらにロールとは①社会的次元を表すソーシャル・ロール，②生理的次元を表すサイコソマティック・ロール，③自己の心理学的次元を表すサイコドラマティック・ロールの 3 つの次元を含むものとした（Moreno, 1961）。

　サイコドラマにおいてアセスメントの対象となるのは③のサイコドラマティック・ロールである。

　このロールについての考察はオーストラリア・ニュージーランドサイコドラマ協会（Australian and New Zealand Psychodrama Association）の創始者で初代会長であったクレイトン（Clayton GM）に引き継がれ，ロールセオリーとして完成された。

　上記のモレノの定義にあるように，ロールとは他者との関係の中で一定の状況のもとに表現されるものであり，人のそれまで培ってきた関係や置かれた状況によって無数のロール群（role cluster）が存在している。それらのロー

＊ S&C サイコドラマ・ラボ
〒 186-0004　東京都国立市中 1-20-29

ルは同時に人の中に存在し一つのシステムを構成しており，人の内面でお互いに干渉しあっている。またロール及びそのシステムは固定されたものではなく，力動的で，各個人が置かれている社会的，感情的な状況と密接に関りあっているが，一度完成したシステムが繰り返し用いられることも珍しくない。

クレイトンによれば，誰の日々の振る舞い方を見ても，過剰に発達したロール（overdeveloped-role）が見られるとされる。このロールは主役の内的世界であまりに大きく発達したために現実の状況と乖離を起こし，主役自身が自分の人生を送る上で不都合を生じることもある。またこのような過剰に発達したロールには対をなすロール（counter-role）として未発達のロール（underdeveloped-role）が存在し，他に葛藤しているロール（conflicted-role）や全く欠けている（absent）ものもみられる（Clayton, 1992）。

指摘しておきたいのは不要なロールは無いということである。どのようなロールも人が成長する際にその生存戦略として身に付けたものであるため，生じた際にはそのロールを持っている個人にとっては有用なものであった。だが状況が変わってもロールシステムが変わらずにいると，結果として現実世界との齟齬を起こし，葛藤を生じてしまうのである。モレノは「ロールは多いほどいい」と言ったが，クレイトンもまた，例えば「不要のロール」などという分類は設けていない。

またクレイトンはこれらのロールをさらに成長的なロール（Progressive roles），現実対処的なロール（Coping roles），断片化したロール（Fragmenting roles）と分類し評価する表を作成した（Clayton, 1993）。

ここで重要なのは，ロールは使用されることによって強化されるという点である。例えば対人関係のハウツー本を読んでもそれだけでは人の行動は容易には変わらない。こうありたいという姿を実際に声に出し，行動に移して初めて

それは身に付く。同様にロールもまた使用頻度が高いほど，より影響力の強いロールとなる。

ロール群は互いに密接に重なり合い干渉しあっているために，実際に表現として用いることで発達し変化したロールは，結果として個人のロールシステム全体の変容を引き起こすことになる。

ディレクターはドラマの段階の中で，サイコドラマの基本技法であるダブル，ロールリバーサル，ミラーを用い，主役のテーマの中にある葛藤を焦点付け主役のロールシステムを評価し，主役にそのロールシステムを指し示す。補助自我が舞台の中で主役のドラマの登場人物という形で主役のロールシステムを展開することで，主役は自らのロールシステムを俯瞰することになり，一歩離れたところから自由に新しいロールを模索することが可能になるのである。

Ⅲ　ロールとウォームアップ

サイコドラマのセッションの第一の段階であるウォームアップの段階ではディレクターはグループ全体にアプローチし，グループメンバーがお互いに知り合いグループが安全な場となるようグループを構成する。グループの開始時には，個人の集まりであったグループは，この段階を通じてお互いに知り合い，その場が安全であることを確認することができる。

グループが安全な場になることで個人は自己の内面を表現することが容易になり，ドラマの段階で主役をしている間，自らのロールに安心して集中し続けることができるようになる。モレノは自発性と創造性をサイコドラマを行う上で重要視したが（Moreno, 1975），この2つの要素は自分が安全だと感じられる場においてよりよく発揮される。

このようにグループのウォームアップと個人のウォームアップは互いに影響し合い，グループの終了までこの関係は続く。従ってディレクターは常にグループのアセスメントを行い，自分が行ったウォームアップの内容がグループにどのような影響をもたらすかという視点を持た

なくてはならない。そしてまたセッションが終了するまでグループおよび主役のウォームアップを保ち続けるよう努力する必要がある。

Ⅳ　ロールの出現とその変遷と消滅とをいかにして読み取るか

ディレクターはセッションの中でグループメンバーが表現しているロールや，ドラマの中で現れる主役のロールを読み解き，主役が何に対してウォームアップしているかを評価する必要がある。

モレノの定義に従えばロールは心理的のみならず身体的にも表現されるものであるから，言葉だけにとどまらず声のトーン，視線，姿勢などの総体として現れてくるものであるし，それが誰に，あるいは何に対して表現されているかということが非常に重要な要素となってくる。

例えば誰かが「もういいよ」という発言をした時，その言葉は誰に（何に）向けられているか。発言者は対象にまっすぐ向かってしっかりと発言しているのか，それとも背を向けてつぶやくように発言しているのかでそれぞれ表現されているロールは異なってくる。この場合，前者なら【きっぱりと宣言する人】と名付けられるし，後者なら【無力感に囚われている人】と呼べるだろう。このように名付ける（naming）ことでディレクターはロールを具体的に捉えて評価しやすくなり，未だ表現されていないロールも推測しやすくなる。

サイコドラマのセッションに限らずさまざまな場面で人はロールを表現しているが，表現することでロールへのウォームアップは更に高まる。そのためアクションを用い，場面を設定して状況を明らかにできるサイコドラマではそこに現れるロールをよりクリアに掌握することができる。

Ⅴ　ロールセオリーを基にしたロール分析の一例

本文にある事例についてはプライバシー保護のため，必要な範囲内で人物のプロフィールや状況のディテールに変更を加えてある。

ドラマの段階では【　】内に主役が表現したロールを付記し，シーンごとにクレイトンが考案したロールを評価するための表を付け，主役が自分自身として用いたロールの変化を追った。

煩雑になることを避けるために使用したダブル，ロールリバーサル，ミラーなどの技法についての記述は省略してあるが，実際のセッションではミラー，ロールリバーサルを使用している。

※ロールの名付け方

ロールは【形容詞 or 副詞＋名詞 or ○○する人】の組み合わせで表記する。これはそのロールが「どんな状態で」「どのように」「何をしているか」を分かりやすくするためのもので，そのため日本語的に無理のある表現になることも間々ある。

英語では【形容詞 or ○○ ing ＋名詞 or 動詞 er】（例：cringing pleaser＝ うんざりしながらお願いする人）などと表す（Clayton, 1993）が，やはり日常では使わない表現となる場合もあるようである。

1．ウォームアップの段階

- ロールとウォームアップの項で説明したように，ディレクターはこの段階ではグループと主役となる個人の両方に目を配る必要がある。

ディレクターはグループメンバーの「今の気持ち」を聞くことからグループを開始した。

Ａはグループ開始時から考え込んでいる様子だったが，他のメンバーが一通り語り終えたところでしばらく間をおいて口を開いた。それはＡの職場での人間関係についての話だった。

ある人物との関係がうまくいかない。自分の話がうまく伝わらないためにぎくしゃくしてしまい，仕事にも影響が出てしまうということだった。Ａの話ぶりで感情の高まりは伝わってくるものの，細部にはまだ不明な点も多かった。

ディレクターはＡが高いレベルでウォームアップしていると評価したが，グループ内には

Ａの話に対する同情と興味とまた逆に戸惑い
も混在しており，グループおよび主役のウォー
ムアップは即座にドラマを開始するほどには進
んでいないと思われた。そこでＡの話に対す
るグループメンバーからのフィードバックを求
めた。これはグループのためのウォームアップ
として行われ，グループ全体がＡの抱える問
題を共有できるようにしていくためである。
　メンバーからは同様に職場で人間関係に困っ
た経験やそこで自分がどのように対応したか。
あるいは他者とコミュニケートする際に伝わっ
ていないと思いつつ，理解し合うことをあきら
めてしまった体験などが語られた。
　ディレクターがＡにこれらのフィードバッ
クを得た感想を聞いたところ，「自分は一人の
ような気がしていたが他にも同じ体験をしてい
る人がいるとわかり，心強い」との返事があっ
た。ここに至ってディレクターはＡもグルー
プも共に充分にウォームアップできたと判断し，
双方の了承を得てＡを主役とするドラマの段
階に入った。

２．ドラマの段階

- この段階ではグループはいわば背景に退き，
  補助自我や観客として主役のサポートに回る
  ことで主役の世界を共有することになる。ディ
  レクターは主役が何に対してウォームアッ
  プしているのかに焦点を絞ってドラマを主役
  と共に作り上げてゆく。

　Ａはまず上司であるＢとのある日のやり取
りを最初のシーンに選んだ。

〈シーン１〉

Ｂ：この備品はここに置くものではないだろう。
　　誰が置いた？【高圧的な上役】

Ａ：多分Ｃだと思いますが。
　　【不意打ちを食らい面食らう人】

Ｂ：多分とはどういうことだ？ちゃんと指導し
　　ていないのか？
　　【じりじりとにじみ寄る（鬼ごっこの）鬼】

Ａ：いえ，伝えてはいるのですが……
　　【おどおどして安全を求める人】

Ｂ：説明していればこんなところに投げ出して
　　はいないだろう。ちゃんとわかるように話
　　したのか？【犯人を決めている刑事】

Ａ：そのつもりですが……（また始まった）
　　【逃げ場を探す逃亡者】

Ｂ：なんて言ったんだ？【追及するハンター】

Ａ：……（独白）仕事があるのに，こんなこと
　　で時間を取られたらまた後で怒られるんだ
　　ろうな。自分のせいではないのに
　　【状況を打開することをあきらめた人】

Ｂ：黙っていちゃあわからないよ。君が責任者
　　なんだから全体のことをちゃんと管理しな
　　いとダメじゃないか。こんな中途半端なこ
　　とでは困るんだよ。【支配的な君臨者】

Ａ：……（独白）どんな説明も無駄だ
　　【罠にはまり無力な子ども】

　Ａは下を向き身体を小さくしてＢの怒りが
収まるのをひたすら待ち続ける。
　このシーンをミラーで見た後Ａは小学生の
時にリコーダーを失くした時の母親とのやり取
りを思い出す。

シーン1

成長的なロール (Progressive roles)		現実対処的なロール (Coping roles)			断片化したロール (Fragmenting roles)	
充分に発達した Well Developed	発達過程にある Developing	（対象に）近づく Moving Toward	（対象から）遠ざかる Moving Away	（対象に）対抗する Moving Against	縮小過程にある Diminishing	固着している Unchanging
		おどおどして安全を求める人 逃げ場を探す逃亡者				罠にはまり無力な子ども 状況を打開することをあきらめた人

〈シーン 2〉

母：リコーダーがないっていったいどこに置いてきたの？【ゴングを鳴らすレフェリー】

A：わからない……（身をすくませる）
　　【逃げ場を探すおびえた子ウサギ】

母：わからないってことはないでしょう。一昨日授業で使ったものを今日になってないとか言い出して。
　　教室は見てきたの？【追及する支配者】

A：見てきたけど無かった。
　　【身を隠せない逃亡者】

母：じゃあどこに置いてきたの。どうしてすぐに言わなかったの。どうして？
　　【容赦ない追及者】

A：一昨日帰ってから気が付いて。教室にあるかと思ったけど今日行ったらなくって。先生に聞いても分からなくて。
　　【申し開きを試みる被疑者】

母：言い訳しないで！もう。【断罪する裁判官】

A：……（独白）言い訳じゃないんだけど。どうしてって聞くから
　　【殻に閉じこもる被制圧者】

母：あなたはいつもそう。もっとちゃんとしなさいよ。【断定的な制圧者】

A：……（独白）自分はちゃんとしてないんだ（涙ぐむ）【無力な幼子】

シーン 2

成長的なロール (Progressive roles)		現実対処的なロール (Coping roles)			断片化したロール (Fragmenting roles)	
充分に発達した Well Developed	発達過程にある Developing	（対象に）近づく Moving Toward	（対象から）遠ざかる Moving Away	（対象に）対抗する Moving Against	縮小過程にある Diminishing	固着している Unchanging
			逃げ場を探す不安な子ウサギ 身を隠せない逃亡者	申し開きを試みる被疑者		殻に閉じこもる被制圧者 無力な幼子

〈シーン 3〉

　〈シーン 2〉によって A は母が幼い自分に向けた怒りが大きすぎること。リコーダーを失くした自分の悲しみに寄り添っていないこと。「どうして」と聞かれているのに返答を受け付けてもらえていないことに気が付く。A は従来の無力な自分を捨てて，新しい大人の自分として小学生の自分に話しかけ，母親に対抗する道を選ぶ。

A（大人）：かわいそうに。【同情的な大人】
　　（小学生の自分に）リコーダーどこにいっちゃったんだろうね。【共感的な大人】

A（小学生）：うん……全然わかんない。どうしよう【迷子の幼子】

A（大人）：大丈夫だよ。先生に言ったら貸してもらえるし。きっと見つかるよ。
　　【サポーティブな助言者】

A（小学生）：うん……
　　【不安から抜けられない幼子】

A（大人）：大丈夫。誰だって失敗することはあるんだから。そんなにがっかりすることはないんだから。【理解ある支え手】

A（小学生）：そうかな。でも自分はちゃんとしてないから……
　　【自分に OK を出せない子ども】

A：（母親に向かって）自分だって何か失くしたり，間違えることだってあるでしょう？そこまで言わなくてもいいじゃない。
　　【対等な対抗者】

母親：だってこの子は言わないとちゃんとでき
　　ないから。【強硬な指導者】
A（大人）：ちゃんとって何？子どもがちゃん
　　とできないのはあたりまえでしょう？
　　【確信がある守護者】
母親：そんなことはない。私だってちゃんとや
　　ってきたもの。そう言われて育ってきたも
　　の。【従順な生徒】
A（大人）：でも間違うこともあるよね。大事
　　なのは間違った時にどうすればいいかって
　　いうことじゃないの？あなたの言い方はこ
　　の子を追い詰めるだけだよ。
　　【筋道を立てる説得者】

母親：だって……ほかの言い方は私知らないし，
　　初めての子育てだし。ちゃんと育てないと
　　私がダメな子育てをしてるって思われる
　　……【不安な若い母親】
（ディレクター：誰にですか？）
母親：世間に……自分や夫の母親に。
　　【責められることにおびえる若い女性】
A（大人）：そんなに人の言うことを気にしな
　　くてもいいよ。あなたが一所懸命なのは分
　　かったけど大事なのはこの子が自分らしく
　　生きていける，ってこと。それが大事だっ
　　て自分は思う。
　　【自分も相手も尊重することができる成人】

シーン3

成長的なロール （Progressive roles）		現実対処的なロール （Coping roles）			断片化したロール （Fragmenting roles）	
充分に発達した Well Developed	発達過程にある Developing	（対象に） 近づく Moving Toward	（対象から） 遠ざかる Moving Away	（対象に） 対抗する Moving Against	縮小過程にある Diminishing	固着している Unchanging
自分も相手も尊重することができる成人	サポーティブな助言者 理解ある支え手 対等な対抗者 確信がある守護者 筋道を立てる説得者	同情的な大人 共感的な大人			迷子の幼子	不安から抜けられない幼子 自分にOKを出せない子ども

〈シーン4〉
　主役は再び最初の場面に戻り，〈シーン3〉
で新たに得たロールを用いて上司に対応する。

B：この備品はここに置くものではないだろう。
　　誰が置いた？【高圧的な上役】
A：多分Cだと思いますが。
　　【不意打ちに戸惑いながらも冷静に対応する人】
B：多分とはどういうことだ？ちゃんと指導し
　　ていないのか？【落ち度を探すハンター】
A：いえ，伝えてはいるのですが……
　　【怖れなく応える人】
B：説明していればこんなところに投げ出して

はいないだろう。ちゃんとわかるように話
したのか？【責任者を追及する上司】
A：そのつもりでしたが，伝わっていなかった
　　かもしれません。すみません。改めてきち
　　んと話してみます。今やっている仕事を終
　　わらせてからCと一緒にここを片付けて
　　おきます。
　　【状況をコントロールする現場責任者】
B：そうしてくれ。いい加減なことをしている
　　と却って後が大変になるだけだからな。C
　　にもそう言っておけよ。【鷹揚な支配者】
A：はい。わかりました。
　　【自分の行動に自負のある大人】

シーン4

成長的なロール (Progressive roles)		現実対処的なロール (Coping roles)			断片化したロール (Fragmenting roles)	
充分に発達した Well Developed	発達過程にある Developing	（対象に） 近づく Moving Toward	（対象から） 遠ざかる Moving Away	（対象に） 対抗する Moving Against	縮小過程にある Diminishing	固着している Unchanging
自分の行動に自負のある人	状況をコントロールする現場責任者	不意打ちに戸惑いながらも冷静に対応する人		怖れ無く答える人		

3．シェアリングの段階

- ドラマを終えた主役はグループの中に戻り，グループメンバーはドラマの中の主役の物語や補助自我として体験したことによってウォームアップされた自分自身の経験やヒストリーなどをグループの中で分かち合う。この時間はグループとしての作用機序をより活発にするための重要な時間となる。

シェアリングは活発で，主役の変化したロールがそれぞれのメンバーやグループに影響を与えたことが見て取れた。

メンバー1：自分も失敗することがとても怖く，失敗してしまいそうな場面ではとても緊張してしまう。

　自分の中にもちゃんとしなければいけないというメッセージがどこからか来ているのかもしれないと思った。

メンバー2：母親との関係を思い出した。自分は母親のものの言い方が苦手だったが，考えてみると母親もどこか不全感を抱えている人だった。

メンバー3：職場での後輩と近いやり取りをしたことがある。怒っているつもりはないが，うまく伝わっていないと感じた。持ち帰って考えてみたい。

メンバー4：「自分らしく生きる」という言葉が刺さった。自分も人のことを気にして「自分らしさ」を置き去りにしているところがある。

4．ロールの分析

　〈シーン1〉では主役と上司とのやり取りを扱っているが，主役は一貫して【逃げ腰な被支配者】として振舞っており，対して上司は【追い詰める支配者】であり続けるという構造が顕わになる。主役に対するインタビューによってこの対立は過去に数回繰り返されていることが分かっており，主役が用いているロールがある程度強化されていることが推察できる。このシーンをミラーで見ることで，主役は自らの固定化したロールシステムから外れ，自分が子どものころに母親と交わした会話との類似性を見出し，〈シーン2〉へと結びつく。

　〈シーン2〉で再現された母親との会話で，主役は【逃げ場を探す】【無力な】【幼い】【被支配者】といった〈シーン1〉で見られたロール群を再び用いる。これらのロールは幼いころから主役が使用し，内在化された母親の自分に対する否定的なロールと対になって同様の状況が起きると自動的に登場することが示唆される。これが過剰に発達したロールである。しかし主役は現実には大人であり，母親に抵抗できない子どものころよりも複雑で多様なロールシステムを持っていて，状況が変われば別のロールを用いることができることがこの後の〈シーン3〉で示される。

　〈シーン3〉で大人としての主役が登場した際，母親と対峙した主役は成長過程や社会生活で獲得したロールを利用した。この状況で使用されたことがなかったロールはまず控えめに【同情

的な大人】として表現されたが，ロールリバーサルを繰り返し母親との会話の中で使用されるに従って【サポーティブな助言者】→【対等な対抗者】→【筋道を立てる説得者】と成長してゆく。それと同時に母親の言動として表現されていた自分に否定的なロールは縮小し力を失ってゆく。その結果このシーンの終盤で主役は【自分も相手も尊重することができる成人】として振舞うようになった。

最終シーンの〈シーン4〉では〈シーン1〉と同じ場面に立ち戻ったが，〈シーン3〉で獲得したロールは依然主役の内面で活発に発達を続けている。主役は上司との会話の中で今まで使用していなかった【怖れなく】【冷静な】ロールを用いる一方，過剰に発達していた【おどおどした】【無力な】【子ども】といったロール群は姿を見せなくなる。会話が続くにつれ，主役は上司との会話と母親との会話が全く同一の状況ではないことを見出し，【状況をコントロールする現場責任者】として振舞うようになる。最終的に主役が【自分の行動に自負のある人】に到達することで上司との新しい関係を構築する可能性が示され，ドラマの段階は終結した。シェアリングで語られたのは，上記のさまざまなロールによってウォームアップされたメンバー自身のロールに関連したものである。

Ⅵ　おわりに

モレノが見出し，クレイトンが完成させたロールセオリーは，オーストラリア・ニュージーランドサイコドラマ協会でクレイトンに学んだ磯田雄二郎が日本に初めて導入した。

日本心理劇学会というサイコドラマを行う人々が集まった学会があるが，残念ながらその中でも現在ロールセオリーを用いるサイコドラマ・ディレクターは少数派に属する。

しかしながら，筆者はロールセオリーをさまざまな場面で応用できる優れた理論であると考えている。

本文で触れることはできなかったが，例えばオンラインツールでサイコドラマを行う場合にはアクションに制限があり，ロールのウォームアップに工夫が必要ではあるものの，ロールセオリーについての知識を基にすることで，ディレクターはノンバーバルの情報だけに頼ることなく主役やグループメンバーのアセスメントは容易になる。今後こうした臨床の場の多様化に従って，ロールセオリーの有用性は増してゆくことになるだろう。

文中でも述べたがロールセオリーではロールそのものに善悪，正負の評価は付けない。ある人にとっては現在自分の邪魔をしているように思えるロールであってもそれはかつて生き延びるために必要とされたものだったかもしれないという考え方は，人をラベリングし分類するのではなく，人が多面性を持ち変化しうる存在であるとして扱うことを意味している。

個人の中にあるロール群の互いの作用の一部を解き明かし，その人がより自発的，創造的に生きるための道筋を探すというロールセオリーの考え方が，より多くの臨床家の役に立つことを願っている。

文　献

Clayton GM（1992）Enhancing Life & Relationships:A Role training Manual Book 2 in a series of training books. ICA Press.（中込ひろみ・松本功訳（2013）ロールトレーニング・マニュアル―のびやかに生きる．二瓶社）

Clayton GM（1993）Living Pictures of the Self Applications of Role Theory in Professional Practice and Daily Living Book 3 in a series of training books. ICA Press.

磯田雄二郎（2013）サイコドラマの理論と実践―教育と訓練のために．誠信書房.

Jonathan F（1987）The Essential Moreno：Writings on Psychodrama, Group Method,And Spontaneity. Springer Publishing.（磯田雄二郎監訳，横山本範・磯田雄二郎訳（2000）エッセンシャル・モレノ―自発性，サイコドラマ，そして集団精神療法へ．金剛出版）

Paul H（1992）The Inner World Oueside―Object relations theory and psychodrama. Routledge.

（台利夫・小川俊樹・島谷まき子訳（1995）心の世界と現実の世界の出会い．ブレーン出版）

The American Group Psychotherapy Association (2007) Clinical Practice Guidelines for Group Psychotherapy.（日本集団精神療法学会監訳，西村馨・藤信子訳（2014）AGPA 集団精神療法実践ガイドライン．創元社）

横山本範・磯田雄二郎・磯田由美子（1998）サイコドラマのグループプロセスの研究．日本心理劇学会誌，3（1）；30-36．

横山本範・磯田由美子・磯田雄二郎（1999）精神分裂病患者に見られた「自己愛ロール」．日本集団精神療法学会誌，15（2）；159-164．

グループと精神療法（心理療法など）の組み合わせ

III

グループとしての SST へ
▶ その道のり，境界とジレンマ

Yukie Sato

佐藤　幸江*

I　「組み合わせ」というテーマをめぐって

　私に与えられたのは「グループと精神療法（心理療法など）の組み合わせ」の中で Social Skills Training（以下，SST とする）について論じること，つまり「グループと SST の組み合わせ」がテーマになるわけだが，この「組み合わせ」という言葉に対して，私の中には違和感のようなものが浮かんだ。確かに SST はスキル学習を目的とした行動療法に位置付けられる技法であるから，集団精神療法（特に力動的オリエンテーションのグループ）とは距離があるし，グループで実施することが前提にはなっているものの，SST の技法を身につける際にグループについて学ぶ機会は少ない。しかし，今の私にはグループと SST がすでに切り離せないものとなっているためにこの違和感が生じたようである。そこで周囲の SST 実践者何人かに「『グループと SST の組み合わせ』と聞いてどんなことが思い浮かぶか」をたずねてみると「SST はグループで行うことで深みが増す」「スキル学習にとどまらないよさがある」「グループに支えられることでエンパワメントされる」「個人とグループが影響しあって成長する」

などのコメントとともに，グループ力動やサイコドラマとの関連に言及する人もいた。SST 実践者にとって SST をグループで行うことは，単にメリットがあるという以上にグループの力を感じる体験となっており，グループをとても大切にしていることが伝わってきた。これは私の「グループと SST は切り離せない」感覚とも一致している。

　とはいえ，この感覚は最初から私にあっただろうか？　いや，SST を始めた頃の私は SST の進行手順を追うことだけに必死で，グループに心を向ける余裕などまったくなかったではないか。それが今ではグループと SST を不可分の関係と感じ「グループとしての SST」（佐藤，2021）を強く意識して実践しているのはなぜだろうか？　この疑問をもとに，私の SST の実践と学びの変化から「グループとしての SST」への道のりを見直してみたい。このことが，目の前のメンバーによりよい SST を提供しようと考え，努力し，悩んでいる人たち，そしてこれから SST を学ぼうとしている人たちに少しでも役立てばと思う。

II　SST と集団精神療法

　SST は 1970 年代にアメリカでリバーマン（Liberman RP）らによって開発され，80 年代に日本に紹介された。行動療法的な方向付けをもち，

＊東京海上日動メディカルサービス株式会社
〒107-0062　東京都港区南青山 1-1-1
新青山ビル東館 12 階・14 階

構造化され，その過程は社会的学習理論に基づいて段階的に進められる。SST では，教示，モデリング，ロールプレイ，プロンプティング，積極的強化と宿題，といった構成要素がグループの進行手順として明示されているため，マニュアル的，指導的と思われやすいが，実はそうとばかりはいえない。SST の主体はメンバー本人であり，彼らの気持ちに沿って進められ，個々の希望や願いを大切に扱う「希望志向」や，健康的な力に着目する「リカバリー」といった概念も重視した独自の哲学を含むものでもある。また，グループ全体のウォーミングアップやロールプレイなどは，サイコドラマの諸技法にルーツをもつ。

リバーマン自身（1988，2008；Liberman et al., 1989）もグループの凝集性とその発達や，グループ内でのメンバー相互の交流が SST の治療効果と個々人の変化にも大きく影響すること，そしてグループのプロセスを活用することの重要性に言及している。実際，リバーマンのセッションは個別性を重視しながらも生き生きとしたダイナミックなもので，そこには集団精神療法の考えが生かされているように思われる。さらにリバーマン（1988）は「訓練手順に構造があることが，実際には治療者や訓練者が患者との相互作用に自分のやり方を持ちこむことを自由にしているという事実の認識は重要である」とも述べている。これはすなわち SST の中でさまざまな「組み合わせ」や工夫ができることを示唆したものではないか。

こうして見てくると，SST の目的や依って立つ背景理論，セッション構造は，集団力動をベースとした各種集団精神療法とは大きく異なるものではあるが，かといって単にスキル学習のみを目的として，マニュアル通り進めるだけのものでは決してないことは明らかである。メンバー個々人の主体性や気持ちが尊重され，希望志向やリカバリーという理念や人間観を背景とした安全な場の中で，細やかな行動療法の技法を骨格としながらサイコドラマの諸技法も活用される。そして，参加者はグループの力を支

えにしながら，さまざまな練習や体験を通してスキルを身につけ，自信や自己肯定感を回復させてゆく。あらためて見直すと SST のリーダーには実に多くの技法や役割が求められており，SST 自体がいろいろなものの「組み合わせ」で構成されているようでもある。西園（2023）が「SST というのは独特な集団精神療法だろうと思います」と述べたのは，SST のこういった特徴をとらえて表現したものといえるかもしれない。

Ⅲ 「グループとしての SST」に 出会うまでの道のり

私が最初に SST に触れたのは，勤務した精神科病院で行われている統合失調症や双極性障害など，比較的重度のメンバーが参加しているグループだった。SST の初級研修を受け，職場内外の先輩たちをモデルにしながら，いざ自分がリーダーをやってみると，これがまったくうまくいかなかった。一見シンプルに見える SST だが，さまざまな技法の「組み合わせ」なのだからそう簡単でないのは当然だが，当時の私はセッションのたびに頭が真っ白になり，メンバーから課題を引き出すことも，ロールプレイを組み立てることもうまくできず，息苦しい時間ばかりが続く中にいた。なによりメンバーに役立つものが提供できていない自分自身のふがいなさがつらかった。

なんとかよりよい SST を提供したいと悩んでいた時に出会ったのがベラックら（Bellack et al., 2004）の「ステップ・バイ・ステップ方式」である。この方式は，グループに共通して必要と思われる特定のスキルを学習テーマとして提示するもので，各スキルは 3 ～ 5 つ程度の「ステップ」と呼ばれる行動要素に分解されており，学習しやすい工夫がなされている。非常に明確な構造は，リーダーの私自身にとっても学習しやすく，この方式を通してあらためて SST の一つひとつの技法のもつ意味を理解し「行動療法としての SST」を徹底的に学び直す

ことにつながった。そして，病院やクリニックで担当した統合失調症をもつ人たちや，若年層の発達障害圏の人たちのグループにはこの方式が非常にフィットし，メンバーの変化や効果がはっきりと見られるようになっていった。SSTをスムーズに進められるようになったことでようやく私はグループ全体に目を向け，リーダーの態度や振る舞いがグループにどう影響するかを考えたり，メンバー間での協力や相互交流を促すなど，グループ運営に必要な基本的なことも意識しながらセッションを進められるようになっていった。

　しかし，リワークプログラムでのSSTを担当するようになると，これまでの私のSSTでは太刀打ちできない事態に陥った。要因の一つはおそらくメンバーの抱える対人関係課題の質の違いによるものだった。私がそれまで対象としていた人たちは，これから体験するであろう対人スキルの学習が目標となることが多かったため，スキルやステップが明示され，よりよいやり方がモデルとして最初に提示される「ステップ・バイ・ステップ方式」が役立っていた。

　一方，リワークのメンバーはすでに社会的な対人関係場面を日常的に体験し，葛藤を抱え，課題状況もある程度明らかになっている人たちであったため，グループで共通のスキルを取り上げる方式でのスキル学習だけでは，手ごたえが感じられなかったのだ。メンバーから「これが本当に復職後に役立つのか」と真剣な言葉を向けられたことが今でも忘れられない。

　そんな時に出会ったのがサイコドラマで，そこでの体験は大きく感情が揺さぶられる衝撃的なものだった。これがSSTの技法にも取り入れられているのであれば学ばないわけにはいかない，と私はサイコドラマ体験を積み重ねた。それはロールプレイやモデリングなどSSTの中に活用されている多くの技法の原点に触れるもので，発見の連続だった。また，ウォーミングアップの本来的な意義や，グループに通底するテーマを考えグループを活用・展開していく

視点，そしてグループの力やそれに支えられること，自分自身の感情や身体感覚に開かれておくことの大切さなどを文字通り身をもって学んだ。これらの体験は，私にとってグループとSSTをつなぎ「グループとしてのSST」を実践する道しるべとなった。

　私のリワークでのSSTも変化していった。場面設定のインタビューで主役メンバーの話を聞きながら，全体にも目を配り「みんなも同じような体験はないだろうか」と声をかけ，グループの動きや感情を感じ取ろうとする。ロールプレイの際はロールリバーサル（役割交換）を積極的に用いたり，モデルのロールプレイを複数のメンバーに担ってもらったりもする。時には主役メンバーの心の声（＝いわゆる認知）を取り上げてロールプレイを行ったり，自分自身との対話を演じてもらうこともある。主役とグループとのつながりを意識し，練習を終えた主役メンバーに「今どう感じているか」と気持ちをたずね，シェアリングでは「誰かへのアドバイスや評価ではなく，自分自身が感じたことや思い出した体験を話してほしい」と伝える。少しずつの工夫ではあるが，こうしたことの積み重ねによって，メンバーからも「このグループだから頑張ることができた」「きっと先は変わってくると思う」など，以前とは異なる感想が聞かれるようになっていった。ずいぶん遠回りをしてしまい，メンバーには申し訳ない思いもあるが「グループとしてのSST」との出会いまでの時間と体験が不器用な私には必要なものだったのかもしれない。

Ⅳ　ある日のグループの風景

　さまざまな学び直しと実践を経て変化してきた，私の最近の「グループとしてのSST」を以下に示してみたい。

　私が月1回SSTを担当している事業所Xでのグループは，毎回希望者が申し込む形のため流動的に10名前後が参加しており，個々のメ

ンバーが抱えている悩みや問題，利用の目的も幅広い。その日はAさんが初参加だった。開始時の自己紹介で，Aさんは「自分はこのグループも初めてだし，Xにも通い始めてまだ間がないんです」と少し緊張した面持ちで語った。オリエンテーション（＝セッションの始めにSSTの目的や方法をグループ全体で確認・共有する）では，以前から参加しているメンバー数名が積極的に発言し，グループを引っ張ってくれていた。その後のウォーミングアップでは，軽くストレッチをしてから3〜4人に分かれて「今日のSSTで持ち帰りたいもの，取り組んでみたいこと」を数分話し合い，その結果をシェアする形とした。そこでは，会話にまつわること，生活の中で起きている具体的な問題など，どのメンバーにも共通するものがいくつかあがっていたが，Aさんは「どうやってXに慣れていけばよいか」というテーマを控えめながら発言していた。

　時間内に取り上げられる内容は限られるため，グループ全体でテーマを決めるための話し合いを行う。私の介入は，各メンバーが今感じていることや思い浮かんだことを発言するよう促す程度で，話し合いの時間もそれほど長いものではなかったが，そのうち何人かから「自分もXに通い始めた最初の頃，Aさんと同じように感じていた時期があった」といった発言がされ，Aさんはそれに後押しされるようにもう一度自分の希望をグループに伝え，その日のテーマの一つとして取り上げられることになった。

　ここからAさんの「Xに慣れるにはどうしたらよいか」をテーマとして，問題解決技法（＝認知行動療法の技法の一つで，SSTでも活用されている。問題を同定し，できるだけ多くの解決案をブレインストーミングによって出し，メリット・デメリットを検討しながら具体的な解決案を導き出すというステップを踏んで進めていくもの）による話し合いが始まる。私からは「ブレインストーミングなので『できる・できない』や『よい・悪い』などの判断はいった

ん棚上げにして，できるだけ自由に多くの案を出してほしい」という一般的な教示に加えて「私たちみんなが体験するテーマでもあるだろうから，いろいろな視点から話してもらえればと思う」と伝える。メンバーはそれぞれ自分自身の体験を通じて発言し，Aさんの姿に自分たちが通ってきた道を重ねながら話し合っていく。ここでも私はちょっとした相槌をはさむ程度で，個々のメンバーが，あるいはグループ全体が主体的に動いていくようであった。途中，利用歴が比較的長いBさんが「温泉のように足先からそーっとつけて，ゆっくり入ってくればいい」と発言する。私はこのグループ自体が温泉のようにあたたかくみんなを包んでいて，これがまさにグループの効能だなあ，と思い「この場もきっといろいろな効能がある場所ですね」などと言いながら，ブレインストーミングで出された内容をホワイトボードに整理して書き出す。ひとしきり話し合いが落ち着いたところで，Aさんに今どう感じているかをたずねると「みなさんの言葉がとてもあたたかく感じてうれしい。焦らずじっくりやっていけばいいんだなと思った」と述べ，グループ全体には新しいメンバーを歓迎するムードの高まりが感じられた。そこでみんなで声をそろえて「ようこそ，Xへ！」とAさんに伝え，Aさんがうれしそうな表情でその声を受け止めたところでセッションの前半を終えた。Aさんの隣に座っていたCさんはAさんにしっかりと視線を合わせて「Aさんが喜んでくれてうれしい」と感想を述べた。

　あたたかな空気の中，後半はもう一つのテーマとして希望があがっていた会話に関する内容を「相手の話に耳を傾けるスキル」を中心に取り上げ，ペアでのロールプレイへと進んだ。主役（＝話を聞く側）と相手役（＝自分のことを話す側）がサポートし合いながら，会話のロールプレイがなされ，そこには自然な笑顔でロールプレイに参加するAさんの姿もあった。

もう少し補足したい。私は A さんのあげたテーマになんともいえない切実さを感じていたし，グループも A さんの気持ちや体験に共鳴していたように思う。誰もが通った道であろうこの体験をテーマとして取り上げることは，A さん個人だけでなく，グループにもきっと役立つと私は考え，グループの動きやウォームアップしている方向を感じながら慎重にセッションを進めていた。しかし同時に「これは果たして SST と言えるのか？」というジレンマも私の中には起きていた。課題が複数あがった時には，緊急度や必要度によってリーダーが誰の課題を取り上げるかを決めることもあるし，多数決にする方法もあったかもしれない。あるいは，A さんが出したテーマを「他のメンバーに自己紹介をして少し会話をする」などのスキルが必要な場面として取り上げてロールプレイで練習する，とした方がより SST "らしい" のではないか，といった思いもよぎった。しかしここで必要なことは，安易な多数決でもなく，単純化した場面を切り取った練習でもなく，グループの流れを妨げずに A さんの切実な願いをグループで共有できる形で進めることだ，とこの時の私は判断した。その結果，前半に A さんのテーマで問題解決技法を用いて話し合い，それぞれの体験を分かち合ったことでグループの凝集性や安心感が醸成され，グループ全体のウォームアップが高まり，後半のお互いのことをより知り合うために必要な会話のスキルのロールプレイへと向かう流れとなったのではないかと思われる。

　事業所 X で SST を始めた当初は，メンバーの SST の経験値はさまざまで，まったく初めてという人も一定数おり，また私自身もこのグループに慣れていくために，より構造が明確な「ステップ・バイ・ステップ方式」を用いてスタートした。そのうちメンバーから「個別の課題も取り上げてほしい」という声があがり，個別課題を取り上げるスタイルへ移行し，今抱え

ている悩みや困りごとを取り上げる際には問題解決技法を用いて話し合い，コミュニケーション場面であればロールプレイで練習をするようになった。そして次第にロールプレイはグループの力を感じるダイナミックなものが展開されるようになっていった。「来週，就労予定の職場へ見学に行くが，どんなふうに担当者と話したらよいか？」と課題を出したメンバーがいた時には，状況をたずねながらその職場の様子をフロアいっぱいに作り，メンバー全員がさまざまな役割をもって登場し，その中で主役メンバーは担当者に挨拶をし，職場について質問しながら見学し，最後にお礼を伝える，というロールプレイをやり遂げた。また「出演するライブの MC を練習したい」という希望に対して，グループ全員が観客役となり，実際のライブ会場にいるかのような雰囲気の中でロールプレイが行われたこともあった。さらにメンバーそれぞれに実感のこもった心からのフィードバックは主役メンバーを支え，自信と勇気を与えるものとなった。このように X でのグループは変化・成長してきたし，私自身も以前よりグループに対してゆったりと向き合えるようになってきたのではないかと思う。

　もちろん，より具体的でシンプルな場面についてはスキルトレーニングに焦点化し，オーソドックスな SST の手順に沿った練習も行う。例えば，「友人の誘いを断る」「いつも長電話になる相手にうまく対応する」「主治医に自分の状態を伝え相談する」などといった場合である。その日出されたテーマやグループの動きに沿って，いろいろな視点や方法を組み合わせながら進めているのが，今の私の「グループとしての SST」である。

V　「グループとしての SST」の境界とジレンマ

　SST の対象者が広がった今，スキル学習だけでは解決できない情緒的問題やハードルをあわせて抱えている人たちと出会うことも多い。

目の前にいるメンバーとグループを見立て，よりよいものを提供したいと考えた時，私にとって「グループとしてのSST」における「組み合わせ」はとても大切な工夫や技法となっている。それは「組み合わせ」というよりも重なりや濃淡のある「連続体」のようでもあり，そのはっきりしない境界を越える時，私はいつもジレンマを抱え，悩む。しかし元来のSSTから一歩踏み込むときのこのジレンマは大切にしなければならないとも感じる。基本の型を無視して無自覚に踏み越えてしまえば，グループはなし崩し的になり，本来の目的や方向性を見失ってしまうだろう。そういう危機感は常に認識しておきたい。

　また，SSTの研修を行う立場でもある私としては，これからSSTを学び実践する人たちが私のような遠回りをそこまでせずに，よりよくグループを学べるようにとも願う。SSTの技法や基礎となる理論，人間観などを学ぶと同時に，グループ運営の技術や視点も，もう一つの柱として身につけてほしい。学ぶ場はたくさんあるし，それがきっとメンバーに役立つものを提供することにつながっていく。研修の中でもそう伝えている。

　どのような場であってもグループは否応なく立ち上がってくる。そして意識すれば見えてくること／意識しなければ見えないことがたくさんある。グループで起きていることを感知し，そこにまなざしを向けられるように，これから

もいろいろなグループに触れ，学び続けていきたい。そしてあいまいな境界をうろうろしながら，今日も私は「グループとしてのSST」に出会いにゆく。

文　献

Bellack AS, Mueser KT, Gingerich S et al.（2004）Social Skills Training for Schizophrenia : A step-by-step guide, Second Edition. Guilford Press.（熊谷直樹・天笠崇・岩田和彦監訳（2005）改訂新版わかりやすいSSTステップガイド―統合失調症をもつ人の援助に生かす．星和書店）

Liberman RP（1988）Psychiatric Rehabilitation of Chronic Mental Patients. American Psychiatric Press.（安西信雄・池淵恵美監訳（2005）リバーマン実践的精神科リハビリテーション 新装版．創造出版）

Liberman RP（2008）Recovery from Disability : Manual of psychiatric rehabilitation. American Psychiatric Publishing.（西園昌久総監修／池淵恵美監訳／SST普及協会訳（2011）精神障害と回復―リバーマンのリハビリテーション・マニュアル．星和書店）

Liberman RP, DeRisi WJ & Mueser KT（1989）Social Skills Training for Psychiatric Patients. Pergamon Press.（池淵恵美監訳（1992）精神障害者の生活技能訓練ガイドブック．医学書院）

西園昌久（2023）SSTと精神療法―コミュニケーションの意味とスキル．金剛出版．

佐藤幸江（2021）グループとしてのSSTに"再会"reunionする―SSTのルーツと，この学会と，私との間で．集団精神療法，37（2）；178-184．

グループと認知行動療法

Miki Matsunaga

松永　美希*

I　はじめに

認知行動療法は集団療法との相性が非常に良いと感じている。それは，認知行動療法が学習心理学をベースに発展した心理療法であり，セッションの中での「学習」を重視していることが関係しているのではないかと思う。

認知行動療法における「学習」とは，知識やスキルといった特定のものを習得することを指しているのではなく，対話を通して，日常における困りごとへの付き合い方（三田村，2017）を体験的に学習したり，その人が目指したい生活に向けて必要な認知（ものの捉え方や考え方）・行動（振る舞いや活動）を選択できるようにしていくことを意味している。

例えば，ベックら（Beck et al., 1979）が開発した認知療法の中心的技法である認知再構成法であれば，対話を通して，抑うつや不安をエスカレートさせるような否定的な捉え方（自動思考）に気づき，自動思考の妥当性を吟味し，別の捉え方や振る舞いを選択していくことで，抑うつや不安といった気分の問題の軽減を目指す。文字にして書くと簡単な手続きのように思えるが，それまでの生活の中で知らず知らずに身についた自身の考え方に気づき，別の見方や

振る舞い方を体験してみる，実行してみるというのは容易なことではない。それらは，人によってはしんどさを伴うものであり，抵抗や停滞が起こることもある。

しかしながら，集団形式で認知行動療法を実施すると，他の参加者（メンバー）とのやり取りを通して，「○○さんの考えは，落ち込んでいるときの私のようです」と，まるで鏡をみるように自分の考え方のパターンに気づいたり，「そういう見方もできるんですね」と新しい考え方や対処法の発見が自発的に起こる。つまり，集団認知行動療法の利点の一つに，他者を観察することによって，新しい考え方やふるまいを学ぶ「モデリング」がある。

また，「そういった見方もできるんですね」と言われた側は，だれかのために役に立つことができたという自信につながって，グループでの発言が増えたり，日常場面でもさまざまな考え方や対処を試すという行動の頻度が増したりする。お互いを支え合ったり，認め合ったりすることが，メンバーの取り組みを強めること（行動の強化）も利点の一つとして挙げられる。

さらに，他の集団療法でもよく言われることであるが，グループは社会の縮図でもある。メンバーの日常的な思考・行動パターンを把握することができるし，メンバー自身も普段の様子を振り返る機会になったりする。そして，「い

＊立教大学現代心理学部心理学科
　〒352-8558　埼玉県新座市北野 1-2-26

ま，ここで」，ホットな認知・行動（思考・ふるまい）として取り上げて，「どうしてそのように考えたのか，ふるまったのか」，「他のメンバーはどのように感じたか」など，生のデータを用いて新たな認知・行動の選択を支援することもできる。

このように，集団認知行動療法は，セラピストとクライエントという二者間だけではなく，複数のメンバーとセラピストというゆるやかでありながら，変化のある関係性の中で，メンバーの自発的な気づきや体験を促進できるところが，大きな魅力であると感じている。

Ⅱ　集団認知行動療法の始め方

筆者はこれまでに大学病院外来やリワーク施設において，集団認知行動療法を実施してきた。うつ病や強迫症，パニック症，慢性疼痛など特定の疾患や悩みを抱える方に対して実施しており，その目的は症状の改善や社会的機能の向上である。グループを始めるにあたっては，このように同じような症状や課題を抱える対象を集めて実施することで，凝集性を高めることができる。グループの凝集性は，集団認知行動療法においても症状改善やドロップアウト率と関連があることが示されている（Norton et al., 2016；Burlingame et al., 2018；Lecomte et al., 2018）。しかしながら，環境によっては，さまざまな疾患や課題を抱えた方が一つのグループに集まることもあるであろう。そのような場合は，「ストレスとの付き合い方を学ぶ」や「考え方と気分との関係を考える」など，ある程度共通した目的を設定することで凝集性を高められるのではないかと思う。

またオープン形式で行うのか，クローズド形式で行うのかについては，目的によっても異なってくるであろう。心理教育的な要素が強く，個人的な問題について深めることが少ないグループであれば，いつでもだれでもが参加できるオープン形式が適しているであろう。一方で，各自の抱える悩みや課題について開示し，それ

らの課題の改善を目指すのであればクローズド形式のほうが，メンバーは安心して参加できるであろう。クローズド形式の場合は，スタッフが2～3名であれば，メンバーは8名程度までが適切であろう。

セッションのテーマの設定について，集団認知行動療法ではあらかじめテーマやプロトコルが決まっていることが多い。例えば，筆者たちは，うつ病に対する集団認知行動療法について図1のようなプログラムを12回を実施した（鈴木他，2011）。個人形式のプロトコルがベースとなっており，心理教育，行動活性化法，認知再構成法，問題解決療法といったうつ病の改善に有効（López-López et al., 2019）とされる技法を組み込んでいる。同じうつ病という診断を受けた方であっても，メンバーによっては，否定的な考え方が強くて抑うつ症状を強めている場合や，意欲がわかずに活動性が低下して抑うつ症状を悪化させている場合など，症状や背景，経過はさまざまである。したがって，いくつかの技法を組み込んで構造化されたプロトコルを実施することは，メンバーの多様な症状や問題にも対応できるという利点がある。

しかしながら，筆者もそうであったが，経験の浅いうちは，認知行動療法のプロトコルをいかに忠実に実施するかということばかりに注意を払ってしまって，メンバーと一対一のやりとりが多くなりがちであった。ゼヒティング（Sochting, 2014）によると，集団認知行動療法が直面する課題を理解するには，グループの①プロセスと，②内容（あるいは構造化）という2つの視点がどちらも重要であり，ヤーロム（Yalom, 1995）の治療因子は集団認知行動療法における認知的・行動的課題に取り組むためのモチベーションの向上にとっても利点が大きいことを述べている。つまり，集団認知行動療法のセラピストには，認知行動療法を適切に実施できるスキルと，集団におけるダイナミクスやプロセスを理解し，メンバー同士の関係性をうまく利用するスキルが求められる。この点に

ついては，「集団認知行動療法におけるセラピストに求められるスキル」の項で詳しく述べる。

Ⅲ　集団認知行動療法の実際

1．開始の準備

　ここでは，うつ病をはじめとした気分障害のグループの実践例を紹介したい。うつ病で悩んでいる方の中には，抑うつ症状によってそれまでの仕事や学業を中断したり，抑うつ気分やアンヘドニアによって外出もままならないことが多い。そのため，自宅で静養している場合が多く，孤立を感じやすい状況にある。またうつ病に特徴的な自己，世界（周囲），未来への否定的な捉え方（Beck et al., 1979）によって，ちょっとした出来事に自己批判的になったり，周囲の反応に過敏になっていることもある。

　ムーレイとラベンダー（Moorey & Lavender, 2019）は，うつ病という病気自体が次のような点で治療関係を難しくさせることがあることを指摘している。①クライエントのネガティブな考えはセラピーの課題や目標への取り組みの妨げになる。②一方で，セラピストの自己や他者についてのネガティブな考えも，治療的な絆を築くことの妨げになる。③クライエントに対して情緒的や認知的に共感しすぎることで，セラピストは自分にはどうすることもできない，見込みが持てないと考えてしまうようになる。④クライエントの対人関係に関する思い込みは，治療的な絆を築くことを難しくする。

　これらの問題は，集団認知行動療法においては，個人とセラピストの間だけでなく，メンバー同士でも起こるものであるということを，セラピストは心に留めておく必要があるであろう。

　これらへの対処としては，グループ内のあたたかな態度やどのような意見でも許容されるという雰囲気づくりも必要である。またそれぞれのメンバーが少しでも安心して初回のセッションに参加できるように，各メンバーとメインスタッフ（セラピストまたはコ・セラピスト）が事前面談をおこなうこともおすすめしたい。事前面談では，これまでの経過や，集団認知行動療法に参加する動機・期待などを聴きとれるとよい。スタッフはそのような情報を事前に得ることで，メンバーの個別のケース・フォーミレーションを検討することができる。また，グループでどのようなプロセスが生じそうなのか，どのような配慮が必要なのかということもいくらか予想がつけられるであろう。

2．プロトコルについて（表1：次ページ参照）

　各回 90 分程度を週 1 回，全 12 回でおこなった。初回〜 2 回目は，心理教育を中心に，うつ病の症状，認知行動療法を説明する。また各回の目的やグループのルールについても紹介する。メンバーは自己紹介したり，このグループに期待することや目標などを発表する。

　3 〜 5 回目では，自己理解を目的に，ふだんの気分や振る舞いを記録（セルフ・モニタリング）して，抑うつ的な気分を維持・悪化させるような行動面のパターンを分析していく。そして，いつもとは異なる行動パターンを計画・実行して，肯定的気分の増加を目指す（行動活性化法）。

　6 〜 8 回目では，抑うつ気分に関係する認知面（思考）のパターンを分析し，別の捉え方や見方を選択してみるという体験を行っていく。否定的思考（自動思考）と抑うつ気分の悪循環を自ら断ち切れるように，自動思考と距離をうまくとる方法（認知再構成法）をグループで練習する。具体的には，それぞれが実際に体験した出来事と自動思考を発表し，もし自分も同じような出来事を体験したら，どのように考えるか，振る舞うか，ということをディスカッションする。

　9 〜 10 回目では，特に悪循環が生じやすい場面を振り返り，そこでの考え方や振る舞い方について練習をする（問題解決技法）。グループディスカッションがメインであり，他のメンバーの発言を通して，認知的・行動的対処を学んでいく。

表1　うつ病を対象とした集団認知行動療法プロトコル例（鈴木他，2011）

目的・ねらい	セッションのテーマ・アジェンダ	主に用いる技法
心理教育	①病気を理解しよう ②グループセミナーの説明	心理教育
自己理解	③さあ，はじめよう！ ④生活の変化に目を向けよう ⑤考え方のくせをみつけよう	セルフ・モニタリング 行動活性化法
思考の再検討	⑥考え方を再検討しよう ⑦気持ちが楽になるような考え方をみつけよう ⑧成功と失敗を分析してみよう	認知再構成法
生活場面での実践	⑨苦手な場面について練習してみよう ⑩1週間の計画を立ててみよう	認知再構成法 問題解決技法
再発予防	⑪再発予防に向けて ⑫全体のまとめ・終了式	

11～12回目では，再発予防にむけて，全体の振り返りやまとめを行うとともに，今後の生活で心配なことやその対処法について整理する。

3．一つのセッションの流れ

各セッションで内容は異なるが，おおまかな進め方はおおよそ共通している。

最初にセラピストからアジェンダを紹介する。「アジェンダ」とは，セッションのテーマや進め方のことであり，個人形式の認知行動療法では，クライエントとセラピストが話し合って決めるのであるが，集団形式の場合は，あらかじめ決めていることが多い。セッションのねらいや内容を簡単に伝える。アジェンダは，ホワイトボードなどに書いて，メンバーに視覚的にも共有すると，セッションの時間を有効に使うことができる。

次に「チェックイン」といって，メンバーに簡単に近況を述べてもらう。セラピストは，メンバーの状態を把握したり，セッションをどのように各メンバーの課題に引きつけるかを考える。例えば，「ホームワークをやろうと思ったが，おっくうでできなかった」というメンバーの報告に対して，セラピストは「ホームワークのことを気にしながら過ごした1週間だったのですね。今日のセッションでは，生活に変化を

つけていくために，気分と行動との関係について話し合っていきますので，ホームワークをやろうと思ったけどおっくうでうまくできなかったというお話ももう少し詳しく聴けたらと思っています」などと返すという感じである。

ホームワークは，セッションとセッションをつなぐ役割があり，セッションで体験したことを日常場面でも定着させること（般化）を狙っている。ホームワークの中身はセッションによって異なるが，メンバーにはホームワークでの体験をグループで報告してもらい，セラピストやメンバーがそれらに対してポジティブなフィードバックを行っていく。

ホームワークの報告を終えた後に，セッションの本題に入っていく。例えば，第5回目の「考え方のクセを見つける」というテーマの場合は，うつ病の症状によって生じやすい考え方のクセ（自動思考のパターン）についてレクチャーを行う。そのあとに，メンバーはホームワークで記録してきた自動思考を振り返りながら，自分の考え方のクセを分析する（個人のワーク）。その際，セラピストやスタッフは，それぞれのメンバーのワークの内容を確認したり，サポートを行ったりする。さらに，メンバーは自分の考え方のクセを報告し，お互いの共通点や，考え方のクセがもたらす影響についてグル

ープで話し合う。

　このようにグループワークの前には，セラピストからのレクチャーや個人のワークを挟むようにして，メンバーが段階的に安心してグループワークに取り組めるよう工夫している。またグループワークでは，話し合う内容を焦点化して，効率的にメンバー同士の意見がやりとりできるようにしている。

　セッションの最後には，次回までのホームワークを設定する。またメンバーには，今回のセッションで感じたことや知ったことを述べてもらい，解散となる。

Ⅳ　集団認知行動療法におけるセラピストに求められるスキル

　前述したように，集団認知行動療法を実践するには，集団のダイナミクスやプロセスを理解しながら，認知行動療法を実施するといった多様かつ複雑なスキルが求められる。筆者が所属する集団認知行動療法研究会（https://cbgt.org/）では，集団認知行動療法の普及を目指して，研修会などを各地で頻繁に実施し，集団認知行動療法のセラピストの養成・教育を行っている。そのような活動の中で，筆者たちは，集団認知行動療法のセラピストに求められるコア・スキルをまとめて，評価尺度を作成し，その信頼性や妥当性を検討した（Nakashima et al., in submission）。

　表 2 は，筆者たちのグループが作成した集団認知行動療法治療者評価尺度（G-CTS；中島他，2021）の因子の一覧である。尺度作成に当たり，個別の認知行動療法の治療者の臨床上の実践を評価するものの中で，最も広く使用されているCTS（認知行動療法治療者評価尺度）を参考にしている。12 つの因子のうち，11 つは CTS と同様の因子名であるが，さらに 1 つ「他の参加者との関係を用いた介入」という因子（以下，関係因子）を加えた。

　そこで，「他の参加者との関係を用いた介入」というスキルについて，リワーク施設における

表 2　集団認知行動療法治療者評価尺度（G-CTS）の因子一覧（中島他，2021）

　1．　他の参加者との関係を用いた介入
　2．　アジェンダの設定
　3．　フィードバック
　4．　理解力
　5．　対人能力
　6．　共同作業
　7．　ペースの調整および時間の有効使用
　8．　誘導による発見
　9．　重要な認知または行動への焦点づけ
　10．　変化に向けた方略
　11．　認知行動療法の実施
　12．　ホームワーク

集団認知行動療法の架空場面をもとに紹介する。

　架空とする場面は，全 12 回あるプログラムの 5 回目「考え方のクセをみつけよう」である。グループワークに先立って，個人で休職前の出来事を振り返って，仕事場面で落ち込みやすかった出来事とその時の考え方のクセについて分析するように促した。A さんは，休職前の出来事やそのときに浮かんでいた考えをなかなか思い出すことが難しい様子であった。グループでのワークでは，お互いの共通点や気づきを話し合ってもらったが，A さんはあまり良い反応ではなく，次のように発言した。

　A さん：「みなさんの意見もわかるんですけど，自分の場合は，やはり職場や上司が変わらないと意味がないと思うんです。こうやって自分のことを話していても意味がないように感じて……」

　それを聞いた，他のメンバーは黙ってしまった。このような場面で，セラピストはどのように A さんやグループに働きかけたらよいであろうか。G-CTS を参考に，セラピストは次のように，A さんやグループに声をかけることができるかもしれない。

セラピスト：「Ａさんは，自分自身の考え方のクセがわかっても，周囲が変わらないと意味がないと思われたのですね？」（G-CTSの「理解力」）

Ａさん：「そうです。自分はこんなに苦しんでいるのに……上司や職場さえ変われば，自分の状況はもっと良くなると思うんです。なのに変わらないから，もういやなんですよ」

セラピスト：「なるほど，職場や上司が変わってくれたら，自分を理解してくれる人ならもっと良くなるというように思われたんですね。どうでしょう。他の皆さんも，職場や職場の人に対してそのように思うことはありますか？」（「理解力」，「他の参加者との関係を用いた介入」）

他のメンバー（Ｂさん，Ｃさん，Ｄさん）から発言がある。

Ｂさん：「たしかに，職場に対して自分の状況を理解してほしいなというのはありますね。これから復職するにあたっては，特にそのことは心配ですね」

セラピスト：「なるほど，Ｂさんももっと自分の状況を理解してほしいと思うし，理解してくれているのかなと心配なんですね。他はいかがですか？」（「理解力」，「他の参加者との関係を用いた介入」）

Ｃさん：「私も今の職場の仕事や人間にあまり満足できていないので，Ａさんがおっしゃることもよくわかりますね。どうやったら自分の希望をきいてもらえるのかなって」

Ｄさん：「入社して間もなく休んでしまった自分が言うのもあれなんですけど，自分のことを上司とかに知ってもらうのって難しいなって思います。自分の場合は，周りに合わせてしまうんですけど。なかなか本当の自分をさらけだせないんですよね」

セラピスト：「なるほど。周囲の人たちに変わってほしい気持ちには，自分のことをもっと知ってほしいという気持ちもどこかにあるのかなということですかね。Ａさん，どうでしょうか」（「重要な認知または行動への焦点づけ」）

このように，集団認知行動療法におけるセラピストは，特定のメンバーが孤立することなく，それぞれがグループに関わっていると思えたり，グループ全体で話し合われている内容が自分に関係していると思えるように配慮することが大切である。そのためには，メンバーの発言内容を，他のメンバーにも関連することとして一般化する形で共有したり，同じような体験を話してもらうなど，メンバー同士がお互いに役に立つような行動を引き出すように働きかける。そして，それぞれのメンバーが，自分の課題に関連するような重要な認知・行動に気づけるように，メンバー同士の関係性を用いて介入していく（中島他，2021）。

Ⅴ 集団認知行動療法の課題

集団認知行動療法における課題はいくらかあげられるが，ここでは紙面の関係上，次の２点に絞って述べる。一点目は，セラピストの研修教育の問題である。近年，集団認知行動療法は，非常に多様な対象や施設において実施されている。藤澤ら（2022）の実態調査によると，集団療法を実施している精神科医療機関（201件）において認知行動療法アプローチを行っている施設は63.7％（128件）と，心理教育（69.2％，139件）についで二番目に多かった。しかしながら，集団認知行動療法において研修教育制度は，先述した集団認知行動療法研究会や，認知行動療法に関する学会（日本認知・行動療法学会，日本認知療法・認知行動療法学会，リワーク研究会など）が実施する研修会やワークショップはあるものの，その機会は十分とは言えない。またスーパーヴィジョン制度も整備されているとは言えず，質の担保という点は課題である。また筆者は，公認心理師を養成する大学および大学院の教員でもあるが，現行のカリキュラムでは，集団療法や集団認知行動療法を体系

的に教える機会が少ないため，現場でのニーズに沿っていないのではないかと懸念している。今後は，さらに集団認知行動療法を教育・研修する機会を増やしていくことや，スーパーヴィジョンを受講できるようにスーパーヴァイザーを養成していくことが課題である。

二点目は，集団認知行動療法のプロトコルについてである。集団認知行動療法は，個人の認知行動療法プロトコルを集団形式に効果的にインポートしているものが多いが，対象者の特徴（疾患や問題）やそれらのグループのプロセスに注意を払う手続きについて明示的に扱ったプロトコルはあまり存在しないことが指摘されている（Sochting, 2014）。また認知行動療法のプロトコルの多くは欧米を中心に開発されており，それらを日本にて集団形式で実施するには文化差にも注意を払う必要があるかもしれない。基本的に，西洋文化圏は個人主義であって，個人の問題を語ることについてバリアが少ない。一方，アジア圏では，個人の問題を開示することに抵抗があったり，家庭・家族の問題につながり，それを恥だと認識する傾向がある。したがって，どのような意見でも許容されるあたたかでオープンな態度，守秘義務の遵守などルールの徹底をおこなうほかに，対象者や文化，実施方法（対面かオンラインか）などによる留意点を明らかにしていくことも，上記の質保証ということにもつながっていくのではないかと考える。

引用文献

Beck AT, Rush AJ, Shaw BF&Emery G（1979）Cognitive Therapy of Depression. Guilford Press.（坂野雄二監訳（1992）うつ病の認知療法. 岩崎学術出版社）

Burlingame GM, McClendon DT&Yang C（2018）Cohesion in group therapy：A meta-analysis. Psychotherapy, 55（4）；384.

藤澤大介他（2022）厚生労働科学研究補助金障害者政策総合研究事業 効果的な集団精神療法の施行と普及および体制構築に資する研究 令和 3 年度総括・分担研究報告書.

Lecomte T, Leclerc C&Wykes T（2018）Symptom fluctuations, self-esteem, and cohesion during group cognitive behaviour therapy for early psychosis. Psychology and Psychotherapy：Theory, Research and Practice, 91（1）；15-26.

López-López JA, Davies SR, Caldwell DM, Churchill R, Peters TJ, Tallon D et al.（2019）The process and delivery of CBT for depression in adults：A systematic review and network meta-analysis. Psychological Medicine, 49（12）；1937-1947.

中島美鈴・藤澤大介・松永美希・大谷真編（2021）もう一歩上を目指す人のための集団認知行動療法治療者マニュアル. 金剛出版.

Nakashima M, Matsunaga M, Otani M, Kuga H & Fujisawa D（in submission）Development and preliminary validation of the group cognitive therapy scale to measure therapist competence.

Norton PJ&Kazantzis N（2016）Dynamic relationships of therapist alliance and group cohesion in transdiagnostic group CBT for anxiety disorders. Journal of Consulting and Clinical Psychology, 84（2）；146.

三田村仰（2017）はじめてまなぶ行動療法. 金剛出版.

Moorey S&Lavender A（2019）The Therapeutic Relationship in Cognitive Behavioral Therapy. SAGE Publication.（鈴木伸一監訳（2020）認知行動療法における治療関係. 北大路書房）

Sochting I（2014）Cognitive behavioral Group Therapy：Challenges and Opportunities. Wiley-Blackwell.

鈴木伸一・岡本泰昌・松永美希編（2011）うつ病の集団認知行動療法実践マニュアル―再発予防や復職支援に向けて. 日本評論社.

Yalom ID（1995）The Theory and Practice of Group Psychotherapy（4th ed.）. Basic Books.

MBT の手法を取り入れたグループを病棟で始めること

Kazuya Mori *1, 2
Mio Kushida
Kaoru Nishimura

森 一也*1, 2, 串田 未央*3,

西村 馨*4

I　はじめに

　こころでこころを思うこと。この言葉を聞いてどう感じるだろうか。本稿で取り上げる「メンタライジング」とは，人が本来，備え持った，「心で心を思うこと（holding mind in mind）」という心の機能を指している。例えば，私たちは日々，他者と関わる中で自然と相手の感情や思考，その志向性（intentionality）を推測し，それに基づき，自らの行動を決定している。それは，家族，友人，恋人，仕事仲間など相手は違えど，常に関係の中で思考され，保持されている。つまり，他者との関係において，自分の心を用いて，相手の心を推測し，思いを巡らす心の働きがメンタライジングである。

　ベイトマンとフォナギー（Bateman & Fonagy, 2006）は，境界性パーソナリティ障害（BPD）の中核病理にメンタライジングの不全とそれによる情動調節の障害を見出し，その治療法として「メンタライゼーションに基づく治療（Mentalization-based Treatment；以下，

MBT とする）を開発した。数々の効果エビデンスが示され，世界的に知られるようになった。今やその対象は BPD に限らず，さまざまな広がりを見せている。グループは，そのメンタライジングを促進するもっとも豊かな対話の場だと考えられている。境界性パーソナリティ障害を対象とした標準的 MBT においては，グループセラピーはそのパッケージの重要な部分を担っている。まず，デイホスピタルにおいて個人療法を組み合わせた12週間の「MBT 導入グループ（MBT-I）」という心理教育グループがある。メンタライジングの基礎概念やその精神症状とのつながり，対人関係形成に果たす役割について学び，ディスカッションやエクササイズが行われる。その後，集中的外来通院プログラムで本格的なグループセラピー（MBT-G）が行われ，日常生活の中で体験した問題について話し合われる。この本格的 MBT の実践は大変魅力的だが，かなり大掛かりなプログラム編成が必要となる。だが，これら MBT の理論や手法を，病棟のニードにマッチした形で取り入れ，実践していくことには大きな可能性があると思われる。以下に，筆者ら（以下，「筆者」は第一著者を表す）のグループ実践を呈示しながら，「メンタライジング」のもたらすものやその可能性について紹介したい。

＊1　南青山心理相談室
　〒107-0062　東京都港区南青山 5-4-44　CITY HOUSE203
＊2　京都大学大学院
　〒606-8501　京都府京都市左京区吉田本町
＊3　上智大学
　〒102-8554　東京都千代田区紀尾井町 7-1
＊4　国際基督教大学教養学部アーツ・サイエンス学科
　〒181-8585　東京都三鷹市大沢 3-10-2

II　筆者らの実践──コロナ禍，そして，精神科救急・急性期の現場に立って

1．グループを立ち上げる

　今回，筆者らがグループを実施する機会を得たのは，まさに，コロナ禍の只中にある時期だった。当時，医療現場は，医療資源が逼迫していく中で，病床数を確保し，医療の質を担保することがそのミッションとして課せられていた。それゆえ，少しでも感染拡大に繋がる対面での機会は悉く取り止められていった。当然，筆者らが勤めていた病院も例外ではなかった。心理士が行う対面での業務はさまざまな制限が設けられ，一部は中止となった。その中で，筆者は，強い焦りを感じていた。それまでは当たり前であった，対面での面接がなくなるだけでも当時は専門家としての足元が揺るがされる思いがした。パンデミックの持つうっすらとだがどこか暗澹とした雰囲気と相まって，筆者は少しずつ破局的な感覚に囚われていたのだと思う。確かに医療の現場は，医療者と患者だけでなく，医療者間においてすらコミュニケーションが制限されていた。その時期は，今振り返っても，あたかも急性期のようで，十全に心を働かすことが難しい状況であったと思う。そのような中，筆者は，今一度，仕事の原点に立ち戻ろうと思い，改めてその現場で心理士が役立てることはないか，さまざまな部署にニーズを聞いて回ることにした。

　当時，目を凝らした時に見えてきたのは，病棟での活動だった。筆者の勤める病院の精神科は 24 時間体制の救急診療を行なっており，医師や看護師はいつも目まぐるしく奔走していた。そこでの心理士は，何か依頼がある時に限って病棟を訪ねるような，いわば第三者的な存在だった。筆者はまず，病棟の師長たちに時間をいただき，病棟で心理士が役立てることがないか，うかがうことにした。

　そこでは 2 つのニーズがあげられた。一つ目は，自傷をする患者へのケアおよびセラピーで

ある。入院期間が短期で，スムーズなベッドコントロールが求められる急性期医療において，それが議題にあがるのも無理からぬことに思えた。自傷を繰り返す患者は，看護師の目を盗んでは問題行動を起こすため，しばしば病棟カンファで問題となっていた。隔離拘束を解除し，行動拡大を始めた途端，所持品を壊して自傷を始めるケースもあった。そのようなケースに対し，洞察志向的な心理療法を導入すれば，短期でみれば症状が悪化したり，本来的にその人が持つテーマに辿り着かずに終わることがしばしばだった。当時，現場では精神病圏の患者に対する心理教育が盛んに行われており，筆者はそれが一つのヒントになると感じていた。

　二つ目は，病棟内に「埋もれている」患者への関わりだった。この時，師長が挙げた例は，妄想があり自室で大声を出す男性患者の話だった。彼は，すでに発症から経過の長い，陳旧性の統合失調症患者で，なかなか言葉で自分の意思を表現するのは難しいようだった。しかし，若手でプライマリケアを担当した看護師が，1 日数分の構造化した関わりの時間を作り，丁寧に話を聞いたところ，実は彼が換気扇の音が煩くて困っていたことが見えたのだという。その後，より静かな部屋に移室したところ，叫びや妄想は収まった。当時，病棟は建て替えの時期を迎えており，ステーションの天井から水漏れを起こすほど建屋が古くなっていた。ビニールシートで覆われた天井から，バケツに水が滴り落ちるその光景は，筆者の目には，さながら被災地のように見えていた。それを思うと，彼の「叫び」に誰も気づかないのは仕方ないことのように思えた。しかし，若手の看護師は，彼の「叫び」の中に確かに「何か」を聞き取ったのである。その看護師のエピソードは，何も飾り気や衒いもなかったが，その後も，筆者の中に印象深く残り続けた。また，この時，何度も筆者とのやり取りに付き合ってくれた師長は，いつも患者の人権を大事にし，「個」と向き合おうとする人だった。ある時，「病棟に埋もれて

いる患者さんはたくさんいます。そういう患者さんの『声』を聞くこと，心理士さんは得意なんじゃないですか？」と師長に言われ，筆者の中に一つの考えが浮かんだ。それは，心理士の仕事の中核は，「声にならない声に耳を澄まし，それを聴き取ることにある」ということだった。コロナ禍の中，日々の臨床が瓦解し，まだ声にならない喪失感に突き動かされていた自分には，そんな当たり前の営みすら見えなくなっていた。雑踏に埋もれて消えていく「個」の声に耳を澄まし，それを理解しようと努めること。そこにこそ，心理士の専門性が生きるのではないか。そういう考えが，看護師とのやり取りを通し，筆者の中に照射されてきたのである。急性期の錯乱状態や，幻覚妄想から予期せぬ暴力が発生し得る救急医療の現場において，医療者のメンタライジングが失われるのは無理からぬことだと思えた。心理士は比較的時間がとりやすく，チームの中ではメンタライジングに親和性の高い職種である。それを活かして入院治療に寄与できるのではないかと感じた。

さて，それと並行して，筆者は医師とやり取りをする中で，医師もまた，外傷的育ち（崔，2016）を持つケースの治療に難渋していることを知った。統合失調症治療を主眼においた入院治療とは異なり，トラウマ関連障害，パーソナリティ障害の患者には有効な入院治療の戦略があるわけではなかった。精神療法が中心になる場合も，A-T スプリットの構造を作り，維持していくのにいくらか工夫が必要だった。というのも，流れの早い急性期治療は，退院，外泊など現実事項が迅速に決定され，そもそも治療構造が動きやすい状況にある。しかし，医師らはそのような中でパターナリスティックに陥らない柔軟な治療作りに努めていた。医師らは，よく心理士ともコミュニケーションをとり，パーソナリティ障害に対する治療戦略を相談してくれた。当時，その病院では，外傷的育ちを持つケースに対する治療を，「育てる医療」と呼んでおり，チーム医療に十分な素地と文化・風

土があった。実際，救急病棟では若年の患者や，自傷，自殺企図で救急搬送されるケースが多く，入院ケースの2割程度は，トラウマ，パーソナリティ障害の患者であった。かねてから医師より，外傷的育ちを持つケースに対する集団療法が求められていた。

そのような中，筆者はMBTが種々のニーズに応え得るものと思い，スーパーバイザー（第三著者）を探すとともに，現場で共にグループに取り組んでくれる「仲間」（第二著者）を探した。そのチームでプログラムを検討する作業と並行して，現場での土台作りとして，各部署を対象にMBTの勉強会を開催していくこととした。しかし，その過程も容易ではなかった。その都度，病棟現場の実状，責任者の意向を聞きながら，現場スタッフのニーズに合わせ，少しずつ提案を変えていく必要があった。その過程で，筆者は自分がMBTを，「いまそこで」始めることの意義，そして必然性を考えざるを得なくなった。また，それだけではなく，具体的な運用を師長とやり取りする中で，筆者は，いかに自分が病棟看護の仕事を知らないかに気づき，愕然とすることもしばしばだった。その時，初めて看護職の持つ専門知に触れ，病棟臨床の現実が見えるようになった。自然と病棟に足が向くことも増え，ステーションで多職種と雑談したり，カンファレンスに積極的に参加したりするようになった。そのようにして，半年後，病棟でのMBTのグループ開始に至った。

Ⅲ　グループ・プログラムの実際

本グループ・プログラムの実際について紹介したい。本プログラムは，アレンら（Allen et al., 2008）のカリキュラムのうち，イントロダクションに当たる第1セッションの部分を参考に作成した（表1）。

グループは毎週水曜10時から，50分間実施した。スタッフは，心理士2名と医師1名であった。各回の流れは，10分ウォーミングアップ，20分講義，15分エクササイズとディスカッショ

表 1　Allen et al.（2008）らの心理教育プログラム（抜粋）

第 1 セッション　メンタライジングとの発達についての理解
メンタライジングの過程を中心に据えて，治療同目を築くことが必要である根拠を提示する。メンタライジングのさまざまな面について，そして上手にメンタライジングすることが自己認識と健康な対人関係にもたらす利益について議論する。安定して愛着と至適情動喚起の観点から，メンタライジングの発達と維持に必要となる至適条件について述べる。
第 2 セッション　精神医学的障害とメンタライジングの機能不全
精神医学的な障害や症状がメンタライジングの機能不全との悪循環に陥ってしまう経緯を説明する。まず物質乱用から議論をはじめ，抑うつ，不安障害，トラウマ，パーソナリティ障害へと議論を拡大する。
第 3 セッション　治療におけるメンタライジングの促進
治療は，メンタライジングを実践するための，またメンタライジングの不全とその理由を同定するための一連の舞台をすべて包括するものであるというように，治療を概念化する。ここでいう舞台に含まれるのは，以下のことである。①入院環境内での仲間やスタッフとの相互交流についての討議，②アセスメントの過程，③個人精神療法・集団精神療法，④メンタライジングにとって試練となる，ストレスが特に大きい二つの治療過程。つまり治療チームとの臨床的対戦と家族課題。

ン，5 分クロージングとした。病棟においては「衝動制御困難に対する心理教育プログラム」として周知をした。また，会の名称は「思いやり」を意味する「ちゅーりっぷの会」とした。

対象者は，精神科救急・急性期病棟入院中であり，BPD，トラウマ関連障害やその周辺病理に基づく衝動制御の困難を有する患者とし，医局会でその条件に合う患者の紹介を医師に依頼した。候補となった患者には，1 回 30 分程度の導入面接を行った。1 クール 3 回とし，1 回目に「メンタラインジング概論」，2 回目に「情緒覚醒度とメンタライジング」，3 回目に「愛着とメンタライジング」とした。

それぞれの回のエクササイズは，第 1 回に「投影的刺激法」で，第 2 回に「比喩」，第 3 回に「沸点に達するとき」を実施した。「投影的刺激法」ではグループ・メンバーに，曖昧な刺激を提示し，各自が一つの物語を創作する。それらの物語が板書され，メンバーは他者の物語と自分の物語を照らし合わせながら，他の人の心の世界に触れる練習をする。「投影的刺激法」では対象関係検査（Phillipson, 1955）を用いた。「比喩」ではグループ・メンバーは，現在の治療体験を表す比喩を考案する。それらの比喩のリストが板書され，メンバーは，他者の比喩と自分自身の比喩に解釈を加える。「沸点に達する時」では，グループ・メンバーは，自身が沸

点に達した時のエピソードを想起し，その時の感情や対処について場で話し合うものである。

Ⅳ　事例

事例を通してグループの様子を紹介したい。プライバシー保護の観点から，許可を得た事例を中心に，複数事例を合成して再構成し，記述した。

青年期男性 A は幼少期，家庭内暴力を目撃し，思春期から強迫症状が始まった。幼少期は，ごく真面目で気立てが良く，親の期待に応える子だった。同胞は家庭内暴力を受けていたが，A に矛先が向くことは少なかったという。数年前，キーパーソンであった母親の持病が悪化したことを機に不登校となり，引きこもった。その頃から，過去の出来事のフラッシュバックがひどくなり，頻回に叫び声を上げるようになった。「叫び」は次第に激化し，一過的に精神病状態を呈し，A は入院となった。入院後まもなく，筆者が個人療法を担当していた。

グループでの A は，物怖じすることなく積極的に発言をした。回の終了時には「これってメンタライジング的にはどうですか？」と人なつっこくセラピストたちに質問した。当時，グループ自体が始まったばかりで参加者も少なく，クールの最後，参加者は A と B の 2 人となっていた。もう 1 人の参加者であった B は，父を病

気で亡くしてから，家で癲癇を起こすようになっていた。社会性の高い人だったが，対人恐怖が強く，グループではいつも隅の方に座っていた。AとBは，入院病棟が同じであることもあってか，時折，雑談しながら帰棟する姿が見られていた。

さて，ここで，AとBの相互作用について，第3セッションの一場面を取り上げたい。この回，愛着とメンタライジングとの関連について講義を行った。その後，エクササイズでは，各自，最近沸点に達した場面をあげてもらい，グループで検討を行った。そこでAは，前日，他患にフラッシュバックを「甘え」と言われて叫んでしまった場面をあげた。グループ中は落ち着いた様子であったが，その時は「殺意を覚えた」のだとAは言う。

エクササイズの１場面

Th：〈（他患に甘えと言われた時）その時どうしましたか？〉

A：「叫んでしまいました。その後，Thに教えてもらった深呼吸をしました」

そこで，Thは，〈自分や他人を傷つけるような方法じゃないと思うし，それは良かったと思う〉と保証する。その後のグループディスカッションの中で，コ・セラピストからの支持的なコメントを受け，Aは穏やかな様子で頷く。やり取りを続ける中で，Aは落ち着いた様子で，昨日の出来事を振り返り始める。そこでThがAのその時の気持ちについて，グループに問いかける。

Th：〈Aさんのような状況になったらどうしたらいいと思いますか？〉

すると，Bが手を挙げ発言する。

B：「泣くといいと思う。イラッとしたのは言われて傷ついたからだと思うから」

A：「……泣けたらいいんですけどねえ」（と伸びをし，笑う）

BとAのやり取り後，少し場が和む。Aは最後の感想で，Bが出した「泣く」という対処を取り上げ，「……泣くのはなかなか難しいですね」と少し恥ずかしげに語った。

グループを終えた後，まもなくAは自宅に退院した。退院後，Aは再び学校に通い始め，しばらくして，必要な単位を取得し，卒業した。フラッシュバックに翻弄されることも減り，徐々に勉学への興味，集中力を取り戻していった。「叫び」は徐々に背景化し，次第に，親からの自立と甘えのアンビバレンスがテーマとなっていった。

Ⅴ　考察
——メンタライジングとグループ

グループの立ち上げを通し，筆者は病院現場のさまざまな職種と相見えることとなった。そのプロセスで，筆者は，多職種の考え方，専門性に直に触れ，一つ一つを虚心坦懐に理解していく必要があった。とりわけ印象に残るのが師長とのやりとりである。心理士の専門性は「声にならない声に耳を澄ますこと」。そして，若手看護師のひたむきな姿勢は，コロナ禍で硬直した筆者の心に幾分か柔らかさを取り戻させてくれた。いわば，筆者自身が看護師，医師，組織集団の一人一人と関わる中で，メンタライジングを取り戻していく過程であった。その際，組織集団の渦に飲まれながらも，筆者自身が無知の姿勢（not-knowing stance）を保持し続けることが極めて重要であったと思う。その姿勢と，多職種とのやり取り，スーパーバイザーの存在，仲間の発見，それら全てが折り重なって，筆者自身の「叫び」と喪失感が浮かび上がり，専門家としてのメンタライジングが回復するという経緯を辿ったと考えられる。一方，このような筆者の営みは病棟スタッフに影響を与えた

側面もある。白波瀬は，このプロセスを次のように評した。「虚心坦懐に病棟スタッフの話を聞く姿勢は，メンタライゼーションで重視される not-knowing stance に他ならず，このやりとりを通して病棟スタッフはメンタライゼーションを体験的に学習した側面がある」（西村他，2021）。また，病棟で新しいことを始めようとすると抵抗が生じるものである。筆者らが「メンタライジング」という新しい概念や「MBTの手法を取り入れたグループ」という新しい方法を導入しようとした際にも，勉強会や話し合い，病棟での協働を経て，異職種間での見解の相違を超えていく必要があった。この点について，前出の白波瀬（西村他，2021）は，「新しいこととして持ち込むのではなく，すでにそこにあるものとして見つけ出すというやり方」を指摘している。

さて，Aは当初，自らがあげる「叫び」に翻弄されていた。その「叫び」は，痛切な傷つき，「心の痛み」の具象的な表現であっただろう。グループプロセスの中で，Aは「叫び」をメンタライジングする力を少しずつ向上させる経過を辿った。まず，メンタライジングの基礎学習がAの異常な体験を理解する補助線を引いたものと考えられる。しかし，それ以上に特筆すべきは，グループ，そして仲間の存在だろう。3回目セッションでのBの共感的なコメントによって，Aは自身の「叫び」の背後にある情緒に触れる体験をした。この時，セラピストはその対処についてグループに問いかけているが，実は，対処法を考えることがメンタライジングの向上に役立つわけではなく，通常のMBTの手法ではない。重要なのは，「イラッとしたのは言われて傷ついたからだと思う」と，問題にみられていた「叫び」の背後にあったであろう激しい感情体験をBが理解したこと，それによって，Aが「泣きたいほど傷ついた」という体験を認めることができたところにある。それらはまさにメンタライジングの過程であったと言える。こういった，グループの中での支え，メン

タライジングされる体験が，A自身のメンタライジングを高め，心的機能を回復させる上で大きく寄与したものと考えられるのである。

Ⅵ　おわりに

メンタライジングは文化的学習を促進する。フォナギー（Fonagy P）は，認識的信頼（epistemic trust）の意義を強調している。これは，特定の人物が与えてくれる知識に対する信頼ということであり，自分の考えや感情，体験を，その人物がいかに正確に認識しているという体験から生じる。そうして醸成された認識的信頼が，治療の場の外側の社会的相互作用での他者からの知への信頼を生み，文化的学習を促進する。つまり，他者への信頼，安定した愛着は，社会的文脈から「学ぶ」ことの基礎を作る。また，Allen ら（2008）は，「私たち（注：治療スタッフ）が願うのは……安定した愛着と至適情動喚起を治療の場で再創造してメンタライジングの発達を促進することです……試練と情動喚起に直面しても，特に愛着欲求の脅威にさらされてもメンタライズできるという能力の増大が最も必要」と述べている。病棟治療とは，その点から言えば，外の場での社会的学習を促進するための基礎を作る場であると考えられるだろう。このような，病棟全体がメンタライジングする環境となることは非常に重要なことであり，すでに議論されてきた「心理学的になること」（相田）といった概念との関連が検討されている（西村他，2022）。

私たちは，一人で，そして孤独の中で新たな学びを得ることはできない。それはAが教えてくれたことであり，今回のメンタライジンググループを通し，筆者自身が経験したことでもある。自らの心のメンタライジングを回復することは，また私たちを新たな学びへと向かわせてくれるのである。

文　献

Allen JG, Fonagy P & Bateman AW (2008) Mentalizing in Clinical Practice. American Psychiatric Publishing.（狩野力八郎監訳　上地雄一郎・林創他訳（2014）メンタライジングの理論と臨床―精神分析・愛着理論・発達精神病理学の統合．北大路書房）

Bateman A & Fonagy P (2006) Mentalization-Based Treatment for Borderline Personality Disorder:A Practical Guide. Oxford University Press.（池田暁史監訳（2019）メンタライゼーション実践ガイド：境界性パーソナリティ障害へのアプローチ．岩崎学術出版社）

崔炯仁（2016）メンタライゼーションでガイドする外傷的育ちの克服．星和書店．

西村馨・尾上明代・秋田悠希・相田信男（2022）グループにおけるメンタライジング―その体験的発見と可能性の追求．集団精神療法，38（2）；210-211.

西村馨・崔炯仁・白波瀬丈一郎（2021）グループ設定でのMBT（メンタライゼーションに基づく治療）入門．集団精神療法，37（2）；220-221.

Phillipson H (1955) The Object Relations Technique. Tavistock Press.

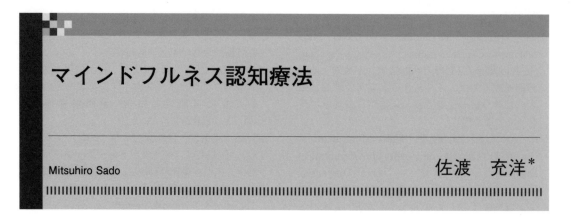

マインドフルネス認知療法

Mitsuhiro Sado

佐渡　充洋*

I　はじめに

　集団精神療法を日常臨床で活かす場合，その精神療法で用いられる技法を通常診療の中でどのように活用するか，そのようなことを議論するのが一般的であろう。例えば，外来で患者の活動状況を把握するために，集団認知行動療法の中で用いられる活動記録表を活用するといった具合である。マインドフルネス認知療法についても同様の検討は可能である。例えばマインドフルネス認知療法で用いられる3ステップ呼吸空間法（3分程度で行えるもっとも簡便な瞑想法）などを患者に紹介して，必要なときに実施してもらうといった具合である。またその際に，外来などの日常臨床では，それほど時間が割けないことを鑑み，マインドフルネス認知療法の基本的な概念を解説するセルフヘルプの書籍や動画などを活用してもらうことも有用であろう。

　このようにマインドフルネス瞑想をセルフヘルプとして実践してもらうことは（例：不安になったときに，これを鎮めるために呼吸瞑想をする）有用であるが，うまく機能しないことがあるのも事実である。なぜならマインドフルネス瞑想は，即効的に効果を発揮する"ライフハ

ック"的なツールではなく，一定期間瞑想を継続するという体験を通して，"今ここにある現実をあるがままに受け入れる"という姿勢を習得していくための一連のプロセスだからである。またこれを独力で習得するには一定の限界があるからでもある。

　一方でマインドフルネス瞑想を患者に実践してもらうのとは別の形で，日常臨床に活かす方法もある。それは治療者がマインドフルネスを実践し，あるいはマインドフルネスの概念を十分に理解した上で，日常臨床の中で治療者がマインドフルな態度で患者に接することである。

　そこで本稿では，患者にマインドフルネス瞑想を実践してもらうという視点に加えて，治療者が日常診療をマインドフルに実施するという視点も含めてマインドフルネス認知療法の日常臨床への活用を議論してみたい（マインドフルネス認知療法の実践そのものについては成書に譲る：シーガル他，2007）。

　最初に，マインドフルネス認知療法の概要にふれ，その効果発現機序について概観する。次にこうしたマインドフルネスの実践を日常臨床の中でどのように活かすのか，3つのポイントを提示しこれを議論する。

II　マインドフルネス認知療法とは

　マインドフルネスとは，「意図的に，今この

＊慶應義塾大学保健管理センター
〒160-8582　東京都新宿区信濃町 35

瞬間に，価値判断することなく注意を注ぐこと」と定義される（Kabat-Zinn, 1994）。マインドフルネス＝瞑想と誤解されることがあるが，この定義からも明らかなようにマインドフルネスとは，注意や意識の特定の状態を示すものであることがわかる。また瞑想はこうした注意や意識の状態をトレーニングするための手段と整理できる。マインドフルネスの概念を医療に初めて導入し，集団精神療法の形で実施したのはアメリカのカバットジンである。彼は 1970 年代にマインドフルネスストレス低減法というプログラムを作成し，慢性疼痛などの患者に集団療法の形でこれを実施していた。1990 年代，認知行動療法のセラピストであったティーズデール，ウィリアムス，シーガルの 3 人は，うつ病の再発予防を目的としてマインドフルネスストレス低減法と認知行動療法を統合したマインドフルネス認知療法という集団精神療法を開発した。これが反復性うつ病の再発予防に効果があることが実証されると（Teasdale et al., 2000），その後不安症をはじめとしたさまざまな精神疾患に対する効果が確認されるようになった。マインドフルネス認知療法は，10 〜 20人程度の集団で毎週 1 回 2 時間のセッションを合計 8 回実施する。セッションによって多少の変化はあるものの，1 回 2 時間のセッションは，おおむね，瞑想やヨガなどのエクササイズが全体の半分程度の時間を占め，残りの時間で感想を共有したり，心理教育を行ったりすることになっている。また，セッションとセッションの間には，ホームワークが課されることになる。具体的には，1 日 30 〜 60 分程度の瞑想やヨガなどのエクササイズ，日々起きる出来事とその際の気分等を記録する「うれしい出来事日誌」「嫌な出来事日誌」といったものなどである。これまでに，うつ病の再発予防，不安症，がん患者の不安抑うつ気分の改善，健常人のストレスやウェルビーイングの改善など，さまざまな疾患や状態に効果があることが明らかになってきている。

Ⅲ　マインドフルネスが効果を発揮する機序

　このようにマインドフルネス認知療法はさまざまな疾患や状態に効果が認められているが，その効果機序の一つとして，マインドフルネス認知療法が「不快な体験への関わり方」を変化させることが想定されている。私たちは，落ち込み，不安，痛みなど不快な感覚を体験したとき，本能的にこうした感覚を嫌悪し，一刻も早くなくなって欲しいと考える。

　これは極めて自然な反応であるが，落ち込みや不安などといった慢性的な症状にはこの“嫌悪”という対応が奏功しないことが多い。こうした症状は残念ながらなくなって欲しいと思っても，簡単にはなくならない。そのため，こうした感覚を嫌悪することで，「なぜなくならないのか！」「いつまで我慢すれば良いのか！」「なぜ私ばかり！」といった思考が反芻を始め，かえって心理的なストレスが増大してしまうのである。こうした苦痛は元々ある不快な感覚（これを一次的苦痛という）を“嫌悪”することで生じているため“一次的苦痛”に対して“二次的苦痛”と呼ばれる（図1：次ページ参照）。もちろん本来ある落ち込みや不安といった不快な感覚（一次的苦痛）が完全に消失することはないが，マインドフルネス認知療法では，こうした不快な感覚を“嫌悪”せず，むしろこれに優しい好奇心を向けて“共にいる”という姿勢を身につけていく。そうすることで嫌悪によって生じる二次的苦痛を小さくしていくことが可能になってくる。

　しかし，こうした姿勢は理屈では理解できても実践することは容易ではない。なぜなら不快な感覚を嫌悪し避けようとするのは極めて自然な反応であり，これを嫌悪しないという方が，むしろ本能に反する対応だからである。よってこうした姿勢の習得のためには，頭で理解するだけではなく，トレーニングを積む必要がある。そのためのトレーニングとしてマインドフルネスでは瞑想を活用するのだ。

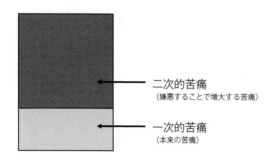

二次的苦痛
（嫌悪することで増大する苦痛）

一次的苦痛
（本来の苦痛）

図1　一次的苦痛と二次的苦痛

マインドフルネス認知療法では，最初に呼吸や身体の感覚に注意を集め，そこにある感覚をありのままに捉えることから練習を始める。それができるようになると，今度は思考や気分といった「頭の中の現象」に注意を向けてこれをありのままに観察することを練習していく。そして最後に，嫌悪したくなるような不快な気分や感覚に対して，呼吸や身体の感覚を観察するのと同じように，これを避けるのではなく優しい好奇心を向けて，これと「共にいる力」を身につけていく。このように段階を踏んでいくことで最終的に不快な体験への新たな関わり方を身につけていくのである。またこうした姿勢を瞑想中だけでなく生活の中でも活かせるように，日々のさまざまな活動をマインドフルに行うことも実践していく（例：マインドフルに食事をする，マインドフルに歩く，マインドフルに相手の話を聞くなど）。こうしたアプローチをとることで，患者は瞑想を通して身につけたアプローチを日々の生活の中に拡大適用していくことが可能になるのである。このような「不快な体験を嫌悪しない」という姿勢が，うつ病の再発予防などの臨床的な効果に寄与していると考えられているが，こうしたスキルは，なにも患者だけに有用なのではない。治療者が日常臨床で活用することももちろん可能である。

そこで，以下では治療者がどのような形でマインドフルネスを日常臨床の中に活かすのかを議論する。

IV　日常臨床に活かす

1．セルフヘルプ

マインドフルネス認知療法を日常臨床に活用する一つの方法は，セルフヘルプ的に簡便なマインドフルネス瞑想を患者に取り組んでもらうことであろう。マインドフルネス認知療法では3分〜20分程度のさまざまな種類の瞑想があるが，取り組みやすい瞑想を実践してもらうのは一つの方法である。一般的にはマインドフルネス認知療法と同様に，呼吸や身体の感覚に注意を集める瞑想から始めるのが良いと考えられる。その場合でも，マインドフルネス瞑想が効果を発揮する機序などについては十分に説明をしておく必要がある。こうした解説は診療中に直接行っても良いし，動画などのコンテンツをあらかじめ作成し，診療外で患者に視聴してもらう形もあるかもしれない。

このような形でマインドフルネス瞑想に日常臨床の中で取り組んでもらうのは，簡便な方法であるが，いくつかの注意点もある。一つは継続性の問題である。集団療法で実施する場合と異なり，セルフヘルプでは瞑想に一人で取り組むことになるため，継続しにくいという問題である。こうした問題解決のためには，例えば診療のたびに実施状況を確認するとか，診療の中で治療者が一緒に瞑想に取り組んでみるなどの工夫が役立つかもしれない。

もう一つの問題は執着の問題である。マインドフルネス瞑想では結果として不安や落ち込みなどの不快な気分が改善するが，これはあくまで結果であり，不快な気分を嫌悪しこれをなくすことに執着してしまうと，かえって症状の悪化を招きかねない。こうした問題を防ぐためには，折に触れて瞑想は「症状をなくす」ために行うのではなく，「なくそうとする気持ちを手放す」ために行うことを伝えていく必要がある。しかし，この言葉に信ぴょう性を持たせるためには，治療者自身がマインドフルネス瞑想の実践を通して，嫌悪や執着を手放すことの重要性

を体感しておく必要がある。

このように患者にマインドフルネス瞑想を実践してもらうという形でマインドフルネス認知療法を日常臨床に活かすことができるが、これとは別の形で日常臨床に活かす方法もある。それは治療者自身がマインドフルネスを実践し、日常診療でマインドフルに患者に対応する方法である。

2．マインドフルに聞く，マインドフルに話す

マインドフルネスは、とかく瞑想と同義と考えられがちである。もちろん瞑想がマインドフルな意識の状態を涵養するのに重要な役割を果たすのは言うまでもない。しかし、マインドフルネスとは、「今ここでの体験を認識し、ありのままに受け入れる態度」という定義からも明らかなように、これはある意識の状態を示すものであり、何も瞑想のときのみに認められるものではない。むしろ、瞑想以外の日々のさまざまな活動をいかにマインドフルに送れるかということが重要なポイントになってくる。こうした活動には、日常の診療場面も含まれる。診療場面でもっともマインドフルネスのスキルを活かすことのできる行為は、「聞く」「話す」という行為であろう。日常の診療で、私たちは多くの患者の話を聞くが、しっかりと患者に向き合い注意を集めて話に耳をかたむけているかといえば、必ずしもそうではない。多くの場合患者の話を聞きながら、意識の半分は「どの薬に変更しようか」「どのタイミングで口を挟もうか」といったことなどを考えている。だからこそ患者と効率的なやり取りが行えるわけなので、こうした対応が必ずしも悪いわけではない。

しかし、こうした「意識半分」で聞く、話すという行為で問題が起こり得ることも事実である。一つは患者から得られる情報が限定的になる可能性である。私たちは患者とのやり取りで、言語的な情報からはもちろん、患者の表情、声の抑揚などといった非言語的な情報からも患者の体験を理解している。一方で、意識半分で十

分に注意が注がれていないまま話を聞いていると、非言語的な情報を見落としてしまうことになりかねない。意識を患者に集め、マインドフルに聞くことで初めて、患者の体験をありのままに捉えることが可能になるのである。

もう一つは、患者が自分に注意が向けられていないことを感じ、患者と治療者との基本的な信頼関係が毀損される可能性である。ベトナムの著名な禅僧ティク・ナット・ハンは、"The most precious gift we can offer anyone is our attention.（以下略）"「相手に与えられる最も尊い贈り物は、私たちの注意である」と述べている。考えてみれば当たり前だが、自分が一生懸命に話をしているのに、相手が半ば上の空で自身に関心を向けてもらえないことほど残念なことはない。またそのような相手を信頼することもできないだろう。逆にしっかり相手に注意を向け、患者の話に耳を傾けてマインドフルに聞くことができれば、患者は自身が尊重されていることを感じ、それが良好なラポールの形成へとつながっていく。

このことは「話す」という行為についても言える。私たちは病状などの説明をする際、論理的に正しいことを相手に伝えることに重きをおきがちである。そうした姿勢が重要であるのは勿論だが、相手の情動を感じながら話せているか、話をしている自分のトーンが相手の情動にあっているか、そうしたことを意識しないまま、独りよがりに話してしまうことがあるかもしれない。その結果、患者の納得を得られず、苛立った治療者が、余計に論理にこだわってしまうという悪循環が生じる。このことから言えることは、話すという行為の意義は「言語的な情報を送る」ことにとどまらないということだ。そこには情動のシンクロが必要であり、そのことがやり取りされる言葉に力を与え、相互の信頼関係を深めることにつながる。

このように「マインドフルに聞く」「マインドフルに話す」という行為は、単に治療者が得ることのできる情報を増やすだけではなく、両

者の信頼関係を深め，それが治療のアウトカムを良好なものに導く可能性を持っている。

3．治療者としての反応に気づく　不快な感情と上手に付き合う

マインドフルネスを日常診療に活かすもう一つの方法は，治療者自身が診療の中で生じるさまざまな反応に気づき，これと上手に付き合えるようになることである。日常臨床で治療者は，さまざまな感情を体験する。それらには，ネガティブな感情も少なからず含まれるが，そうした感情が強ければ強いほど，私たちはその感情に無意識に反応し，反射的な行動をとりがちである。例えば，薬物療法の必要性を説明した患者から「薬が必要とは思いません」と言われると，自分が否定されているように感じられ，反射的に患者に攻撃的な口調で返答したり，自分の正当性を主張するためにエビデンスを持ち出して患者を論破しようとしてしまうかもしれない。明確な言動としては表現されない場合でもそうした感情が態度に表れ，その後の関係がギクシャクしたものになってしまうこともあるかもしれない。

マインドフルネスが治療者にもたらす効用の一つは，ネガティブな感情や衝動が生じた際，これに反射的に反応するのではなく，そうした感情や衝動があることをしっかり認識したうえで，冷静により適応的な行動を選択できるようになることにある。

これは前述したマインドフルネスの不快な感覚を嫌悪せず，これと「共にいられる力」に起因するものである。

例えば患者から自分のことを責められ，反論したいという衝動に駆られる場面を考えてみよう。こうした場面にマインドフルに関わることができると，「ああ，今自分の中にすごい勢いて怒りが湧き上がってきている」「怒りに任せて，『反論したい』『論破したい』という衝動が大きくなってきている」といった具合に，自分の中で生じている大きな感情にしっかりと気づ

き，こうした感情と「共にいる」ことができるようになる。その結果，「衝動」が生じてから「行動」に移るまでの間に時間的なスペースが生まれる。そしてこのスペースが生まれることで，われわれは立ち止まり，「はてはて，このまま反論するのが妥当だろうか」「まずは，本人がなぜそのように考えたのか，もう少し聞いてみよう」といった具合に，衝動に振り回されるのではなく，適応的な行動を選択することが可能になるのである。

日常診療では，私たちはさまざまな場面で陰性感情に見舞われる。それは避けられない現実である。実際のところマインドフルネスを実践したからといって，こうした陰性感情がなくなるわけではない。しかしマインドフルネスの実践は，陰性感情に振り回されるのではなく，これと上手に付き合うことが可能であることを教えてくれる。このようにマインドフルネスを通して不快な感覚との新たな関わり方を手にすることができれば，私たちは日常臨床をよりマインドフルでより豊かなものにすることができる。

V　まとめ

マインドフルネス認知療法を日常臨床に活かすということを検討した。その結果，患者に解説をしたうえでセルフヘルプの書籍や動画などを併用しながら簡単な瞑想を実践してもらう方法があることを説明した。

もう一つの方法として治療者自身がマインドフルネス瞑想を実践し，治療場面の患者とのやり取りをマインドフルで丁寧なものにしていく方法があることを議論した。

マインドフルネスを日常臨床に活かすにはいくつかの方法があるが，他の精神療法と異なるのは，いずれの場合でも治療者自身がマインドフルネスを実践している必要があることであろう。それは治療者にとって負担が大きく感じる点かもしれない。しかしこれは治療者がマインドフルな存在になり，それを患者とのやり取りで体現できれば，患者がマインドフルネス瞑想

を実践せずともマインドフルネスの恩恵を被る
ことができることを示すものでもある。マイン
ドフルネス認知療法を日常臨床に活かすことを
考える際，この点は極めて重要な点であると筆
者は考える。

文　献

Kabat-Zinn J（1994）Wherever You Go, There
　You Are：Mindfulness meditation in everyday
　life．Hyperion．
Teasdale JD, Segal ZV, Williams JM et al.（2000）
　Prevention of relapse/recurrence in major de-
　pression by mindfulness-based cognitive therapy．
　Journal of Consulting and Clinical Psychology，
　68（4）；615-623．
ZV シーガル，JMG ウィリアムズ，JD ティーズデ
　ール著／越川房子監訳（2007）マインドフルネ
　ス認知療法　うつを予防する新しいアプローチ．
　北大路書房．

集団の中で活きる森田療法

▶ 復職デイケアでの経験から

Hideyo Yamada
Yusuke Takazawa
Akane Ogata

山田　秀世[*1], 高澤　祐介[*2],

尾形　茜[*2]

I　はじめに

　森田療法が個人療法なのか集団療法なのかという議論は，90年代のある年度の日本森田療法学会の大会テーマにもなったほどで，それほど古くから話し合われてきたものである。

　それより遠い遥か昔，森田正馬が自宅兼診療所で診療に携わっていたとき，森田自身から厳しく叱責されたある患者が，正馬の妻・久亥に陰で慰められ支えられたというエピソードが知られている。

　それに，多くの退院患者を学習会形式でフォローアップしていた「形外会」の存在を考慮すると，古典的な森田療法にも当初から集団療法が緩い枠組ながら自然と取り入れられていたとみるのが妥当ではなかろうか。

　また，入院森田療法を受ける患者同士の間では刺激や支え合いなどさまざまな集団的ダイナミクスが機動していると推測できる。

　以上の用件と併せて現在の時代まで存続してきた自助グループ「生活の発見会」の活動をみても，森田療法における集団療法的な意義は大きいと言わざるを得ないのではなかろうか。

II　復職デイケアという治療現場の特徴

　「デイケア」という集団療法的な治療システムの中で，われわれは森田療法的な理論や技法を活用して回復と復職を支援する臨床経験を重ねてきた。このいわば「デイケア森田療法」という治療的枠組は戦前に開発された原型である「入院森田療法」とおおむね平成以降に主流となった「外来森田療法」の要素を併せ持ったもので，その特徴を列挙すると以下になる。

①参加の日数や時間幅に厳密な規定はなく最大で週5日の参加で朝から夕まで滞在できる
②スタッフとの間の一対一に限らず，他の参加者との多様なレベルでの相互作用が治療的ダイナミズムとして幅広く機能する
③集団性と身体性を帯びた多彩なプログラムに参加し，さまざまな作業課題が付与されて，それを遂行することで幅広い行動上の変化や社会的・人間的な成長の契機となる
④毎日6〜8時間という緩やかな"拘束"時間と在宅時間や非参加日などの"自由"時間

の混淆によって，特有の学習効果や独自の体験遭遇の機会がもたらされることになる。

＊1　大通公園メンタルクリニック
＊2　大通公園リワークオフィス
　〒060-0042　北海道札幌市中央区大通西5-8 昭和ビル4階

Ⅲ　森田療法の時代的な変遷と多様化

　古典的な森田療法は治療の対象がいわゆる「森田神経質」で，これは現代の疾患分類では社交不安障害，パニック障害，中等度までの強迫性障害，心身症（身体表現性障害）などに相当し，このような病理や気質傾向を抱えた患者に対して，主に入院での独自の治療手順（臥褥，作業など）で施行されていた。

　一方，外来森田療法は外来診療を含めたカウンセリング場面など対話を中心とした治療の方針や手法のことである。治療対象に疾患特異性はなく，病状や苦悩を訴える人間相手に幅広く適用できる普遍性を持っている。

　そして，復職デイケアの治療対象はうつ病などの気分障害や不安障害が多く，社会適応上に難がありつつも就労を含む社会経験を相応に持っている人たちであり，求められるのは数カ月単位での復職（再就職）という明確なものである。

　以上のように，森田療法自体が特有の歴史的変遷を遂げ，われわれは復職（リワーク）デイケアという集団治療システムの中で臨床実践を重ねてきた。言ってみれば，新しいカテゴリーの森田療法と幅広く枠の緩い集団療法の双方のアプローチが遭遇し，この両者がさまざまな融合反応を起こしているのが現状だといえよう。

　このように多様化した森田療法と集団療法が溶け合った臨床現場のありようを本論では，「集団の中で活きる森田療法」として以下の5項目に要約したので，順を追って述べていきたい。

①生活学習塾としての帰属集団
②作業（課題）の集団での運用
③集団での森田療法的心理教育
　　―シンプルでコンパクトにした森田理論を教材に
④3人構成のSSTと森田療法
⑤復職デイケアと外来森田療法
　　―個人面談の中で活かされる集団への所属体験

Ⅳ　集団の中で活きる森田療法

1．生活学習塾としての帰属集団

　森田療法での生活指導方針の一つに「形から入る」というものがある。行動や態度を建設的に仕向けてゆくと，それに応じて内的（精神的）な側面も自ずと整ってゆくという教えである。例えば，起床直後に眠気や怠さを強く感じたとしても，ひとまずそれは脇に措いて，渋々でも寝床を離れ身支度を準備する具体的行動を起こしてゆく。そうすると，ネガティヴな身体感覚や気分も多くの場合，知らぬ間に疎隔化され流れ去ってゆくというものである。対人関係でも，嫌で苦手な相手に対しては気乗りせず不本意ではあっても表面上の体裁だけは整えるべく挨拶や言葉遣いは丁寧に取り繕っておく。すると，対人関係は必要以上にはこじれずに済むばかりか，思いのほか好転してゆくことも少なくない。

　こんな生活上の実践的な智慧が森田療法には満載である。その諸々の具体的なノウハウに関して，個別の体験を素材に仲間と意見交換し討論することで単なる言葉上の知識に留まらず経験知として血肉化がなされてゆく。集団の中での森田の実践配備～実地演習とも言えよう。

　そして，その仲間たちが自分と同様にメンタル面のハンディを背負い，時空間を共にして学び合う"戦友"なのだという意識が芽生える。デイケアに居続けて，予想すら超えた変化や回復を達成し小さな自信が育ってゆく。そこには，ものの見方，考え方の共通のバックボーンとして思想哲学たる森田の息吹きが漂い，デイケアなる集団への帰属意識が見出せよう。

2．作業（課題）の集団での運用

　作業というものが森田療法的な治療機転の中にどう位置づけられ連動しているのか，これをデイケアの作業療法的な「ペーパークラフト」のプログラムを例に考えてみよう。

　「ペーパークラフト」という作業には①説明書を読む，②紙を切る，③折り目を付ける，④

糊付けをする，といった工程がある。

　材料や道具を手に触れることにより，紙の厚さやハサミの冷たさ，糊の匂いなどのさまざまな感覚器官を刺激されながら目の前にある作業に入り込む。森田療法的にいえば作業課題にとりあえず「なりきり」，「一体化する」かのように，まず形だけ整えればよい，とする。

　作業を進めてゆくプロセスの中では，理解力や集中力，手先の操作感や工程ごとの得手・不得手など自己の作業遂行機能的な特性に，ときには "とらわれ" ながら，あるときは何らかの気づきが得られるかもしれない（中村他，2009）。そして作業が完遂され仕上がった暁には，あるいは完成前の作業に従事する真っ最中においても充実感，自己効力感，やがて達成感などを味わい，とらわれを忘れ作業に没入した自己に思い至るであろう。これらは，作業を楽しみ，慈しみ，そして没頭できていたこと，即ち，森田でいう本来の「なりきる」が体現できていたことにレトロスペクティヴに気づくというのが，より実際に近いのかもしれない。なぜならば「なりきって」いる利那には「なりきって」いるとは感じ及ぶことがないからである。

　何らかの作業と一体化したプロセスを現在進行形で「楽しむ」渦中にいる人が至人であり，幸いこの上なき人であって，まさに「努力即幸福」とは言い得て妙である。

　こうした個人作業が自宅で単独実施されたとしても類似の効果はないのかという疑問もあろうが，実は「他者のいる空間」，「決められた枠組み」の中に身を置いて作業を行うことに大きな意義があることを忘れてはならない。

　他者とパラレルに腰掛けて互いに拝顔しない位置関係での作業であっても，通常，われわれはその相手を意識せずにはおれず，そこには静寂や無言のうちにもさまざまな交流が生じている。また，取り組む題材を選ぶ段階での他愛なき雑談や作業の最中のちょっとした声掛け，とりわけ完成した作品を刮目し賞賛し合う時には，この上なく「楽しい」至上の時間となろう。そ

うした緩やかな交流の中で協調性や社会技能が知らない間に習得されることにもなる。そして，幾分は耳（目）障りな周辺刺激がある環境下において，どれほど眼前の作業に従事できるか，決められた枠組みの中でどこまで自らの本来性を発揮できるか等の技量は社会生活を送る上で重要な要素の一つであり，そこでの数々の気づきや学びは今後の「働き方」，「生き方」の工夫にも繋がっていく。

　プログラムにおいては，共同制作としてグループで単一作品を作ることもある。共同での作業は，「協力」という要素が加わることによって単独での作業だけでは決して得られない貢献感と成就意識をもたらす。また，他者との間の適切な物理的，心理的な距離感覚の維持を含めて，グループの中でどうふるまうか，いかに自己の役割と領分を見出し持ち味として発揮するかといった状況把握能の確認の機会にもなる。そうした裁量はデイケアの小グループだけにとどまらず学校や職場，地域活動などさまざまな場面でも重要なものとなるだろう。

　実際，単独作業ではスムーズに作業を遂行できているのに，グループに身を置いた途端に自らの本分を発揮できずにもどかしさを訴えるケースが少なくない。

　このように他者に関与することを含めて，一般に広く課題をこなす作業を「楽しむ」ことは，事物に携わり自己と向き合う瞬間となって，成長と変化の機会を与えてくれる（吉川，2017）。日々の喧騒の中で当然のごとくに見過ごし，やり過ごしていた作業を改めて堪能することで新たなパースペクティヴも得られよう。

　特に，うつ状態のただ中にいる人や不都合な症状に慢性的に「とらわれ」ている人たちは「楽しむ」ことが困難で疎遠になっている。「楽しむ」というのは心のゆとりでもあり，それを持てること自体が一つの治療目標たり得るだろう（山根，2010）。

　作業の繰り返しの中を生きるものが人間とすれば，不安や症状がありながらでも，その場そ

の時に「なりきり」，そして目の前の作業を楽しんでいることが，ある意味で森田の言う「三昧」や「あるがまま」が具現された姿とも言えよう。

3．集団での森田療法的心理教育
——シンプルでコンパクトにした森田理論を教材に

　筆者は自らが実施する森田療法を，従来の入院森田および外来森田を統合して構成されているところから，デイケアで実施される森田について Aufheben（止揚）森田と名付けた。

　さらに，それを現場で運用するスタッフが支援者として習得しておくべき人間観，治療観など治療方針の後ろ楯となる森田を Backbone（背景）森田，さらに，他の治療上の理論や技法と組み合わせて柔軟にプログラムに適用させる森田を Collaboration（協働）森田とし，以上の3つの必須要件を ABC 森田と並存させて，森田療法の未来像の一つとして提示した。

　その報告の中でも触れたのだが，集団学習に充てられた短期間のうちに相応の治療成果を出すためには，理解するにシンプルで，応用する上でコンパクトなことが必要である。

　そして，支援者である治療スタッフも森田療法を柔軟かつ適切に運用するためには，このようにシンプルかつコンパクトに森田を修得しておくことが不可欠なのだ。

　そこで，臨床現場での運用を円滑にするために森田療法をシンプルかつコンパクトに治療パッケージ化したものをわれわれは日本独自のマインドフルとして「J-マインドフルネス」と銘打ち心理教育プログラムの骨格に据えている（詳細は成書を参照していただきたい）（山田，2018）。

　ここでは，森田療法のエッセンスの全体像を把握するには J-マインドフルの3本の軸（図1参照）「形ある眼の前の課題に動く（着手）」，「今ここにある事実を存分に感じる（観照）」，「形なき内面的なものは放っておく（放念）」から構成される座標空間をイメージすることが近道である，と述べるに留めておく。

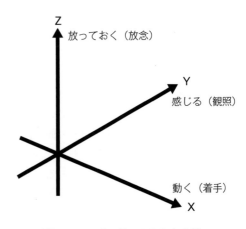

図1　J-マインドフルの3本の軸

　セッションでは，ミニ討論や個々の体験を共有し質疑応答の中で理解と体得を深めてゆく。カリキュラムのスケジュールは全10回3カ月で1クール（毎年度4月，7月，10月，1月に開始），各セッション毎週1回の時間枠は90分である。

　実際には，まず15名程度の参加者が3〜4人単位に小グループ分けがなされるが，毎回のセッションでは新規加入や欠席によって構成メンバーの小さな違いが生じるのが常なので運営スタッフはグループごとの習熟度に偏りが大きくならないよう，各々の小グループのメンバー構成に配慮を施している。

　毎回のセッションの進行は，カリキュラムの単元や項目によって，スタッフのミニ講話→小グループ討議→全体のシェアリング→スタッフとの質疑応答→スタッフのミニ講話……という流れの中で理解と定着が図られていく。小グループ討議は，テーマ毎に各自が30秒〜1分程度ずつ（スタッフが鈴をチリリンと鳴らして合図）意見や疑問点を出し合って小グループの代表者（順繰りで交代）が討議の内容や質問を要約して皆の前で発表する。普段は3，4組の小グループが構成されているので各組でそれぞれ意見交換がなされる。全体のシェアを通じて数分程度の小グループ討議では網羅できなかった

気づきや発展に至ることも多い（山田他，2020）。

　一般にデイケアのプログラムに限らず一方向的な講釈中心の研修は退屈この上ないもので，メンバーが居眠りせずに全員参加型で楽しみながら学べるようわれわれは腐心している。

　この方針はスタッフとメンバーの間の活発かつ絶妙なやりとりを産み出し各セッションを盛り上げて充実させていると考えている。

　あるセッションでの質疑応答の情景を紹介しよう。一人のメンバーから唐突に「森田療法って宗教ですか？」という質問が出された。

　それに対しスタッフは「なかなかいい質問ですね。というのは，これは多くのメンバーが内心抱いてるかもしれない普遍的な疑問だからです。宗教ならお布施も請求するでしょうし，あの手この手で信じるよう促すはずですが，ここでは大いに疑って下さいよ，ってお願いしますからね。異論反論も大歓迎で，アヤしいですから質問攻めにしましょう，こんなことをいう宗教ありますかね？……この私の返答すらすぐ信じてはいけませんよ。私のギャグや説明にも幻惑されないように注意して下さいね，でも宗教って本当はとても大切なものだと思うんですけどね」……いつもこんなやり取りで笑いながら納得してくれることが多い。

　また，「森田療法にエビデンスはあるんですか？」などと質問するメンバーがいたとする。返答としては，「それが，幸か不幸か，近年イギリスのエクセター大学から森田療法の効果についてのエビデンスが出てきたんですね。しかし，エビデンスがあっても臨床現場では効果が乏しい治療法もある一方で，エビデンスなんてものがあろうがなかろうが，自分にとって何物にも代えがたいほど価値ある智慧や教えがあったりしますからね。それがエビデンスでも，タコデンス，イカデンスと呼ばれようが……誰か一人だけが儲かる治療法とか，困った副作用があったり，やたらと高価だったりせずに，ほかの治療法と効果がバッティングしない限り，病

状の改善や苦悩の克服に有用なものならばどんどん活用していきましょう。マインドフルでも“まいどおおきに”でも，モリタであろうがタモリであろうが，役に立つか否か，この点が基準です……」と，おおむねこんなやりとりになっている。

　また，セッション内でのメンバーの発言内容が，日常の言動とあまりにも落差が大きい，すなわち，本音と建前の違いに明らかに違和感が感じ取られるときは，スタッフから即座に容赦なき突っ込みが入れられることがある。その結果，メンバー自身が抱えた課題がその場で再認識されたりグループ全体が活性化されることもある。

　そのためには，スタッフとメンバーと間に一定以上の治療関係が構築されていること，つまり，集団の心理的安全性が確保されていることが前提となる（ピョートル・フェリクス・グジバチ，2018）。

　ある参加者の従来から抱える行動特性が集団内のやりとりの中で偶発的に露わになった際に，その状況とタイミングとを見逃すことなく適切に介入がなされた場合には，一対一の個人セッションの関係性の中ではなかなか得られない効果が生じることもある。

　また，ある特定のテーマが個人面談で討議されても，状況の具体性欠如や本人の身構えによって課題の本質的な理解や踏み込んだ把握が看過されることがあり，一対一での討論では深刻な直面化になりかねないものだが，受容的な集団の中で笑いと共感性に富む集団という場で俎上に上げられたときには，価値観やライフ・スタイルの小さな変容を伴うレベルの体験へと比較的容易に昇華できるものなのかもしれない。

　ところで，プログラムが進むにつれ，スタッフの説明に異を唱える人，個別体験を背景に“自説”を展開するメンバーも散見され始めるが，スタッフはよほど例外を除き論争に与せず「われわれの経験や，人間性の一般的な事実としては……のように思われますが，他の方々のご意見はいかがでしょうか？」というように他

のメンバーからの複数意見を募り可能な限り“ガチンコ論議”は回避する戦略を採っている。そんな方針で運営してきたが，これまで険悪で気まずい展開に陥ったことはほとんどない。

ビジネスの箴言に「段取り8部，仕事2部」とあるようにグループ運営をスムーズにするためには，セッション開始以前に日頃からグループ全体の状況把握と関係構築などに配慮と尽力を惜しまない事前の準備が重要であることを付記しておきたい（アメリカ集団精神療法学会，2020）。

4．3人構成のSSTと森田療法

SST（Social Skills Training：社会生活技能訓練）は，社会的な状況において常日頃からの（ときに，ここ一番での）不器用かつ不適切なコミュニケーション・スキルのゆえに，周囲から疎まれ意図せず不評を買ってしまっている多くの不適応者の現実を考慮してみるとき，やはり極めて大切な治療技法だと思われる（山田，2013）。

特に，発達障害圏の患者にありがちな特有の取っ付きにくさ，ぶっきら棒な物言いは訓練次第では改善し是正することが可能かもしれない。また，対人交流上の苦労や困難を訴えている人の事実として，自らの対人スキルの拙劣さや未熟さを自覚できていないことが多いように思われる。

そこで，デイケアでの日常やグループ内で生じる（可能性がある）対人状況を事前に設定し訓練しておくことは社会適応に悩む者にとって，事実に立脚した重要な戦略となろう。

こうしたことを踏まえて，われわれの復職デイケアでは3人の小グループから構成されるSSTをすでに10年以上も実施してきた。元来，SSTは5，6人から7，8人という人数構成が一般的だろうが，われわれのデイケアでは特定の一人に負荷が掛からず，全員が参加できるという二大メリットを兼ねて，この3人構成のSSTの実施を続けている。

復職デイケアのメンバーには，復職直後の上司や同僚との気遣いを要する対人交流，接客やライバルとの緊迫した交渉など，喫緊の訓練課題が山積みのはずである。

例えば，復職直後の過度の軽減業務のために手持ち無沙汰になって喘いでいる状況について上司に相談する，外来受診のための年休取得を依頼するといった対人的状況などの，いくつかの所定の対人交渉の課題パターンが存在している。

このように想定される対人状況の課題を3人構成のSSTでは，当人役のチャレンジャー，上司などの相手役，その両者を観察するオブザーバー役の3つの役割に徹することになる。各役割のドライラン（ロールプレイ）の設定時間は90秒で，あっという間である。次いで，SSTに則ったポジティブ・フィードバックはオブザーバー役が主導し相手役も可能な限り加担する。時間はわずか60秒なので直前の90秒で観察した内容を即座に言葉に変換し，肯定的な配慮のある表現で相手に伝達するという役回りはなかなかに高度なものである（山田，2020）。

しかし，遭遇する可能性が高く切実な対人的な状況課題について，SSTで“現実的に”他者を相手にして訓練しておくことは，実は「訓練にして訓練にあらず」で，相当な緊張や集中を要するものである。毎回の60分のグループセッション内で，実際に訓練に付される設定課題は（ウォーミングアップもあるため）やってみると明らかだが，2つの課題で精一杯である。

この辺りの訓練の域に留まらない実践的な切迫状況でこそ，“練習ではなく実際である”ことの意義を説いていた森田の“事上の練磨”なる教訓が生きてくる。また，チャレンジャーとして緊張場面での自分自身になりきる90秒間には練習だという猶予の入り込む余地はなく，ここでも森田療法でいう「恐怖突入」というスローガンのもと，グループという状況設定の中で自ずと（実際上の）行動の敢行への敷居が下げられてゆくものと考えられる。

すなわち，自分以外の2人の他者が参画する緊迫状況の中で行動の回避という選択肢はあり

得ず，「自然に随い境遇に従順たれ」が体現さ
れざるを得ない。ここでは，森田療法的な方略
が集団という状況設定を得て必然的に行動遂行
へ無理なくシフトしてゆくプロセスが見てとれ
て，森田療法と集団療法の相性の良さを改めて
思い知らされることになる。

5．復職デイケアと外来森田療法
——個人面談の中で活かされる集団への所属体験

　デイケア通所の期間中や"卒業"の後にデイ
ケア，家庭内外や職場で遭遇した状況を巡って
スタッフがメンバーから個別に面談を求められ
ることは頻繁である。こうした個人面談の中の
治療的対応の戦略や技法として外来森田療法の
ノウハウが活用できる。

　このとき，デイケアに所属していた時期から
のメンバーの集団内行動特性をスタッフがある
程度把握しているということが，新たな課題や
苦悩に対処し解決していくに際して大いに役に
立つことは言うまでもないだろう。

　デイケアに通所中に学習し体験したさまざま
な事項，とくに森田療法的なノウハウについて，
今こそどういったものを活用すべきか，活用さ
れていないか，などを具体的に検証できる。

　そうすると，以前に嫌というほど学習したは
ずの重要事項がすっかり失念されていたり，実
践されていなかったりすることが多い。という
よりも，その辺りが疎かになっているからこそ，
現実のさまざまな場面でつらく苦しい状況に再
び直面してしまっているとも言えるだろう。

　それゆえ，こうした新たな逆境に直面したと
きに役立てるよう，そのためにこそデイケア通
所中からいろいろなことを学び経験してきたの
であって，それを復習する絶好の機会であるこ
とを確認する。ここで森田を集団で皆と一緒に
学習し体験したことが，こころとからだの記憶
として息づいているはずで，それを再活性化さ
えすればよくて，そうエンカレッジすることが
スタッフの役割ともなる。

Ⅴ　おわりに

　昭和，平成，令和という三代の歴史の中で，
変化と多様化を遂げてきた森田療法，そしてこ
れも幅広くさまざまなスタイルをもち発展する
集団療法……このいずれもダイナミックに変遷
を続ける二つの治療法が統合した形で活用され
ている復職デイケア，ここを舞台にしたわれわ
れの臨床について述べてきた。

　疾患の療養の場であり，生き方の知恵を学ぶ
生活塾であって人倫を修める人生道場でもある。
また，心と身体を鍛えるトレーニングセンター
であり，社会見聞を広める市民大学でもある
……そんな多彩な顔をもったデイケアの多面性
の一部を読み取っていただいて，そこで活性化
される森田療法に関しての理解と普及に少しで
も貢献できれば幸いである。

参考文献

アメリカ集団精神療法学会（2020）AGPA 集団精神療法実践ガイドライン．創元社．
中村敬・北西憲二・丸山晋他（2009）外来森田療法のガイドライン．日本森田療法学会雑誌，20（1）；91-103.
ピョートル・フェリクス・グジバチ（2018）世界最高のチーム—グーグル流「最少の人数」で「最大の成果」を生み出す方法．朝日新聞出版．
山田秀世（2013）復職支援（リワーク）を通して描く森田療法の未来像．日本森田療法学会雑誌，24；77-62.
山田秀世（2018）J-マインドフルネス入門—瞑想不問のシンプルメソッド．星和書店．
山田秀世（2020）復職支援（リワーク）デイケアにおけるブリーフセラピーの意義．ブリーフサイコセラピー研究，Vol.29（1）；1-15.
山田秀世・高澤祐介・井坂美菜（2020）現場で使える森田療法．デイケア実践研究 Vol.24 No.1；68-73.
山根寛（2010）精神障害と作業療法—治る・治すから生きるへ（第3版）．三輪書店．
吉川ひろみ（2017）「作業って何だろう」作業科学入門（第2版）．医歯薬出版．

領域別

IV

精 神 療 法　増刊第 10 号　2023

臨床グループと病棟・病院という大グループ

▶ COVID-19 に触れて

Nobuo Aida

相田　信男*

I　はじめに

　与えられたタイトルから，求められたのは精神科病院などの施設において臨床グループを行う意義，また施設それ自体に及ぼす影響とでもいうべきテーマだと理解したが，大きすぎて手に負えない。せいぜい臨床グループ実践がスタッフ・チームに与える影響の実際あたりを語ってみたい。とは言え，私の論考はあらかじめ定めたテーマに沿って効果を導くという筋書きではなく，臨床的にグループに携わり日々を過ごすうちに，当初は予想していなかった波及的現象が起きたというレベルの話だ。

　グループ実践と入院治療構造（つまり病院）との関係については，すでに鈴木（1999）が語っている。彼は，グループに参加する人の心の中に起きる要因のいくつかをあげたうえで，「このほかに要素に分解することが困難な，集団のもっている独特な力をあげたいと思う。（中略）病院の雰囲気が変わる，また，グループで発言しない人々の症状が改善されたり，社会復帰への意欲が湧いたりする（中略／これらは），グループの影響としか考えられない（下線は引用者）」と記した。またこれに近接して本特集にも「コミュニティ・ミーティング」

「治療共同体」それぞれの章がある。他方私は，グループというプログラムの実践とともに，そのプログラム運用を通して培われた「グループという観点」が大切だと主張し，こうした観点をもつ場を「グループのある病棟」と呼んだ（相田，2008）。またそうした病棟に生まれる臨床的体験，現象を「病棟は心理学的になった」と表現してみた（相田，2001，2019）。このフレーズはやがて西村ら，MBT（Mentalization-based treatment）の概念を用いる人々から，それとの異同を問われる中で「病棟が心理学的になる」とはメンタライジングの一側面だろうと指摘されつつ今日に至っている（西村他，2022）。

II　コミュニティ・ミーティングをめぐる構造

　比較的大規模な単科精神科病院で，4つある精神療養棟（他は精神科スーパー救急病棟，急性期治療病棟，身体合併症病棟，特殊疾患病棟）のうちの一つ，男女混合，60床の開放病棟において，週一回60分開催されているコミュニティ・ミーティング（以下，CMとする）の，ある回を報告するが，それに先立ってCM周辺の構造，状況を説明したい。

　CMへの出席者は当日勤務している全スタッフ（で，皆がコ・コンダクターという位置づけ。コンダクターは固定した看護師），実習学生や

＊特定医療法人群馬会群馬病院
　〒370-3516　群馬県高崎市稲荷台町 136

見学者などがいればその人々，病棟の希望する全患者であり，毎回のCM終了後30分間，患者以外の人々によるレヴュー・ミーティング（以下，RMとする）をもつ。交代勤務体制下ではその日のCM・RMに不参加の人も当然いるわけで，RMの記録は比較的細かく作ってスタッフステーション内の専用ファイルに綴じてある。そして次週のCM開催日の朝の申し送りで，この記録をもとに「先週のCMの報告」を行い，もってプレミーティングとしている。この方式は思いつき（思いつき①）から始めたのだが習慣化した。RMの際に，先ほど終えたCMに仮に「タイトルを付けるとどうなる？」と思いつき（②），以後毎回タイトルを付けるようになった（相田，2001）。思いつき③が一番のヒットだったと今でも思うが，「今日，この会（CM）に初めて参加する人の自己紹介」を求め，「やがて，この会から去る予定の人の挨拶／ないしは去った人の報告」もしてもらうことにした。この協働作業が，病棟という，CMという，容れものづくりに意味があったようだとすでに報告した（相田，2014）。ここで「病棟スタッフ」とは医師，看護師だけではなく，看護助手，PSW，OTR，CP，栄養士など日常関わる多職種の人々を指しているところは，当院の古くからの習慣に沿って改めて思いつくこともなく（④）継続した作業だったが，意味は大きかったとふり返っている。

　　ここで「思いつき」と称した各項は，それぞれその当時の臨床活動の中から生まれた工夫だが，機会をみて文章化してきた。④にだけはこれまで触れたことがない。例えば，未だ作業療法が点数化される前の時期，「病棟行事」の機会に，おっ切り込み（郷土料理のうどん）を打つのは経験のある看護助手で，彼女がこの行事遂行の中心人物だった。職種による区別は目立たずに皆で患者に（わいわいと）関わっていた懐かしい時代のことだ。

Ⅲ　臨床グループのケース

ケース1（Z病棟）：ある日のスタッフミーティング（CMとは別の曜日の週一回60分，構成員はその日の日勤者全員）で入浴にまつわる心配事が話題になった。元来男性だけだった病棟に女性も加わって以来，入浴は女性たちが先という習慣で生活してきた。近頃は一部の患者の老齢化もあってスタッフが入浴の見守りに就いている。そこで女性患者の入浴が終わってスタッフが風呂場の扉を開けた途端，待ち構えていた男性患者がシャワー取りの先陣争いで雪崩を打って入室する。極めて危険だという。スタッフとて老齢化と無縁ではなく，もし突き飛ばされるようなことでもあったらと心配でたまらないと言う。「以前のように病室番号の順に（整然と）入ってもらったらどうか」という意見もあったが，ともかくその日は「次のCMで問題提起しよう」と決めた。

　CMでは，入浴見守り役によく任（あた）るという（若くない）看護助手・Aが自ら口火を切って問題を提起した。多くの患者からの同情やら共感は確かに得られたと思う。コ・コンダクターの私自身も「Aさんや私のような歳になると万一転んだら骨折して運が悪いと寝たきりになる。それくらい危険な行動が繰り返されているようだ」と発言した。患者の中にも「部屋の順に呼び出してはどうか」という意見があったが多数派にならなかった。そして「私を助けてね」というAさんの本気の叫びを最後にCMはなにも決めずに終わった。RMで私が「なぜ決めなかったのか」と問うと，ある看護師の返事は「えっ？　だってこちらから決めた押し付けにならないようにCMやってるんでしょ」と明快だった。

　CMの翌々日に出勤した私は，AさんからCMの翌日の入浴の様子を教えられたが，いつもの通り女性の入浴時間を終え扉を開けた彼女は，男性患者たちが並んで待っているのを見た。静かだった，と言う。どうしてそうなったのか，

その過程を誰も教えてはくれなかったらしい。「CM で言ってみるもんだね」という A さんの感想だった。

ケース 2 （Z 病棟）：B さんが身体病治療の目的で総合病院に転院し，明日われわれの病棟に戻ってくると聞いた夕方，急死の報を受けた。皆残念がったのだが，ご遺体はわれわれの病院に寄ってから火葬場に向かうと家族が決めてくれた。PSW が B さんの姉に連絡して取り計らってもらったことだった。その週の CM では亡き B さんに黙祷を捧げた。ちなみに CM で黙祷を捧げたのは恐らくこれが初めてだった。さらに数週間後にがん罹患を承知して病棟で過ごしていた C さんが夜間に急変し，院内の合併症病棟に移って明け方亡くなった。その日の昼食時に病棟の皆に伝えられ，翌日が CM の日であった。

後に RM で看護師・D が語ったところだが，亡き C さんの話題が CM で出るだろうと朝から予想できた。でも B さんの前例に倣ってまた黙祷というステレオタイプな（ニュアンスとしては形式的な）「儀式」が繰り返されるのは嫌だなと考えていたとのことだった。

C さんは病棟の中で，その奇妙な表出を含めとりわけ個性的な人で，多くの人たちに親しみを持たれていた。殊に奇妙だったのはサイケデリックな色彩のポスター作製や，紙束を丸めて彩色した「御守」を「親切に」配り歩くことだった。彼の複雑な家族関係を数人の親しい患者たちが承知していた一方，C さんを苦手だと感じる人もいた。CM で C さんの死が改めて伝えられたが，メンバーは個々に思い出を語り，悔みの気持ちを述べるとともに，例えば自分の家族の死を思い出してしんみりしたり，また C さんの思い出話に戻ったりした。もう一方で近い休日に予定した患者たち主体のイベント・「インスタントラーメンを食べる会」も大きなテーマだった。その日の勤務者の中から湯沸かしポットの係を「任命」したり，休日休業の院内売店から前もってラーメンを購入しておく段

取りなどが話し合われていた。実は CM の時間の途中で C さんのご遺族が遺品の受け取りかたがたおいでになり病棟医の私は説明と挨拶のために CM を中座した。そして私が席に戻る頃には CM は終わりの時間に近づいていた。

このとき，メンバーの一人，患者・E が突如「相田さん，やはり，黙祷しましょう」と声を発した。コンダクターの看護師・F との短いやりとりの後，E さんが大きな声で音頭をとって黙祷し，タイムキーパーを頼まれた F が黙祷の終了を告げた。開眼した私がふり向くと，病棟の出口には先ほどお会いしたご遺族が並んでお辞儀をされているのだった。私は「ご遺族もご一緒しました」とアナウンスした。

看護師・D は RM で，E さんが「やはり」と断るほどに逡巡した後の黙祷の提案——こころを込めた——だったのだろう，ほっとしたと語った。看護助手・G は「私は黙祷しなかった。いろいろあったからね」と呟いた。C さんが苦手な一人だったのであろう。

ケース 3 （Y 病棟）：病院の沿革上も，つまり私たちの臨床経験からしても少し前の時代になるが，上記 2 ケース・Z 病棟とは別の，ただしほぼ同様の病棟構造下での話だ。Y 病棟に配属された私が最初に抱いたのは，悲しい感じのする場所という印象だった。すでに週一度の集まりがあったが開始時刻も終了も曖昧だった。少なくともメンバーに共有され，馴染まれてはいなかった。CM が十分機能していた病棟で 10 年余を過ごしてきた私は，Y 病棟でも開始時刻と，60 分という開催時間の明確化，（従来の「意見交換会」を変更して）「コミュニティ・ミーティング」と呼ぶことをもって CM を再構造化した。その際私は，3 年過ごせばこれまで体験したような CM 運営ができるだろうと考えたが，実際は再構造化 4 カ月目に「グループらしい」感覚を得たと記憶している。当初病棟医の私が務めたコンダクターの役はやがて病棟看護主任に交代した。

先に述べた「思いつき③」は院内各病棟のこ

の種の集まりで共有された習慣の面があった。Y病棟のその日のCMでは（しばらく前からのアナウンス通り）40年間務めた看護師・Hがいよいよ退職の日を迎え，挨拶した。一人の患者が「この仕事して楽しかったことは何ですか」と質問，Hは「いろいろな人に会ったこと」と応えた。このあり様を捉えて他の看護師・IがRMで「長期に入院している間には新たに病棟にやってくる患者も去っていく患者もいたと思う。職員も配属，異動，そして辞めていったりする。長期在院の人たちは，そうした流れにはまるで関係ないような身の処し方を，どこかでしてきたのではないだろうか。それが今，こうして再び"流れ"を取り戻しているように感じる」と語った。私は「それもリハビリテーションの一種だろう」と話したが，これを捉えて若い病棟医が「こころのリハビリテーション」と言い直した。私は異動間もない時期に抱いた，あの悲しい気持ちがした病棟の雰囲気が変わりつつあると感じていた。

Ⅳ　臨床グループの"今ここで"以外への発展

　CMがいつでも上述のように多くの人々がこころを働かせ，場合によって胸打たれる場面さえあるように進行するわけでもない。また，主たる機能が急性期対応である病棟では，そうした機能とCMとはまるで水と油の如くに見做されがちだし，CMが治療の主軸だとは言い難いとした指摘もある一方で，そう指摘しながら，急性期にある当事者たちからすると，その時期はその後決して短くはない期間にわたり展開される精神医療との関わりの入り口に位置するところから，精神科スーパー救急病棟での集団精神療法への参加がもつ意味に注目した見解も提出されている（小川，2023）。

　Y病棟で，上述した時期のことであるが，病棟常駐ではないが定期的にプログラムをもって病棟に関わっているダンス／ムーヴメントセラピストが，当時の状況を「（普段あまり言葉で表現しない人たちも含めて）多くの人々がたく

ましくなった。こころもからだも」と表現した。私はこの言い方を模倣して，患者たちに限らず，病棟スタッフたちの動きも気持ちのあり様も，グループのある病棟でときを過ごすうちに，頼もしさが加わるようになったと感じたと報告したのだった（相田，2009）。同様に，どうだろう，前述の3つのビネットから，CMで"やりとりされる"作業それ自体が患者のみならずスタッフにおいても体験されていく中から，言わば"人が人のこころ（実体験的には"気持ち"だろう）について分かろうとする文化"が醸成されていく様子を伝えられたろうか。

　勿論，CMに限らず臨床グループでは，その時々セッション毎に体験される一期一会の出会いがあるし，大切な部分だ。患者・Jが思い余ったように「夜中に俺の腰を踏んでいく奴がいる。いつか殺される」と打ち明ける。ややあって「俺も昔はそういう目に遭っていた」と患者・K。Jがびっくりしたように「で，どうなった？」と訊く，Kが「死ななかったなー」と応じ，「そうか」とJ。しばらくしてコンダクターが《Jさん，ほっとしたねー》，J「えー」，《Kさん，Jさんはあなたのお陰で助かったようですよ》といった具合のことである。そしてこのやりとりを，患者・Lが，Mが，またスタッフ・Nが聞いている。それぞれの人にそれぞれの出会いが体験されているはずだ（と考える）。

　しかるに私は，今後続くだろう精神科治療との当事者の関わりに思いを馳せたり，この間ともに過ごした中から「たくましくなった」と感じたところを述べるという，言うならば"今ここでのグループ"の外へと発展する観点が大切だと経験してきた。そうした時空間を拡大する観点があってこそ，グループの過程を遡りまた進み，患者にとどまらずスタッフに起きる事象に及ぶ，あるいはグループのある病棟全体に及ぶ，そしてある病棟構造下で行ったグループ療法（CM）が病院構造全体にも影響を与える事実を認識できると主張したい。

V　COVID-19——関係の遮断——に触れて

　さて現時点（2023 年 2 月）の私には，もうはるか昔の思い出のようになってしまった場面がある。いつも決まった曜日の午後，定刻近くになると誰言うともなくデイホールの食卓が片付けられ始める。丸く並べ替えられた椅子は徐々に人で埋まり，やがて点いていたテレビが消され，コンダクターが CM 開始の声を発するのを待つ。／コンダクターが CM の終了を告げると，みなで食卓と椅子の位置を戻し，テレビが点けられ，中には先ほどの将棋の続きを始める二人組，集う傍目たちもいる。／この曜日でなくてもデイホールに広がる風景はこんなふうだった。まさに三々五々，中にはスタッフが混じって，数人で集い交流する小グループがいくつか見受けられた。ときどきは笑い声もあった。

　けれども 2020 年の春頃から，「集ったり，近づいて話したりするのは止めてください。お食事はできるだけ個室で」とアナウンス。新型コロナ感染拡大防止対策としてマスク着用は無論前提，面会，外出泊を極端に制限し，なにか怪しかったら検査の早急な実施を繰り返してきた。とは言え，この 3 年間にハッとする場面以上に大事は起きず多分幸運だった。が，ある日，4 人部屋の一人に感染発生。それへのスタッフの対応は見事で，あっと言う間に病棟をゾーニングの上，入院患者たちに各自の部屋にいてくれるよう頼んだ。精神科救急病棟でもこんなに静かになるのだと感心するほど，誰一人デイホールにいなくなった。また CM 開催は数回中止になった。だがこのときも多分幸運だった。直後に，陽性者と同室だった 3 人の濃厚接触者を含めて誰にも感染拡大はしていないと知れた。

　3 人のうちの一人，患者・O は私も以前から知っている人で，入院外生活が長かったのに調子を崩して久しぶりの再入院，水中毒の故だった。が，もう落ち着いて，週に 30 分かろうじて持たれた CM で，（実は誇大妄想も交えて）割合明るく話していたのだった。しかしこの棟

内行動規制が 10 日後に解禁された日，デイホールの椅子に座る彼の姿は，かつて私が Y 病棟に配属された際に会った患者たちのように悲しく打ちひしがれて見えた。声をかけたが笑みは浮かばなかった。彼はしばらくして入院前に暮らしていた施設に戻って行ったから，まあよかった。けれど退院の日も笑っていなかった。

　O さんのケースは比較的短い期間での出来事だが，私たちはこの 3 年余の間，COVID-19 対策で実に多くの「関係の遮断」を実行してきたと思う——ゆっくりと時間をかけて，長い期間にわたり，まるで何かの毒が効いてくるのが連想されるようだ。マスク着用自体が人と人の生の出会いを遮断した。さらに食事は別々に，デイホールに集まらないで，個室に「こもって」と勧め，場合によっては作業療法はじめ各種グループワークの時間短縮，場面の縮小や中止を伝え，誘い合って庭を散歩すること，買い物に出ることも，また直接対面の面会も遠慮してもらった。

　そうした状況下で変化した CM の雰囲気を記したいのだが言語化が中々難しい。そこを敢えて述べるために，あるセミナーでたまたま聞いた概念を流用させてもらうとこうなる（Schlapobersky, 2020）。たとえ沈黙していても「ともに今いる」という，あの感じがずっと減ってしまった。独り言ちる（monologue）人もいるが断片的に，消えてしまう。どうにかペアができ対話（dialogue）が生まれても続かず，曖昧に途絶えがちだ。そして，黙ってはいるが耳を傾けている人も交えて進む話し合い（discourse）は，本当にずいぶん減ってしまった。私が抱いている個人的感覚に過ぎないが，CM の，人の"流れ"が滞りがちになったと表してもよい。

　こうして 3 年間かけて出来上がったのは，（大袈裟な語り口だと言われるかもしれないが）1970 年代以前から私たちがこころがけてきた精神医療のあり方を「より閉鎖的方向に」押し戻した病棟，病院の姿なのではないかと私は感じる。幸いなことにデイケアは未だ動いているが，グループ・ホームは病棟と余り変わらない。

ただしこんな私の体験とは別に，クラスターが起きて一時は病棟を閉鎖的に処遇したものの，その前後にはCMを従来通り行えていたし，行動規制解禁の日には患者たちが「おめでとうございます」と言い喜びの声を上げたという生き生きとした病棟の報告も聞いた（髙林・鈴木，2023）ので，無論一律には語れない。あるいは私が直接関わってきた状況が強大すぎたとでも理解したらよいかも知れない。が，恐らく多かれ少なかれ似たような閉塞状況を抱えてもいるのではないだろうか。他方私には，COVID-19対策として行ったあの作業それ自体に，より緩和した他の方策があり得るとは，現時点では到底思えない。

Ⅵ　おわりに

　病棟にある臨床グループ（今回の素材はCM）での営みは，病棟（ひいては病院）という大グループに多大な影響を及ぼす，と眺められる観点が，そうした事実の認識を可能にする。が，相互関係的にということになろう，病院構造に起きた（この度はCOVID-19対策を強いた）状況は，病棟の臨床的現象に，患者のあり様に，直接影響を及ぼした。当然スタッフにとってもそうだった。この度彼らはまず，日々の感染予防対策とその強いられる緊張に，さらに県からの委託で急ごしらえしたコロナ病床の運営に伴って，病院中で疲弊した。また患者に規制を示す度に「新型コロナ感染拡大予防対策故に」と"説明"しつつも，不自由を強いるその営為に後ろめたさを覚え，状況の解決策のなさから無力感に襲われていった。ちなみに，こうした"説明"を鵜呑みにする一方，疲弊，後ろめたさ，無力感が麻痺していくさまを，私は「コロナ病」と呼んだ（相田，2022b）。以上の状況は現行の精神医療をより閉鎖的——従って抑制的——な方向に向ける結果を現象させていると考えざるを得ない，という認識が私にはある。

　そこで，再び，患者たちの主体的参画を得た，より開放的な臨床実践の回復を目指したいと思

うのだが，その場合，病棟の臨床グループのあり様こそがそれを含む全体構造である病棟，病院に多大な（好ましい）影響を及ぼし得たというかつての認識，そうしたかねて培われ「貯金」（相田，2022a）されている臨床経験こそ，大切な「元手」になると期待したい。

文　献

相田信男（2001）レヴュー・ミーティングと私たち——変化と評価をめぐって．集団精神療法，17（2）；145-150.（相田信男（2006）実践・精神分析的精神療法——個人療法そして集団療法．pp.187-194. 金剛出版）

相田信男（2008）精神科リハビリテーションと集団的アプローチ——グループのある病棟．精神療法，34（4）；438-444.

相田信男（2009）精神科臨床グループ．臨床心理学，9（6）；740-745.

相田信男（2014）学会賞（古澤賞）受賞記念講演・精神分析学会から学んだこと——特に「境界」．精神分析研究，58（3）；205-218.

相田信男（2019）（シンポジウム）そして病棟は心理学的になった——このフレーズの由来，その後の発展．集団精神療法，35（2）；208-213.

相田信男（2022a）「With コロナの社会」でグループセラピストを生み，育む過程をめぐって．日本社会精神医学会雑誌，31（4）；367-372.

相田信男（2022b）itgip（東京集団精神療法研究所）主催第28回フォーラム（2022.5.22.）における発言．

西村馨・尾上明代・秋田悠希・相田信男（2022）グループにおけるメンタライジング——その体験的発見と可能性の追求．集団精神療法，38（2）；210-211.

小川悠介（2023）精神科救急病棟で集団精神療法を実践する意義．心と社会，53（4）；71-76.

Schlapobersky J（2020）Pshychotherapy's Three Dimensions：Relational, reflevtive, reparative. in Japanese Training in Group Analysis Online Lecture 19 December 2020.

鈴木純一（1999）集団精神療法の臨床的意義．（近藤喬一・鈴木純一編）集団精神療法ハンドブック，pp.67-77. 金剛出版）

髙林健示・鈴木純一（2023）itgip（東京集団精神療法研究所）主催第29回フォーラム（2023.2.19.）における発言．

精神療法　増刊第 10 号 2023

集団精神療法を日常臨床で活かす

▶コミュニティミーティング

Kenji Takabayashi

髙林　健示*

Ⅰ　はじめに

　私は，精神障害者の社会復帰施設，子どもの精神科病院，大規模精神科病院精神科デイケアなどでグループ療法を行ってきた。また，保健所デイケアや地域の患者会といった地域コミュニティでのグループにもかかわってきた。施設でのコミュニティミーティングに始めて取り組んだのは子どもの精神科病院が最初で，以降，精神科領域でのコミュニティミーティングを実践してきている。本稿では，現在勤めているX精神科病院で行っているコミュニティミーティングについて紹介していきたい。

Ⅱ　枠組みの紹介

1.「枠組み」1　病院

　X精神科病院は東京都の隣県Y市にある。都内から私鉄に乗り 30 分。Y駅で降りる。駅の北側には古い街並みが残っていて観光地となっている。南側は，駅前にビルは並んでいるが，病院につながる道に入ると閑静な住宅地となる。まだまだ畑も残しているのどかな地域に病院はある。

　設立 90 年の単科の精神科病院で，病床は 257 床。閉鎖病棟が男女各 1 棟，男女混合の開放病棟が 2 棟ある。精神科デイケアも行っている。

　病院では，四季折々に病院祭やクリスマスなどのレクリエーション活動が開催されていた。日常の活動としては「院内教室」があった。学校の教室を模した部屋で専門の講師を招き，書道，絵画，音楽，珠算，調理などのプログラムが提供されていた。生活療法，社会復帰療法にも取り組んでいた歴史があった。このように，患者さんに「かかわる」姿勢はある開放的な病院であった。

2.「枠組み」2　病棟

　私は，女性閉鎖病棟を担当している。56 床あり，ナースステーションを中心にA病棟部分とB病棟部分に別れている。AとBを合わせて一つの病棟である。二つの病棟部分は廊下でつながっていて行き来は自由。コミュニティミーティングが行われる食堂はA側にある。

　現在，B病棟部分は新型コロナウィルスの対策病棟となっている。新規の入院患者さんは一定期間B病棟で過ごし，その後A病棟部分に移っていく（2023 年時点）。

3.　何ができるのだろうか

　X病院に勤務初日のエピソードである。引き継ぎ中のナースステーションに，私は院長に連れられて入っていった。院長は「髙林さんです。

＊東京集団精神療法研究所
　〒170-0003　東京都豊島区駒込 6-6-23

グループをやってもらいます」とだけ言うと，部屋から出て行ってしまった。病棟は具体的な指示を受けていない様子であった。もちろん，私も聞いていなかった。この状態からコミュニティミーティングは始まったのである。病棟は困っていたと思う。

　私は，病棟に指示してコミュニティミーティングを立ち上げるという立場ではないし，新しい試みを始めるときに重要な資源となる協力者も全くない。この状況で「何ができるだろうか」と考えた。患者さんにさまざまなプログラムを提供していた病院であることは先に述べたが，「かかわる」姿勢を持っていることに期待して，病棟から提案されるまで「待つ」ことを選んだ。

　私は担当するB病棟のホールにある8人がけの大きなテーブルに座って一日を過ごすことにした。一人で座っていると，患者さんは少しずつ集まってきた。自然発生的なグループが生まれていた。「待つ」だけではなく，何かしてみようと考えて，「昔話」を読むことにした。食堂の本棚にある「はなさかじいさん」といった童話を借りてきた。女性病棟のホールで，中年男性が，大きな声で，童話を読んでいる。なかなかシュールな光景であったと思う。ところが，患者さんは集まってきた。「朗読」とはとても言えない私の語りを聞いてくれていた。

　なぜ患者さんは集まってくるのだろうか。高齢の長期入院患者さんに聞いてみた。すると，「話は知っているが，（ストーリーを）追いかけていると，頭がスッキリする」と言われた。「昔話」もなかなか意味あるものだと感じた。

4．病棟にコミュニティミーティングが収まる
　病棟に入って3カ月が過ぎた。「昔話グループ」も奥が深いものだと思い始めていたある日，看護副部長と師長が連れだってB病棟のホールのテーブルに座っている私のところにきた。コミュニティミーティングの依頼であった。副部長からは，「月曜日の午前10時20分から1時間，場所はB病棟のホールを使うこと」が提示された。ようやく病棟の日課の一つに収まったのであった。

　40分間のセッションとレビュー20分という時間枠で，病棟の他の業務に影響しないようにと考えた。コンダクターは私が執り，コ・コンダクター（看護師）はその日の日勤者から誰かが指名されて参加することになった。

　翌週，初回のグループを始めたところ，ヘルパーさんが来て，ホールに面した洗面所と洗濯場の清掃を始めた。ホールには，塩素系洗剤の臭いが漂い，トイレの床タイルを研くデッキブラシの音が響きわたった。ヘルパーさんは通常のスケジュールで仕事を続けていたのであった。さらに，患者さんを呼ぶ棟内放送は鳴り響き，看護師さんは血圧計を片手にグループの真ん中を横切っていく。わざと邪魔をしている様子はなく，これまで通りの業務を行っていたのであった。私は「何ができるだろうか」とまた考えた。私から病棟に頼むという方法もあったと思うが，やはり「待つ」ことにしたのであった。臭いや音のストレスはあるが，それを抱えてグループに集中することはできると考えたのである。

　数回後，師長が初めてコミュニティミーティングに参加した。そして，清掃や棟内放送を体験した。次の回から，塩素系洗剤の匂いや床を磨く音，そして棟内放送はなくなった。

　B病棟部分のコミュニティミーティングが始まり一年経ったある朝の引き継ぎで，A病棟担当のスタッフから「Bはグループがある。Aでもグループをやってほしい」という提案が出た。副看護部長はA病棟のコミュニティミーティングを即座に決めたのであった。私は展開の早さに驚いた。このままでは一方向的な決定になると感じ，「病棟医と相談した方が良い」と，病棟全体で検討することを提案したが，副看護部長から「良いものは良いから」と一蹴され，その日の午後にA病棟のコミュニティミーティングが始まった。コミュニティミーティングが増えたことは嬉しかったが，双方向的なコミュニ

ケーションによる決定ではなかったことには忸怩たる思いがあった。その後さまざまな変遷を経て現在は週に 1 回月曜日となっている。

Ⅲ　「枠組み」3　コミュニティミーティング

　グループは，場所や時間，コンダクターといった枠組みを継続していくことが重要となる。病院や病棟という枠組みは前述したが，ここではコミュニティミーティングの枠組みをいくつか述べていく。

1．「時間」と「場所」

　時間枠は次の通りである。会場準備は 10：00 から始まる。セッションは 10：20 〜 11：00 の 40 分間。後片付けをして，レビューはナースステーションで 11：30 まで行っている。セッションの 40 分は物足りないと最初は思ったが，続けていくと 40 分の中でグループのプロセスは展開していく。「場所」は食堂で，テーブルを片付け，輪の形に椅子を並べている。

　「時間」や「場所」といった枠組みを変わらず継続していくことによって，患者さんの日常生活に「今日はグループの日」という「節目」ができる。「節目」がつくことで入院生活にめりはりが生まれてくると考えている。

2．患者さん

　参加は自由となっていて，毎回 15 〜 20 名が集まってくる。看護師が「グループですよ」と声をかけることはある。私はグループへの「お誘い」は特にしていない。会場で「待っている」という姿勢である。コミュニティミーティングは 20 年以上おこなわれているので，その存在は患者さんにとっては当たり前のことになっている。常連の患者さんは，会場作りを一緒に手伝ってくれる。

3．コンダクター

　コミュニティミーティングが始まった当初，私がコンダクターをしていた。次に，グループに興味を持った病棟医がコンダクターをしていた時期があり，PSW と看護師が交替で執る時期もあった。現在では病棟の看護師が輪番でコンダクターをしている。担当は固定されていない。日勤の看護師はできるだけ参加するようにしている。私や作業療法士はコ・コンダクターとして毎回参加している。

　さて，コミュニティミーティング開始初期には私がコンダクターをしていた。牽引役として必要であったが，しばらくすると，コミュニティミーティングが「高林さんのグループ」と呼ばれるようになってしまった。「病棟のグループ」になることを目指していたので，この呼ばれ方には困った。修正をお願いしたわけではないが，現在では「髙林さんのグループ」という言葉を聞くことはない。病棟スタッフがコンダクターを行うことになり，「（病棟の）グループ」になっていったのだろう。

　コンダクターがグループ開始時に伝えるオリエテーションは簡潔になってきた。「何を話してもかまわない，聞いているだけでも」と言うお決まりの文言を言う場合もあるが，新入院の患者さんに説明する時くらいである。グループは日常的になっていて，患者さんが患者さんに説明をしていることの方が多い。今では「時間になりました」といった言葉が多い。

　病棟からの伝達事項などの管理的な案内はたまに行われる。入退院の紹介はしていないが，患者さんが亡くなった場合は伝えている。

4．レビュー

　グループはセッション＋レビューで 1 セットと考えている。レビューは欠かせない枠組みの一つである。レビューの司会と全体記録は当日のコンダクターが担当する。個別記録は参加した職員が看護記録に書く。レビューでは「○○さんは，あの時なんて話していました？」「こういってました」「□□さんはそれ聞いてどんな気持ちだったかなぁ」といった言葉が飛び交い，セッションが生き生きと再現されている。

取り上げるのは，表立ったコミュニケーションだけではない。目立たなかった患者さんや，参加していなかった患者さんが話題になることもある。

コミュニティミーティングのあった日の午後には，病棟カンファレンスがある。コンダクターを担当した看護師がグループの内容を報告し，参加していなかった精神科医，薬剤師，看護師などと情報を共有する。カンファレンスでも，病棟の日常とグループの出来事の関連性に注目して検討している。さまざまな意見が出て患者さんを理解する幅は広がっていく。

Ⅳ　エピソード

コミュニティミーティングに患者さんを誘ったエピソードを紹介する。

1．なぜ声をかけられたのだろうか

ある月曜日の午後，ナースステーション前のベンチに座っている私にCさんが近づいてきた。

「グループ？」と聞かれた。

不意を突かれた私は，「午前中（にあった），来週，参加して！」と咄嗟に答えた。

「わかった」と言ってCさんは去って行った。これまで挨拶さえしたことがない患者さんとの一瞬のやり取りであった。

なぜ声をかけられたのだろうか。

毎回参加している私がコミュニティミーティングの枠組みの一つに見えていることは想像に難くない。それで声をかけてきたのだろうか。

Cさんはコミュニティミーティングにはほとんど出ない。グループの全体記録を調べたところ，年に1，2回しか参加しない。参加しても，途中から入って来て，途中で出て行ってしまう。グループには関心がない患者さんだと思い込んでいた。コミュニティミーティングの存在が気になっていたのだろうか。なぜ今日なのか。疑問は残ったままであった。

2．「お誘い」

私はCさんを「お誘い」することにした。

「待っている」とは反対の行動であるが，やってみることにした。

次の週，病室（6床室）に向かった。ベッドは奥の窓際にある。Cさんはベッドに寝転んでいた。「Cさん，おはよう，グループあるよ」と声をかけた。すると「うん」と言って，さっと起き上がり，後ろからついて来た。この「お誘い」はしばらく続いた。「出ない」と断られることもあったが，声かけが無視されることはなく，必ず何か応えてくれた。この頃，Cさんは衣類に「ガソリンのにおい」がすると訴えて自分で洗濯を始めていた。引き継ぎで調子が悪いと聞くことは多かったが，コミュニティミーティングには参加していた。

3．ベッドからベンチへ

「お誘い」を始めて3カ月後，Cさんはナースステーションの前にあるベンチにいるようになり，病室に出向くことはなくなった。

Cさんは60歳くらい，両親はすでに亡くなっている。兄弟は兄が一人いて衣類などを買ってきてくれるのだが，どちらかと言えば地味な暗い感じの洋服であった。隣のベッドのDさんは20歳で，かわいい服を母親が買ってくる。刺激になっているようであった。Cさんはコミュニティミーティングで「しまむら（衣料品店）に行きたい」と発言していた。しかし，病院は新型コロナウィルス対策で外出ができない。レビューで，「Cさんはスカートをはきたいのではないか」という話が出ていた。

2週間後，Cさんは淡いピンクのロングTシャツを着てベンチに座っていた。兄が買ってきたのであった。レビューで話していたことが面会時に伝わったのだろう。

4．会場作り

引き継ぎに加わるために病棟に入ると，Cさんはベンチに座っていた。「グループ？」と聞いてきたので，「グループ」と答えた。いつものやり取りである。引き継ぎが終わり，Cさん

に「10 時ころ戻るから（準備を）手伝ってくれる？」と聞いたところ，「もう作ったよ」と言った。食堂に行くとテーブルが一部動かされていて，6,7 人くらいの椅子の輪ができていた。

声かけを始めて 5 カ月になる。調子が悪いという話は続いていた。始まる前にベンチにいる C さんに声を掛けたら「出ない」。断られた。しかし，午後私がベンチに座っていると隣に座っていた C さんは「ごめんね」と呟いた。コミュニケーションがつながっている人なのである。

C さんが「グループ」と聞いてきて，私も「グループ」と答える。毎回このやり取りをしていた。C さんはコミュニティミーティングに参加することは当たり前のことになっていた。病棟というコミュニティの一員であり，グループの準備し参加するという役割に手応えを感じているのだろう。C さんは準備に必ず加わっていた。発言はない場合が多いのだが，新型コロナウィルスの話が出たときには，「バイデンさんもかかったんだって」「ここにいれば大丈夫だ」と言っていた。

D さんも会場づくりを手伝ってくれるようになった。動きが早いので準備は C さんが来るまでに終わってしまう。開始までに時間の余裕が生まれた。

ある日ベンチに座っていると C さんから，「今日はグループ，じゃあ行こうか」と「お誘い」を受けた。主客が逆転したのであった。レビューが終わってナースステーションから出ていくと C さんはベンチでニコニコしている。看護師から「あら，いい顔しているわね」と言われていた。

5．ベンチから食堂へ

9 月の終わりの頃から C さんの居場所は食堂に移った。ベンチはナースステーションの前で，職員や患者さんの往来が激しい。安全ではあるが落ち着かない場所である。食堂は広いしのんびりできる。しかし，この時期は元気がない様子で，「おはよう」と言っても小さな声で「う

ん」と答えるだけであった。C さんは開放病棟に転棟する話が出ていたのである。

その後，転棟の話はなくなり，元気を取り戻した。11 月の前半のグループでパンの話題が出ていた。C さんは，実家がパン屋さんであったこと，朝の 3 時から仕込みをして，6 時に開店するといった話をしていた。「手伝いをした」「親孝行した」と自分をポジティブに振り返っていた。コンダクターに「お勧めは」と聞かれ「カレーパンだよ」と明るく返していた。

6．調子のわるい時期

その後，調子が良くない状態が続いた。新聞を両手で広げて顔を隠していることもあった。声をかけると「ワ〜」という言葉にならない声が返ってきていた。「何かあったの」と聞いても答えない。反応がなかったのは初めてであった。12 月。食堂のテーブルに伏している C さんに，「調子悪そうだね」と聞くと「うん」と言った。弱々しい返事であった。こんな時でも準備は手伝ってくれた。この日，C さんはめずらしく私の隣に座った。「バック新しくしたんだ」と話しかけてもやはり「うん」であった。D さんが作業療法士と話しているのを見て睨みつけ，小声で文句をブツブツ言っていた。

年末，私は仕事を終えて病棟を出る時に，食堂にいた C さんに，「またね」と声をかけた。かすかに「うん」言った。元気がない。心配になったが，私が出口の方に歩き出したら，後ろから「きょーつてぇ（気をつけてね）」という大きな声が飛んできた。少し安心して病棟を出たのであった。

7．緊急入院

年が明けて 1 月下旬，C さんは痙攣を起こし意識がなくなり総合病院に緊急入院した。水の飲み過ぎが原因であった。回復して戻ってきて，変わらず食堂で一日を過ごしている。私が帰りに挨拶をすると「あーした（多分ありがとうございました）」といった言葉が返ってくる。最

近では，「またね」と声をかけたら，「気をつけてくださいね。ありがとうございました」と言葉が長くなってきた。

Cさんの変化とコミュニティミーティングやレビューの関係を紹介した。Cさんは居場所がベッドからベンチへ，そして食堂に移っていった。コミュニティミーティングは常連さんになり主体的に参加している。この変化はコミュニティミーティングが「存在」するから起きてきたことだと考えている。

V　おわりに──もう一つのエピソード

年末のコミュニティミーティングで「来年痩せようと思います」と発言した患者さんが，しばらくして「ごはん大盛りにしてもらえませんか」と発言をした。他の患者さんが「さっきの話と矛盾する」と指摘する。ダイエット目標の患者さんは「あ，そうかぁ」と納得する。コミュニティミーティングではこういった交流が起こり，他の参加者からのフィードバックを受け，自分に向きあうことになる。ダイエット目標の患者さんはグループが終われば，フィードバックを忘れて「大盛り」をまた希望するのであろう。しかし，フィードバックが行われた時には自分に向きあっている。こんなやり取りを定期的に行っていることで，そのたび毎に向き合うことが起こる。グループでは「やり取り」が何度も繰り返されていくことになる。その繰り返しから社会的学習をしていく。

参考文献

髙林健示（2022a）集団精神療法の魅力　入院治療でのグループ．集団精神療法，38（1）；35-41．

髙林健示（2022b）「未来へ継承したい集団精神療法のエッセンス」─仮説をたて振り返ること．集団精神療法．38（2）；189-193．ss

集団精神療法としてのデイケア

▶ 治療的コミュニティ

Yuko Kawai

川合　裕子[*]

I　はじめに

　障害を持つ人に社会への適応を求めるのではなく多様な人々が共生しようとする現代において，精神科デイケア（以下，デイケアとする）のあり方もスタッフの役割も変化を迫られている。コ・プロダクションに基づく運営がデイケアを進化させる可能性があるかもしれないが，地域の社会資源の増加や診療報酬改定による減益はデイケアの存在意義を揺るがせている。魅力あるデイケアの運営や多機能化，送迎などの手段を駆使し，デイケア利用者（以下，メンバーとする）を囲い込もうとする動きは入院患者を確保しようとする病院の姿勢と本質的には変わらない。何十年もデイケアで過ごすメンバーの姿は長期入院患者と重なるが，居場所機能の必要性は叫ばれ続けている。デイケアが地域への架橋になり得なかったことは明らかで，古屋（2021）が指摘するように精神科医療総体の変革を可能にすると期待されたデイケアは幻想で終わっている。

　本稿の視点はデイケアという集団を治療にどう活かすかにあり，上記の問題を解決できない。魅力あるプログラムの提案もない。しかし，デイケアを集団という視点から捉える重要性を伝えることは，メンバーが絶望から回復するきっかけを得て自らの生き方を考える場であるデイケアの治療的側面，そしてスタッフの役割を明確にすることに繋がるだろう。

II　精神科デイケアというコミュニティ

　デイケアは精神科の治療を行う医療機関の一つであり，社会生活機能の回復を目的として個々の患者に応じたプログラムに従い，グループごとに治療するものと言われている。利用メンバーの疾患，年齢，目的の幅は広く，実施者の目的，内容もさまざまである。よく聞かれる利用目的は，再入院・再発予防，生活リズムの維持，体力づくり，一定時間を過ごす，生活を楽しむ，生活力を高める，周囲の人とうまく付き合う，疾病・治療の理解，症状への対処法を得る，認知機能の改善，就労（復職）などで，入院治療に替わる存在にもなり得る。プログラムの内容および方法はその時点のメンバーのニーズによって調整され，家族支援などが組み合わされる。個別支援が中心だが，そこに常に集団があるのが最大の特徴である。しかし，これらがどのようなプロセスで実施されているか，民主的であるか，メンバーの関与や責任，スタッフとの関係性などの実態は，実践報告を読むだけでは見えてこない。

　1950 年代後半から始まった日本のデイケア

＊小阪病院デイケアセンター
　〒 577-0809　大阪府東大阪市永和 2-7-30

は，入院治療中心の精神科医療を反省し，治療共同体を意識して実践された（内藤，1984；柏木，1989；樋田，1990）。加藤ら（1977）は，デイケアの根底には「治療共同体を指向したコミュニティ医療へという理念が横たわっていた」と述べると同時に，この理念が十分に理解されなかったことがデイケアの発展が阻害された大きな要因であると指摘している。実際のところ，私が勤務したいくつかのデイケアではメンバーという呼称や形式的なミーティングは残るものの，治療共同体という言葉は聞いたことがなく，この理念が受け継がれている実感は得られなかった。加藤ら（1977）は最終章を「いかにして真の『治療的コミュニティ』を作っていったらよいかということが，本当の目標なのである」と結んでいるが，この目標を達成しようとするプロセスこそがデイケア実践の本質ではないだろうか。

デイケアは意図的に作られたコミュニティである。このデイケアというコミュニティ（以下，DC コミュニティとする）のプライマリ・タスクは，日常生活に関連した活動やプログラムでの活動などを通して，精神病理を持つメンバーを理解し彼らの資質に働きかけること，それが可能な場を維持することであろう。これはスタッフとメンバーが共に「治療的コミュニティ」作りに取り組むこと，そのプロセスに他ならない。その基本となるのは，治療共同体概念の一つであるヒエラルキーもスタッフの権力もない民主的で平等な関係性である（鈴木，2005）。そして，個人と集団の関係性や集団の力動を読み解き，所属する全ての人が回復し成長することが可能になるように関わることがスタッフの重要な仕事である。目的が就労であっても居場所であっても，これは全ての DC コミュニティの基礎となる部分であろう。この点において DC コミュニティを集団精神療法の視点から検討することが役に立つはずである。

Ⅲ　集団精神療法の視点から見た DC コミュニティの治療構造

メンバーの体験を考えてみたい。DC コミュニティという集団に接したメンバーは不安になるだろう。その時にスタッフに受け止められる体験がまずは安心をもたらす。そして，これまでの経験や無力感，諦め，焦りあるいは期待などが理解され，急かされない雰囲気があれば，徐々にエネルギーを回復する。さらに DC コミュニティに受け入れられ，プログラムやレクリエーションなどの活動を通して少し自信が戻り，役割を担うことで細やかな希望を感じられるかもしれない。同時に，自分の症状や問題について，挫折や絶望，混乱や葛藤なども含めて表現してみた時にスタッフやメンバーが自分の体験に焦点を合わせて理解してくれることで周りのメンバーの話にも少し興味が湧く。楽しく充実した気持ちは次の行動を促すかもしれない。スタッフやメンバーと共になら，今の自分や DC コミュニティについて目を向けられ，つらい思いをしながらも自分たちが選択した結果を受け止め検討できるかもしれない。そのような場が保証されることはさらに視野を拡げる可能性があるだろう。スムーズではないがあちこちにぶつかりながら時間をかけてこれらが繰り返されることで，メンバーにもスタッフにも自分の中に考える空間や耐えるための空間が育まれ，この空間が今までとは違う考えを導き，行動に変化をもたらすと考える。DC コミュニティにおけるメンバーの体験には，集団精神療法で一般に認められている治療要因と治療機序（アメリカ集団精神療法学会編，2014）の多くが関わっていると考えるが，ポイントは集団の中で理解されること，表現すること，考えてみることを繰り返し経験することである。

個人療法と違い，DC コミュニティでは集団の中で展開する対人関係を目撃し，体験することができる。プログラム中にも，食事中でも，フロアに座っているだけでも，集団との接点は

存在する。DC コミュニティで起こることはどんなことでも利用できる。このことがスタッフ間で共有されていることがまずは大切である。なぜなら，私たちは個人の病理や脆弱性に注目しやすく，集団の中で展開する力動や関係性には意識が向きにくい傾向を持っているからである。集団の中で起こる相互作用や個人の心の動きは，DC コミュニティの治療構造を意識することで理解が進むだろう。いくつかの項目を検討してみたい。

1．医療としての処方とメンバーとしての利用契約

集団精神療法では対象者を検討するが，病院のデイケアにおいては誰でも引き受けようという雰囲気があることは否めない。本人がその気になっている間に見学を手配するよう急かされ，あとはデイケアスタッフとの話し合いで決めてくださいという流れを経験することもある。とりあえず利用してみてはという曖昧な状況や他に利用先が見つからないなど不本意な状態での利用は，本人のみでなく家族にも他のメンバーやスタッフ，そして DC コミュニティにも影響を与えるだろう。デイケアが治療として提供できるものを本人，家族，支援者に丁寧に伝え，デイケアを利用する目的，どう利用するかを明確にすることに時間をかけるべきではないだろうか。本人が納得するまで主治医と話し合い，その結果を指示箋という形で示すことが重要な意味づけになるはずだ。理想としては，アセスメントや準備性の問題は病棟や外来で扱い，それを受けたデイケアスタッフが DC コミュニティのメンバーになる意味，何をするところか，メンバーは何を期待されるかを理解できる形で伝える役割を担うという分業がその後の連携を考えると望ましいと思うがどうだろうか。段階を踏んで利用の契約を結ぶことは，利用者とデイケアとのミスマッチを防ぎ，利用者がバウンダリーを超えて DC コミュニティに入っていくプロセスを助けるはずである。

2．利用の目的

デイケアを利用する目的には，メンバーや家族，社会のさまざまな思いが投げ込まれる。そこに潜む不安や怒りがスタッフの無意識に影響し DC コミュニティ全体に広がること，そして Main の「共謀のヒエラルキー・システム」（古賀，2020）のような関係性が DC コミュニティでも起こる可能性を認識しておくことは重要である。例えば，社会に出るのは不安だから専門家のいるところに行きたいという利用者の思いは認められたいというスタッフを満足させ，カラオケができるという期待は利用者の増加を望む母体組織の思いと合致する。働いてほしいという家族の思い，症状への対処を学べるという作業所スタッフの期待がスタッフの性急な働きかけを促し，精神障害を持つ人の理解は難しいから専門機関で預かるべきという社会の思いはスタッフに歪んだ使命を抱かせるかもしれない。スタッフとメンバーの関係性が密になり，他のスタッフとの間に対立が生じれば，メンバーは疑心暗鬼になり交流できなくなる。もちろん利用者の思いは大切に扱われなければならないが，知らないうちに共謀関係に陥る危険性を理解しておくことは，スタッフが自らの行動が治療に反することになっていないかを振り返る上で有用だろう。

3．デイケアの仕組みとミーティング

デイケアのメンバーになった時，彼らはその仕組みをどう理解するだろうか。あるメンバーは昼ごはんを目当てに利用を開始したため DC コミュニティに所属したという実感は湧かず，自由に過ごせる物理的な場所と認識しているかもしれない。助けてくれる，何かを与えてくれるところという印象を持つメンバー，プログラムへの参加を目的に来所するメンバーにとっては，デイケアはプログラムの運営会社のようなもので，専門家が揃っている場所と感じられるかもしれない。DC コミュニティの仕組みは，その意図を示さなければ理解されにくいだろう。

メンバーとスタッフが所属する大きな集団が DC コミュニティであり，そこはプログラムが実施され日常生活を送る物理的な空間でもある。利用契約をすると一定期間はそこで過ごすように勧められ，家族のようでもあり，時には逃れられないという窮屈さを感じる。しかし，通所を繰り返すうちに所属感が湧き，日常的な活動の中で役割を担う機会も持つかもしれない。これに対してプログラムは，グループ活動や集団精神療法を行う小さな集団である。一部のメンバーが参加する定番のプログラムや季節やニーズに応じて作られる一時的なグループなどがある。メンバーはプログラムの中で共に楽しんだり，症状や障害を理解し自分の体調がわかるようになったりする。

メンバーもスタッフも，DC コミュニティとそれぞれの参加プログラムを行ったり来たりしながら活動を継続する。その中で，理解され，成功を体験すると同時に，葛藤や混乱を感じるだろう。基礎となる DC コミュニティという大集団とプログラムという小集団の両者にスタッフが目を向け，この仕組みをメンバーと共有することが治療的な枠組みを意識することに繋がる。

さらに，DC コミュニティに所属する全ての人で行うミーティングは，プログラムで起きたことも DC コミュニティ全体のことも含めて話し合う場であり，集団の中での自分に改めて接するチャンスとなる。そこで体験や思いを語りあう試みには多くの意味がある。鈴木（2005）は，デイケアは対人関係の連続であり，そこで起こることはスタッフとメンバーで解決しなくてはならない，なぜ起きたのか，どんな状況だったのかを考えるためにメンバーとスタッフが同じ立場で話し合う以外方法はない，その話し合いを通じて役割を発見し，自分の存在が大切であることを実体験していくと述べる。誰でも何でも言って良いという雰囲気の中で全ての発言が平等に扱われること，言葉以外のコミュニケーションも積極的に扱われることが DC コミュニティの中にリフレクションの場を作る。こ

のミーティングでの体験は個々のメンバーに内在化され，培われたコミュニティの文化はメンバーが替わっても引き継がれる。定期的であれば朝夕のミーティングでも週 1 回の全体会などと呼ばれるミーティングでも良いが，一人ずつが順番に感想を言うのみでは十分なリフレクションはなされない。

4．構成メンバー・場所・スケジュール・ルールなどの枠組み

メンバーが自らの症状や困難を共有するには安全な場を維持することが重要である。集団精神療法であればメンバーの変更，部屋の変更や模様替えについては慎重になるが，DC コミュニティでは事前の情報共有がなされないことがある。新メンバーの紹介はあっても，去るメンバーの挨拶やお知らせがないこと，スタッフの異動が 1 週間前にしか知らされないこともある。デイケア内をキョロキョロしながら通り過ぎる研修医や大人数の見学者を訝しげに見つめるメンバーは，蔑ろにされた感覚を持っているかもしれない。バウンダリーが常に意識され共有されることは，自分が DC コミュニティのメンバーとして大切に扱われているという感覚と直結するだろう。時間が曖昧だったり突然スケジュールが変更されたりするなら，メンバーは受け身にならざるを得ない。もし，今話していることや取り組んでいることが時間内に収まらなくても次回が示されることで連続性が理解され，それが見通しを持つ体験にリンクする。

ルールについては，必要な時はいつでも全てのメンバーとスタッフで見直すことができるとアナウンスされていることは少なく，スタッフが決めるものという認識が強い。トラブルやリスクは管理的な方法を用いて避けようとされがちだが，それらはコミュニティの枠組みの意味を考える材料にもなり得る。メンバーが枠組みについての話し合いに関与することは，彼ら自身の内側と外側のバウンダリーを作ることにも貢献するだろう。

5．スーパービジョンとレビューミーティング

個人精神療法や集団精神療法を実施した時には，スーパービジョンを受けることを考えるだろう。DC コミュニティで起きていることは複雑であり，渦中にいるスタッフには見えないことがある。外部の眼を通すことで，メンバー，スタッフ，DC コミュニティ，母体組織の関係性などが浮かび上がることは多い。DC コミュニティの期待を特定のメンバーが問題として表現していることや，メンバーを傷つきから守ろうとしているスタッフの過剰な介入などが理解されることもある。

また，スタッフ全員で行う毎日のレビューミーティングで，スタッフ同士が違いを恐れ過ぎず対等に話し合い，自らの体験や感情を言葉にすること，さらに多様な観点を持ち寄って行動に隠されている心の動きを理解しようと試みることは，問題をメンバーの病理や脆弱性に帰さず，スタッフが自らの行動や関係性についてリフレクトする姿勢を獲得することに繋がる。そして，意見が違ってもお互いを受け入れ，そこに居続けられる体験が DC コミュニティでのメンバーの体験と同じであることにも気付くだろう。

ここまで理想的なことばかりを述べた。実際にはさまざまな理由で制限があると思うが，取り組もうとする姿勢は影響力を持つ。ほんの少し意識すること，試してみることは，いつもとは違うメンバーの反応を引き起こし，スタッフ自身もそれに気づきやすくなるように思う。

Ⅳ　DC コミュニティの特殊性とスタッフトレーニング

上述したように，治療構造を意識するとその中で起きる相互作用やさまざまな感情を理解することが可能になるが，それらを扱わなくても一日は終わっていく。しかし，プライマリ・タスクに取り組もうとするなら，資格を持つスタッフが勢揃いしても悩まずにはいられないだろう。

また，DC コミュニティでは他の精神療法よりもスタッフ自身が曝される。全方位から声が飛んでくる日常場面では自分の価値観を一旦横に置くこともなかなか難しい。メンバーと遊んでいるようにしか見えないのではないかという恐れでスタッフは不安を掻き立てられるかもしれない。精神科リハビリテーションという大義名分を得て，プログラムの準備に忙しく動き回り，結果としてメンバー自身が考える機会を減らし，彼らが決定する権利を主張することを困難にしているかもしれない。メンバーとスタッフが対等であればスタッフも痛みを伴う体験をするが，これに耐えることができなければスタッフは民主的になるのを恐れ，一方的に教えたり，全てを抱え込もうとするかもしれない。これらが繰り返されるとコミュニティは治療的にはなり得ない。

複雑な状況で起きることをその場で利用しようとする DC コミュニティの特殊性を，スタッフは自覚する必要があるだろう。同時に，過酷な状況で仕事をするスタッフは，集団に関する知識を得て，専門的なトレーニングを受けることが欠かせない。これは，それぞれの職種がその専門性を維持するためにトレーニングを受けることが当然であるのと同様だろう。

1．コミュニティを理解しようとすること

例えば，スタッフの問いかけにメンバーが沈黙する場面では，コミュニティに何が起こっているのだろうか。どんな関係性がメンバーとスタッフとの間にあるだろう。自分の中にメンバーに対する諦め，絶望を抱えていないだろうか。スタッフの関わりは双方向になっているだろうか。メンバー間でトラブルが起きた時は何が起こっているのだろう。解決されない何かの不安，扱われていない怒りが横たわっていないだろうか。母体組織の変化，スタッフの異動，スタッフ間の対立，扱われなかった過去のトラブルはないだろうか。集団は個人の自律的な言動を制約するという面を併せ持つ。さまざまな可能性を吟味しメンバーの欲求や感情に配慮しなけれ

ば，集団はただの人の集まりになり，時に破壊的になる。ビオン（Bion WR）が基底的想定グループを仮定し（西村，2003），グループで深い不安を感じるとメンバーは無意識的に何とかしようとして非合理的に行動すると考えたこともコミュニティを理解するために参考になる。また，DC コミュニティは一つの組織だが同時に母体組織に所属している。上位にある組織と下位にある組織には円環的因果律が働き，DC コミュニティが母体組織から圧力を受けていれば，それはスタッフに影響し，さらにメンバーにも影響を及ぼすと認識することが問題の捉え方を変化させる。

スタッフが集団について学び，力動論的，システム論的な視点を少しでも持つことが，現象の理解を助け，コミュニティの問題としてメンバーと共に取り組むことを導く。

2．メンバーの経験について理解すること

個々に見合った危機状況の中であれば，メンバーは自我を強化し成長させることができる。メンバーもスタッフもコミュニティにおけるそれぞれの役割，責任，権限を認識し，バウンダリーを見直すために，DC コミュニティの中に現実検討を持ち込むことは役立つ。例えば，予算をメンバーが検討することは，DC コミュニティへの関与の姿勢を大きく変えるかもしれない。会費制のイベントの企画運営は，その行事の目的，各自の役割と責任，持ち得る権限を意識することに繋がり，マネジメント力を高める。ただし，選択や決定，その責任を担うことについては，個々のメンバーの症状や状態からスタッフが判断し調整する必要がある。集団の中での反応はこれまでの経験から引き起こされることが多い。メンバーの家族歴や生活歴が把握されていないことが見受けられるが，反応を予測するためには必要な情報である。集団に目を向けながらも，個々のメンバーについてアセスメントできていなければ，適切な介入はできないだろう。

3．治療共同体の考え方に再び注目すること

日本でデイケアが開始された当初は，治療共同体が参考にされたことは先に述べた。治療共同体とは，鈴木（2003）の言葉を借りれば，コミュニティにおける生活のあり方をメンバーとスタッフが共に問題にし，生活の障害になっている諸問題に焦点を当てつつ，メンバーたちがグループで助け合いながら，自らの病気，コミュニティの枠組み，しきたりの問題点，治療のあり方，またスタッフとの関係などの治療に関する基本的な問題について理解を深めていくという方法である。これは，スタッフとメンバーが共に DC コミュニティを治療的にしながら，回復し成長する具体的な方法を示している。また，スタッフが自らの取り組みを振り返る際には治療共同体の価値基準（古賀，2020）や Community of Communities 9th Edition Standards（Pearce & Haigh, 2017）が参考になる。TC Practitioner Competencies Framework（The Consortium for Therapeutic Communities & Community of Communities, 2014）の具体的な項目を見直すことはスタッフの能力を高めるだろう。例えば，自分の行動は正しい，期待に応えなければならない，メンバーは病気だから仕方がないなどのスタッフの思いこみや，メンバーのために一生懸命やっているという前提がメンバーの理解を妨げていることに気づかせてくれる。さらにメンバーとの関係性，スタッフ同士や組織との関係性についてリフレクトすることにも役立つはずである。

4．体験的なトレーニング

内藤（1984）は「集団心理療法の講義を受けたり，集団療法を受ける側に立った感受性訓練に参加したこと」が集団運営に影響したと述べている。DC コミュニティのスタッフは，集団精神療法の視点，治療共同体の考え方を身につけるのみではなく，自分を使って体験的に学ぶことが期待される。治療共同体の体験的なスタッフトレーニングである Learning from Action

ワーキングカンファレンス（Hinshelwood, 2020）は，一時的なコミュニティの中での自分の体験をリフレクトするために役立ち，その経験がメンバーの理解をより深める（古賀・川合，2017）。古賀と川合はその有用性を認め，日本で Learning from Action Japan を 2 回開催し，今後も継続する考えを持っている。

Ⅴ おわりに

海外で見かけたラウンドアバウト（環状交差点）が興味深い。日本ではお互いが信号に従えば安全だという感覚があるが，ラウンドアバウトで交差点に侵入するには，ルールに従いながらも自らが適切に判断する必要があり，安全に関する個人の責任範囲が広いと感じる。DC コミュニティでは，ルールに従いながらもその時々で状況を判断し，どのタイミングで何をするのか，その結果がどうなるのかを考えることが重要で，これがラウンドアバウトに似ているような気がして，信号に慣れた私には難しいと感じたのだ。ルールに従って過ごしていればそれなりに時間は過ぎるが，メンバーと共に「治療的コミュニティ」づくりに取り組むならば，それは本当に骨の折れる仕事である。恐れず，メンバーと共に考え続けていこうと思う。

文 献

アメリカ集団精神療法学会編，日本集団精神療法学会監訳（2014）AGPA 集団精神療法実践ガイドライン．創元社．

古屋龍太（2021）精神科デイケアをめぐる幻想の未来—時代状況を越えるパラダイムとポジション．デイケア実践研究，25（2）；47-52．

樋田精一（1990）分裂病のデイケア．（島薗安雄・藤縄昭編）今日の分裂病治療，pp.125-144．金剛出版．

Hinshelwood RD（2020）アクションから学ぶ Learning from Action（LFA）—メンタルヘルス・ワーカーのためのワークショップ．集団精神療法，36（1）．

柏木昭（1989）国立精神衛生研究所（精研）デイ・ケアの歩み．（精研デイ・ケア研究会編）精神科デイ・ケア，pp.12-23．岩崎学術出版社．

加藤正明・石原幸夫（1977）精神障害者のデイケア．医学書院．

古賀恵里子・川合裕子（2017）治療環境においてアクションから学ぶ—Learning from Action Working Conference を通した考察．集団精神療法，33（1）；68-74．

古賀恵里子（2020）治療共同体・再訪．集団精神療法，36（2）；180-192．

内藤清（1984）第 1 章 デイケアの実際と地域ケア．（岡上和雄・内藤清・高柴哲次郎他著）精神科デイ・ケアのすすめ方．牧野出版．

西村馨（2003）基底的想定グループ．（日本集団精神療法学会監修）集団精神療法の基礎用語，p.17．金剛出版．

Pearce S & Haigh R（2017）Appendix2, Community of Communities. The Theory and Practice of Democratic Therapeutic Community Treatment, pp.291-301．Jessica Kingsley Publisher.

鈴木純一（2003）集団精神療法の適応拡大と技法の修正．臨床精神医学，32（10）；1197-1201．

鈴木純一（2005）治療共同体概念のデイケアにおける役割．デイケア実践研究，9（1）；19-27．

The Consortium for Therapeutic Communities & Community of Communities（2014）TC Practitioner Competencies Framework. https://therapeuticcommunities.org/wp-content/uploads/2014/11/TC-Core-Competencies-with-Preface-2014.pdf.（2023 年 2 月 26 日閲覧）

うつ病リワークにおける集団精神療法

Shoutarou Araki

荒木　章太郎*

I　はじめに

　日本うつ病リワーク協会のホームページによるとリワークとは return to work の略語である。

　気分障害を伴う精神疾患を原因として休職している労働者に対し，職場復帰に向けたリハビリテーションを実施する機関で行われているプログラムで復職支援プログラムや職場復帰支援プログラムと言われている。リワークというものが生まれた背景を述べると，わが国では 1990 年代に入り年間 3 万人という自殺者の問題が生じていた。厚生労働省の患者調査によれば，うつ病を含む気分障害の推定総患者数は 1999 年の 44 万人から 2002 年の 71 万人へと大幅に増加した。

　この状況に呼応するように，2008 年にはうつ病などの精神疾患で仕事を休む社員が 6 割の企業で増加する。しかも，一旦復職しても再休職する社員が多くみられるようになった（五十嵐，2010）。これらの背景から，近年のうつ病や不安障害は以前のように休養と薬物では復職が困難である場合がしばしばあり，心理社会的アプローチが必要であると考えられるようになった。

　医療機関で行われる「職場復帰支援プログラム（リワーク）」は，集中力や作業能力の向上を図る「オフィスワーク（個人作業）」や休職原因の振り返りなどの内省，グループワークやミーティングなど対人スキルの向上を目指す「集団プログラム」，疾患教育や心理教育などの「教育プログラム」，認知行動療法・SST・アサーションなどの「特定の心理プログラム」，その他，軽スポーツ，筋弛緩法などのリラクセーション，作業療法，芸術療法などからなるとしている（五十嵐，2010）

　本稿では，うつ病リワークのプログラムにおいて，集団精神療法をどのように活用していくのか論じたい。

II　リワークにおける集団精神療法について

1．治療構造

　うつ病リワークが行われている A クリニックは無床精神科診療所である。2008 年小規模デイケアからスタートし 2009 年大規模デイケアとして週 5 日実施しているが，利用者は体調に合わせて段階的に参加曜日を増やし，最終的に週 5 日，1 日 6 時間のプログラムに参加する。利用対象となるのは，うつ病等の気分障害で休職しており，症状が回復期の状態の者である。スタッフは常勤 4 名が関わる。2023 年 3 月現在の利用者数は，登録約 20 名で，男女比が 2 対 1 と女性の利用者が増えてきている。利用期間は 6 カ月は要し，1 日の平均利用者数は 18

＊心の風クリニック
　〒 273-0005　千葉県船橋市本町 1-26-2

表1　うつ病リワークプログラム予定表

	月	火	水	木	金
9：30〜	オープン				
10：00〜	ラジオ体操 or 太極拳 朝ミーティング	ラジオ体操 or 太極拳 朝ミーティング	ラジオ体操 or 太極拳 朝ミーティング	ラジオ体操 or 太極拳 朝ミーティング	ラジオ体操 or 太極拳 朝ミーティング
10：30〜11：00	個別課題・個別面談（部署活動・プロジェクト会議）集団プログラムのオリエンテーション				運営会議 （月末心理検査）
12：00〜13：00	昼休み				
13：00〜14：30	SST アセスメント グループ	フィジカル プログラム（ウォーキング or アロマリラクゼーション隔週毎実施）卒論グループ	オプショナル グループ・モニタリング・オフィスワーク・WRAP・社交不安ラボ・無所属	グループ療法	集団CBT ベーシック アドバンス（医師の講義 or マインドフルネス・社交不安・つらい記憶の付き合い方）
14:45〜	活動記録表 振り返りグループ	帰りの会（卒論プレゼン）	個別課題	帰りの会（卒論プレゼン）	帰りの会（卒論プレゼン）
〜16：00	個別課題・サポートグループ・面談 16：00 クローズ				

〜23 名である。年齢層は 24 歳〜58 歳，職種は会社員・公務員・専門職（医療従事者・研究者・教師等）である。最近の特徴としては放送業や部長クラスの管理職の人も増えてきている。

個人の再発防止策の構築を業務とする組織に加わることによって，利用者同士が協力し合い，スタッフ・メンバーがチームとなってプロジェクトを遂行する業務を行う組織に所属してもらいテーマパークのような体験型の治療構造を形成している。

2．プロジェクトの内容

休職に至る経緯を分析し仮説を立て，さまざまな集団プログラムの中でそれら仮説を実証する体験を通じてセルフケア・対処スキル・コミュニケーションを利用者同士が相互学習しながら実践する。

最後は卒業レポートにまとめる。それらを復職する職場に提出したり，復職判定会議の資料として利用する。さらに他の利用者の前で，再発防止策の構築をまとめてプレゼンテーションをすることでプロジェクトは終結する。

3．プログラムの内容

プログラムは個別と集団の 2 軸からなり表 1 のような内容のプログラムを実施している。個別の軸では，1 週間に 1 回，主担当，副担当と 2 名のスタッフで実施されるプロジェクト会議（10 分面談）やプロジェクトの進捗に合わせて行われるテーマ面談が実施される。ここではスタッフは利用者に伴走し，本人が自分の状態を理解し，コントロール感を持ちながらプロジェクトの遂行を支援する。

集団の軸では，各集団プログラムで本人が客観的視点を身につけ復職準備性を高めていく。具体的には SST や集団認知行動療法や WRAP といったストレスの対処法を体験するプログラムがある。オフィスワークでは限られた時間で会社組織のヒエラルキーに合わせた対人関係構造を再現し協働作業の課題に取り組む。双極性障害，発達的特性による困りごと，職種別などテーマ別のサポートグループが立ち上がることもあれば，社交不安の研究グループなど，エントリー性の小規模プログラムも実施される。また利用者はデイケア内の部署にも所属しデイケ

表2　うつ病リワークにおける力動的管理

時期	初期	中・後期
構造化の程度	強い（やることや役割の明確化，スタッフの強いリーダーシップ）	弱い（メンバー同士の相互交流，ピアサポート）
不安・葛藤への取り組み	葛藤に直面させない	直面化させる
かかわりの特徴	二者関係的 指示的，解決思考， 「できていること」， 「よいところ」に注目， 保護的　　　　　　　　図1	三者関係的・集団の相互交流 主体的，洞察的 探求的　　　　　　　　図2
支援・展開の具体的	オリエンテーション 心理教育 メンター制度 レクチャー形式	デスカッション形式 「今，この場」で起きたことに対するセルフモニタリング・セルフケア
目的	所属感と安全の獲得 体調管理・生活リズムの確立	休職に至る経緯で体験した感情の再体験，認知・行動の修正

アの運営の一部にも参画し治療的コミュニティを形成している。毎週金曜日にはデイケア運営会議が実施され一人一票の決定権を持ち民主的に物事を決めていく。このように両軸の中心には本人の主体性がある（表1：前ページ参照）。

4．力動的管理

　力動的管理とは，グループアナリシスでは dynamic administration と呼ばれ，集団の境界（バウンダリー）や力動を考慮しながら集団精神療法を運営管理する技法である。スタッフは利用者の病状や病態に合わせて集団の構造を設定してプログラムを実施している（表2参照）。

　参加初期は所属感や安全空間の獲得と体調管理，生活リズムの回復を目的として生活の安定を目指す。スタッフの関わりは支持的，問題解決志向的なアプローチを中心としている。この時期のプログラムは心理教育やテキストワーク等，比較的バウンダリーが強固な集団プログラムが中心となる（表2の図1参照）。中・後期になると休職に至る経緯で体験した感情の再体験，認知の修正，再検討，「今，ここ」での直面化を目指し探求的でメンバー同士の相互交流が中心となる集団精神療法に移行する（表2の図2参照。荒木他，2019，小谷，2014）。

5．うつ病リワークにおけるグループアナリシス

　うつ病リワークで実施される集団療法では職場や家族の人間関係を振り返るためにロールプレイやオフィスワーク等職場場面を再現して行うプログラムが一般的である（荒木他，2019）。職場での振る舞いや対人関係が投影されやすいため対人パターンを振り返ることができる。一方，メンバーが復帰する会社組織では，比較的個人の役割が決まり課題遂行が優先され，現実志向で外的現実が優先される。このような構造では自分の感情は抑圧され，ありのままの自分も出しづらい。うつ病で休職した人達は仕事の役割の喪失や変化に対する不適応，もしくは解決できないような問題に直面した時の悲しみや無力感といった感情を抱えられずに発症している事例が多い（荒木他，2019）。

　そこで，さまざまな構造を持つプログラムが存在する中で，自由連想法を利用したグループアナリシスに基づく集団プログラムが重要となる（Barnes et al., 1999）。決められた話題がなく自由に話せる構造，即ち会社組織とは異なる特殊な構造の方が，役割や課題のない中で自他の情緒やありのままの自分に出会うことができる。さらに他者と情緒による関わりを持たざる得ない状況に置かれることで自他の感情を知る機会となる（荒木他，2019）。Aクリニック

表3　うつ病リワークにおけるグループアナリシス

グループ療法の特徴

構造	・テーマは定めず自由な対話 ・毎週木曜日の午後 1 時〜 ・20 〜 30 名（スタッフ 4 名） ・セッション 60 分　レビュー 30 分
目的	・集団を鏡として自分自身をふり返る ・自他の感情に気付く 　　↓ ・自分の感情を取り扱い，抱える訓練や洞察を得る
スタッフの役割	リーダーシップを取らない（平等な関係）情緒的風土の確立と維持 （AGPA, 2014）

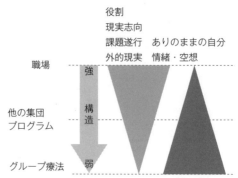

では毎週木曜日に行われている「グループ療法」と呼ばれる集団プログラムがその機能を果たす。このプログラムはリワーク開所当時から継続されているプログラムである。60 分のセッションと 30 分のレビューを行う構造となっている。その日の出席者全員と常勤スタッフ 4 名が大きな円を作って向き合う。だいたい平均 20 名程度のミディアングループが行われる。スタッフは男性精神保健福祉士がコンダクター（以下，治療者）となり，女性看護師，女性臨床心理士，男性作業療法士がコ・コンダクターとなる。スタッフはデイケアプログラム終了後，カンファレンスとは別に 20 分のグループ療法のレビューを実施している（表 3）。

Ⅲ　体験から学ぶこと

1．リワークにおける利用者個人の事例 ——一般職営業職管理職 40 代男性 A

あるグループ療法のセッションで，「医者やスタッフに対しては雲の上の人というイメージがあり，なかなか思っていることを言えない」という話題になった。終盤に入り，今日のグループはどうだったかと振り返る場面で，A が「治療者は個別面談の時は優しい表情なのに，グループ療法ではいつも怖い表情だ」と発言する。彼は二児の父で営業職ではトップクラスの経験があった。集団療法の中ではスタッフの役割を担っていた。個別面談では，休職に至る経

緯の分析で，始めは感情的に激しいタイプの女性上司に指摘されてつらい体験をしたこと，その背景には結婚する前に交際していた女性から感情的に叱責されたことが関係すると振り返っていた。このセッションでは「母と父がいつも言い争いをしていて，自分は間に入って宥める役割だった。しかし，実際の父には何も言えないほど怖かった」という経験を語る。彼は休職前後，女性上司に対してもこの父との関係を投影していたことに気づき「性差に関係なく，父親が関係していた」と自己分析を述べた。その後，セッションの中で，治療者は「今日のグループはいつもよりメンバーが少なく輪が小さい。最近，卒業する人が増えて，確かに，皆さんの課題に応えなくてはと必死になっていたかもしれません。私が，このプログラムが皆さんに評価されることが怖かったのかもしれません」と話した。すると，彼は「治療者はいつもこの場で，結果だけではなくプロセスが大事だとよく述べているが，われわれは職場に戻れば，結果を出さなくては仕事ができるとは言えないのです」と明言し，あの職場に戻ることが怖いと語る。復職に対する恐怖の話題が落ち着いたところで，治療者は「このところ，私は皆さんに対して，このプログラムで発言してもらおうと必死だったかもしれない。私の発言にプレッシャーを感じていた人がいたかもしれません。皆さんはどうですか」と尋ねると，「確かに沈黙し

ている人たちを話させようとしていた」と肯定する者や「そうは思わなかった」と答える者もいる中，ある男性が「治療者は北風と太陽の話で言ったら，北風みたいな関わりだと思った。太陽のようにやれば良いのでは」と助言してセッションは終わった。その後，Aは個別面談で，「仕事ができない人間はダメな人間」と言う価値観を持っていることを述べ，「過去において仕事ができない人間を馬鹿にしていたことがあり，自分が病気をして休職して，気になる上司や同期から同じように思われると感じ，とても悔しい気持ちになった」と話すようになった。その一方で，自分が復職に対してどうしても意欲が湧かない原因が，これまで自分が積み上げてきたキャリアが活かせないという自信の喪失と，新しい業務にとてもついていけない不安もあり，転職することも選択肢に入れながら，今後の家族との関係も含めて，どのような人生を歩みたいかということを考えるようになった。

2．事例から学ぶこと

　グループアナリシスの理論でフークス（Foulkes SH）は環境と人々が織りなすネットワークをmatrixと呼び力動的なプロセスを作り出し，効果的治療が機能する領域とした。この目に見えない個人を接束点としたWeb状のネットワークには個人の行動の背景にある情緒・信念・価値観だけではなく，過去や現在の重要な対人関係との葛藤など転移プロセスの多様性といった無意識の材料が表面に現れる。そこには個人の願望や理想像も映し出されると言われている。

　事例ではグループに何が投影されたのだろうか。Aは治療者に彼の父親を投影したかもしれないし，本人が期待する父親の役割だったかもしれない。しかし，答えは分からない。一つではないし複雑なのである。その時の治療者としての役割を取った筆者はどんな気持ちだったか。当時のリワークは当協会の認定施設となり，利用者が自己探求できるよう治療構造の改善を試

みている時期だった。しかし，その時期に体調を壊して欠席したり，卒業したりするメンバーで参加人数が減少していた。施設管理者からは，ことあるごとに経営的に厳しいので利用者を増やすよう言われていた。筆者はAのようにグループが壊れないよう期待に応えるべく振る舞っていたのだ。

　そう考えると，治療者の表情は本当に皺を寄せて険しいものであったかもしれない。治療者は自身に引き起こされる感情に注意を払い，それを言語化することで，Aと治療者との情緒的な交流が生まれ，他の利用者も「今，ここ」での関係性についての探究を始めたのである。

3．グループ療法でよくみられた集団力動

　リワークのグループの中にいると治療者もメンバーも組織のヒエラルキーを内在化していることや歴史や文化によって受け継がれ学習された差別意識を内在していることに気づくこともある。

　例えば，次に述べる事例も，利用者は変わり内容は変わってもよく登場するテーマである。セッションによっては，さまざまなハラスメントについての話題が出ることがある。あるセッションでは，ハラスメントする方は悪意がなく忘れていることが多い，しかし，される方は覚えているという話で活発になった。この時期は女性参加人数が全体の半数を超えた。子どもや家庭を持つ女性メンバーから実家に戻ると男性中心社会で不平等な役割を押し付けられてきたという話から，LGBTといった社会的マイノリティの話題，差別を受ける側の人達はこれまで声をあげられずに耐えてきたことについて話された。

　その次の回では，うつ病であることを友人や家族に話せないという話題，そして，今度は上司の立場だったメンバーから，部下との交流の断絶や友人，家族に話せないという話題が出て，被害者と加害者のサブグループ，そして，その対立が表出されることを恐れて沈黙するサブグループが生まれていた。治療者が集団の圧力の

中，加害者側の発言をする勇気を支持すると，今度は「うつ病になった部下を弱い人間だと思っていたのに，自分がそういう状態になったことへの情なさ」が語られた。それに対して，被害者の役割を担っていたサブグループの中の一人から，当時の上司が持っていた恐怖心に対する共感と理解が語られる。これらの話題がなされている時に，「今，ここ」での利用者たちが無意識に取っていた役割が明らかになったり，サブグループのメンバーが明らかに晒される場面になると，あちこちから「自分の発言が悪かった」と「私のせいなのです」と個人化する発言で盛り上がることがある。このような時に治療者は衝突を避けたり，回避する方向にグループがまとまるように感じることを伝え，皆でそのことについて探求するよう勧める。例えば「また皆さんのいつものパターンですが，今起きている問題を個人化し始めました。でも，私はこれはリーダーシップの（時には権威）の問題だと思うのですがどう思いますか」等と話題に水を指す。するとメンバーの中から，自分を責めることや希死念慮の中に潜む攻撃性に触れる人が現れることがある。もしくは，治療者が何も介入しなくても，これらの話題が深まってくると，組織から排他される不安や恐怖の話題になり，承認欲求，仲間意識，所属感の話題が出ることも多い。いずれにしても，始めはどのようにすれば良いかという方法や認識論のテーマとどのようにこの場所にいたら良いのかという実存のテーマを行き来する流れが生まれる。

　無意識的には依存と自立のテーマを往来する場合も多いが，これらの力動の中で，利用者との別れや死のテーマが語られることがあると，無力感や，諦め，寂しさといった否定的感情への共感も生まれ，集団全体が悲哀を抱えられる容器となることがある。しかもその流れは，これと言って決まったものではなく，幾つもの流れ（仮説）の中の一つに過ぎない。それゆえ，この流れが集団精神療法の目標というわけではなく，行きつ戻りつ流れるプロセス（状態）なのである。

4．現実を生きる実験の場としての集団精神療法

　自由な対話による集団プログラムでよく起きる傾向として，利用者が自分たちの馴染む方法でグループを進めていく。具体的には誰かが話題を出して，それらについて問題解決していくという流れで進行する。あるいは沈黙が苦手であるといった，今，ここにおけるプログラムに対する不安や抵抗感を共有しながら，どうやってこのプログラムを進めていくのかということについて，未経験者のグループに対する信頼度が形成されていく過程で，反対意見等，多様な発言ができるという安心感が出てくると，メンバー同士の交流が生まれる。治療者はことあるごとに安全や信頼は与えられるものではなく，私たちで作り上げていくものと励ましている。そして，心の中ではグループの中で生まれては消える共感のサブグループがつながり合い，分断された個人が集団に統合されるイメージを持ち凝集性が生まれることを願っている。

　しかし，集団は治療者のイメージ通りには成長しない。時に依存し退行する。あるいは，逃避したり，攻撃的になったりする。治療者はその状態に焦り，助けなくてはという自身の感情をグループに投げ込んでしまう（例えば答えを出したり，解釈する）。体験としては意識的にも無意識的にも「やってしまった」と失敗したという感覚である。無意識の部分はスタッフだけで行うレビューの時間に気づくことが多い。いずれにしても，「今，ここ」で治療者に対する不満をメンバーが語り，治療者が包み隠さず起きたことを穏やかに取り扱うことができると，この程度ではグループは壊れないという現実による緊張と緩和をグループは経験することがある。あるセッションでは，これらの体験を経て，各々が職場の経験を共有し合う。もちろん逆のパターンもある。過去の職場での体験を語る中で，今この場で生じる怒りの感情を話すことができるようになり，怒りの感情を出してもグループは壊れない体験を経て，安心して自身の内面を話せる場合もある。この時の治療者は，状

況ばかりを語るメンバーに対して，できる限り，その時の感情が話せるよう励まし，話した勇気を尊重する。グループ全体に対してはネガティブな感情や葛藤的，不確実で曖昧な状況に対する耐性がついていることを支持する。このように集団の中で起きる小さなアクシデントをグループが共に生き延びる体験を積み重ねていくうちに集団に対する信頼感は形成されるのである。そして利用者は情緒の伴う相互交流を行うようになりその中から気付きを得るのだ。

Ⅳ　結論

集団精神療法の中で生じる「今，ここ」での体験が集団や個人の抱えている問題と関係しているという視点は集団精神療法のエッセンスの一つである（荒木他，2022）。特にグループアナリシスにおける自由対話では，他者との関わりの中から自分自身の抑圧している部分を見るのである，他者によって映し出された自己のさまざまな面を発見する（柴田他，2022）。集団を鏡として，人間の多様な側面，他者からどのようにみられているかを同時に映し出す。時に治療者やメンバーからの解釈によって，無意識に隠されていたものが顕になることもある。そこから修正的なフィードバックを得たりして他者と共に，他者から学ぶのである（柴田他，2022）。そして，この瞬間は，個体のシステムとしては差異を自分に取り入れることになり，個体にとっては環境の変化となる。変化はうつ状態のリスクでもあるが成長の機会でもある。重要なことは職場場面が形式的に再現されるだけでは本人の洞察には至らない。「今，ここ」での体験で，しかも情緒の伴う相互交流が必要である。

次に治療者の役割は安心して自分に湧き起こる感情を探求し表出し言語化できるような多様な場を設定し管理することである。「捨てる神あれば，拾う神がいる」である。さまざまな同じようで異なる歴史，欲望，願望，価値観を持った人が集まり集団を形成している。これこそが現実の社会の縮図である。この場を治療的に

するために構造（バウンダリー）を明確にすることで，利用者，スタッフの身を守るのである。

うつ病リワークは職場集団に適応していくために，個人の人間性を回復させるための訓練（リハビリテーション）の場である。他者との関係性を探究するエネルギーが時に本人を活性化させたり，固定したものの見方や極端な思考に偏らぬよう，孤立せぬよう，許容と柔軟性を獲得していくプロセスがうつ病の治療的要因の一つになっている。

最後に，休職者の復職先の会社組織が，休職者の問題を個人化せずに組織の問題として捉え，これらの解決に向けてうつ病リワークが集団精神療法の知見を職場にフィードバックできるかどうかが，今後の課題である。

本稿に関して，開示すべき利益相反関連事項はない。

文　献

荒木章太郎（2022）集団精神療法の魅力．集団精神療法，38（1）；29-34.

荒木章太郎・藤堂信枝・中里容子・加藤祐介（2022）アディクションと集団精神療法のエッセンス．集団精神療法，38（2）；218-220.

荒木章太郎・高梨理恵子・仙頭彩奈（2019）うつ病リワークにおける集団力動的支援　第二回うつ病リワーク協会年次大会　発表資料　スライド5-6.

Barnes B, Ernst S & Hyde K（1999）An Introduction to Groupwork：A group-analytic perspective. Palgrave.

五十嵐良雄・林俊秀（2010）うつ病リワーク研究会の会員施設でのリワークプログラムの実施状況と医療機関におけるリワークプログラムの要素．職リハネットワーク（67）；5-17.

小谷英文（2014）集団精神療法の進歩―引きこもりからトップリーダーまで．金剛出版.

柴田応介（2022）（書評）復職支援の心理療法．集団精神療法，38（2）；282-283.

柴田応介・鈴木理恵・小林万葉（2022）（海外文献紹介）ミラリングについての省察（反映）．集団精神療法，38（1）；94-99.

「治療共同体」と精神医療，そして地域

▶「病院づくり」から「街づくり」へ

Kohei Horikawa

堀川　公平*

I　はじめに

　わが国おいて病院全体を「治療共同体」として運営している病院はどれほどあろうか。「治療共同体」に基づく集団精神療法を実践し成果を上げている病院や児童，教育，矯正施設は散見される（川合他，2020；菊池，2021；菊地他，2020；岸他，2020；宮城他，2020）。また薬物療法において近年重視されているSDM（Sheared Decision Making）は「治療共同体」の考えに沿ったものであろう（渡邊，2020）。

　しかし残念に思うのは，「治療共同体」的集団精神療法による患者の内的変化（精神性の向上）も，SDMによる薬物療法がもたらす患者の外的変化（精神症状の改善）も，管理的，経営的理由から退院とならぬケースがまれではないことである。もし，管理，経営，治療が一体となり，内的，外的変化が確実に退院につながれば，退院という現実は患者のさらなる内的，外的変化を生み，患者やスタッフや家族に希望を与え，わが国の精神医療も地域をも変える力となろう。

　当法人二病院における今日までの28年間の「治療共同体」に基づく「力動精神医学的チーム医療」（以下，「力動的チーム医療」）による

＊医療法人コミュノテ風と虹　のぞえ総合心療病院
　〒830-0053　福岡県久留米市藤山町1730

「病院づくり」と「街づくり」はそのことを教示してくれているように思う（堀川，2020）（詳しくは後述）。

　そこで，本稿では狭義の「治療共同体」に留まらず，「治療共同体」を管理，経営とも統合し得る方法論，つまり「力動的チーム医療」についても述べる。まずはメニンガークリニックにおいて学んだ「治療共同体」に基づく「力動的チーム医療」を，出会いから，当時の医療概要をわが国そして当院と比較しつつ述べる。そして，「治療共同体」が「治療共同体」として精神科病院において機能するための方法論について，当院の「病院づくり」と，その発展形としての「街づくり」を通して述べる。

II　メニンガークリニックにおける 「治療共同体」に基づく「力動的チーム医療」

1.「治療共同体」との出会い

　メニンガークリニックに留学し驚いたことは，わが国の精神科病院の治療環境との余りの違いであった。広大な緑のキャンパスに点々と配された外来棟，デイケア棟，病棟，教育研修棟，体育館，活動療法棟，そしてソフトボール球場にバスケットコート……。さらには住居プログラムに就労支援プログラム。何よりも違っていたのは患者やスタッフの活き活きとした姿であった。わが国の精神医療とは根本的に異なる世

界がそこに広がっていた。それらをもたらしているものこそが「治療共同体」であり，「力動的チーム医療」であった。

2．留学当時のメニンガークリニックの医療概要（わが国と比較して）

　CASE（危機介入特別評価病棟）12床，SDTU（短期入院診断治療病棟）18床，ADRAP（アルコールおよび薬物回復プログラム病棟）12床，EDU（摂食障害病棟）12床，LTH（長期入院病棟）18床の数棟からなる入院部門（計133床）とPHS（部分入院棟），外来からなる医療部門と，住居部門（共同住居，養育プログラム），就労支援部門，教育研修部門からなり，あらゆる部署で「治療共同体」に基づく「力動的チーム医療」が実践されていた。

　当時も今も，わが国の多くの精神科病院は閉鎖か開放か，男か女かで分けられ（「管理的病棟機能分化」），一病棟はほぼ60床と大病棟で，定床も200〜400床と多くは大規模である。しかし，メニンガーでは入院という集団生活により生じる非治療的退行を極力防ぎ治療を効果的にするため，病棟は小〜中集団の男女混合で，CASEを除き開放病棟とされ，疾患，入院期間により分けられていた（「治療的病棟機能分化」）。

　また患者対スタッフ比は，精神科医比4対1，ナース比1対1，PSW比6対1，AT（Activity Therapist）比8対1と高規格であった。当然のごとく，入院費はわが国より5倍高かった。わが国の実状を伝えると，「よくもそんな環境でやれているね！」と皮肉られたが，果たしてわが国でそれだけ高い入院費にふさわしい治療が提供できるかといぶかしんだ。

　原則，開放病棟で治療するメニンガークリニックにおいて自殺や離院の恐れの患者が出た場合，どのように対応しているのか？　そこに「治療共同体」理解の手掛かりがあると思うので以下に記す。

　直ちに病棟の全患者，全スタッフが集められ，臨時コミュニティミーティング（Com Mtg）

が開かれる。スタッフからその理由が語られるとともに自殺予防レベルが発動され，それに基づき患者の責任レベル（行動範囲と条件）は院内常時スタッフ同伴とされ病棟臨時施錠となるが，それが終わりではない。当事者は自殺や離院をしたくなったいきさつを言語化するように促され，施錠される心情についても当事者だけでなく他の患者ともその思いを語り合い分かち合い，対応の仕方など，何が必要なのかなどを話し合う。そしてそれは週に1回の定時Com Mtg，週2回の患者・スタッフミーティング（PS Mtg，詳しくは後述）でも取り上げられ，スタッフチームからも患者チームからも危険なしと判断され，初めて施錠は解かれる。

　何事も「治療共同体」想定（後述）に沿い，患者の持つ健康な力（責任能力，相互扶助能力）を最大限に治療に活かす。何か事があればスタッフチームは患者チームと話し合い，決定過程を共有し，問題を解決していこうとする。その姿勢こそがまさに「治療共同体」であり，その積み重ねにより「治療文化」は築かれていく。

　多くの場合，入院患者は個人精神療法や精神分析を受けているが，病棟で前述の各種Mtgに参加することが義務付けられている。つまり，週に1回の定例Com Mtg（時に臨時Com Mtg），週に2回のPS Mtg，患者と家族をも交えた患者・家族・スタッフミーティング（PFS Mtg），家族や患者を入れた症例検討会に加えてAT（Activity Therapy）など，構造化された週間治療プログラムに沿って入院生活を送る。

　つまり，わが国の薬物療法とハード頼みの管理主体の精神医療とは異なる医療がそこにはあった。考慮されたハード（治療施設と社会復帰施設群）とソフト（各種治療プログラム）とシステム（治療，管理，経営の開放性，連続性）の下，それらを活かすべく教育研修されたスタッフによる医療があった（「メニンガー便り」（堀川，1989a，1989b，1990参照）。

3.「治療共同体」に基づく「力動的チーム医療」

　前述のごとく,「治療共同体」に基づく「力動的チーム医療」は, 1970 年, メニンガークリニックの院長となったカーンバーグ (Kernberg O) が, 自我心理学的アプローチや社会学的見解に, 対象関係論や集団力動論やシステム論的理解をも加え, 形作ったものである (岩崎, 1978)。彼は, ジョーンズ型の治療共同体を批判修正し, それまでの「力動的入院治療」を統合するものとして, メイン型に近い「治療共同体」理念に基づいた多職種による「力動的チーム医療」を形作った。

4. 治療の「場」,「文化」としての「治療共同体

　先述のごとく, カーンバーグが取り入れた「治療共同体」はメイン型と呼ばれている。それについては舘 (1991) の論文に詳しいが, 要約すると以下のごとくである。

　メインは, 患者の再社会化を究極的な目的とし, 病棟社会と一般社会との連続性を重視した。そして患者間, 患者・スタッフ間, スタッフ間のミーティングによる問題解決への努力促進を重要な方法論とした。つまり, 病棟を一つの共同体と考え, そこで生じる運営上の問題, 患者の問題行動や対人関係上の問題は, 精神科医でなく共同体が解決すべきこととした。従って, 集団療法を多く取り入れ, 患者の主体的な治療への参加, 人間としての責任性, スタッフを含むメンバー間での自由なコミュニケーションを重視した。

　以下, 当グループの「治療共同体」の基になっているメニンガークリニックの掲げる「治療共同体」の想定について述べる。

①社会的な構造（コミュニティ）そのものが考えや感情や行動を修正する力を持つ
②社会的規範は行動を修正させる潜在的力である
③精神機能に障害を持つ患者であっても同時に多くの未知の能力を持っている
④スタッフ同様, 患者も援助能力を持っている

⑤スタッフ同様, 患者も責任ある行動を取り得る
⑥心を開いて他の人々と交流し合うといった結びつきは, コミュニティを治療的なものにするには不可欠なものである。そのためには多くの会合を必要とする
⑦スタッフ間の障害された人間関係と患者の障害された行動には直接的因果関係がある
⑧スタッフの役割は患者が"成長"することを, つまりコミュニティにおける生活体験から多くのことを学び, 成長するよう勇気づけ, それを許すことである
⑨各専門職種間の情報交換は治療上きわめて重要である。患者の治療に関する重要な決定はチームレベルでなされてこそ最良である
⑩チームは決定において民主体制をとっているわけではないが, 患者も治療スタッフも誰もが自分たちの考えを出し合うよう鼓舞される
⑪治療共同体とは治療形態であると同時に一つの生活共同体である。多くの治療形態のように, その最終目標が治療的であるということである。また多くの生活共同体のように常に変化している。つまり, そこに住む人々の必要性や息遣いや価値観や振る舞いや生きる術を反映している。このように, 治療共同体とは近づいても決してたどり着くことのない目標に向かう発達過程なのである

　以上のごとく, 治療に関する基本的な考え方からスタッフの役割, そして治療場面で生じる現象など, いかに理解し, いかに対処し, いかに治療に生かしていくかが明示されている。鈴木が述べているごとく「治療共同体」とは何よりも実践の方法論であると思う (鈴木, 2020)。

Ⅲ　「治療共同体」に基づく「力動的チーム医療」による「病院づくり」

　生物学的治療にしても心理社会学的治療にしても, 新たな治療薬, 治療法が開発されても, わが国の管理・収容を中心とした伝統的精神医療の現場にあっては成果を上げることは困難で

ある。そのことは一向に減らぬ平均入院期間，平均在院日数をみれば分かる。従って，わが国の精神医療現場に求められているものは，患者や治療者だけでなく管理者も経営者も，ともに喜び得る「場」であり，そのような「文化（土壌）」作りであろう。

むろん，ここで言う成果とは先述のごとく内的成長や外的改善に留まらず，退院という現実的成果である。また，「場」，「文化（土壌）」とは，治療だけでなく管理，経営も含まれる広義の「治療共同体」のことである。そこで，まずは当院の「治療共同体」，「力動的チーム医療」による「病院づくり」について述べることから始める。

1．28年前の当院の医療概況

約30年間続けられていた患者の「病的側面」のみが強調された入院治療により，患者の持つ「健康的側面」をスタッフが，家族が，隣人が，むろん患者自身が知る機会はなかった。その結果，入院患者の退院への途は閉ざされ，当院の平均在院日数は2,156日，平均入院期間は12年となっていた。

理事長は遠方に住み，院長は不在なことが多く，たまにある回診も形骸化し，診察は主にパート医数名により週1回行われ，抗精神病薬は多剤高用量でCPZ換算値は有に1,000mgを超えていた。ナースの仕事と言えば投薬と食事の提供と入浴介助が主で，退社時間の30分前には日勤の仕事はすべて終わっていた。病棟は男女混合開放病棟と，男子と女子の閉鎖病棟があり，保護室は詰め所から遠く離れ，トイレのドアは壊れ，デイルームではテレビの音とナースが患者を注意する声だけが響いていた。

2．「治療共同体」に基づく「力動的チーム医療」が及ぼした影響

以上のごとき状況下，28年前に経営者，管理者となり始めたことは，患者にも「責任能力，援助能力がある……」とする「健康的側面」に

焦点を当てたメニンガーに学んだメイン型の「治療共同体」の導入であった。その際，最も覚悟していたことは，力を持つ「治療共同体」故の，そしてその力を活かそうとするがゆえのスタッフや家族の反発であり，その成果（退院）による近隣住民の反発であり，それに伴う管理的，経営的リスクであった。そこにわが国で「治療共同体」が広まらなかった最大の理由があると思うが，それらすべてを覚悟の上に始めた「治療共同体」の導入であった。

1）スタッフ，患者の反応

まず，経営者交代で揺れるスタッフ，そして患者を前に，目指すべき病院の姿や，そのために導入しようとする「治療共同体」や「力動的チーム医療」について説明し，「入院患者全員を退院させよう」と宣言した。患者たちの多くは，そしてごく少数のスタッフは熱心に耳を傾けていたが，多くはあきれ顔で，中には吹き出すもの，眠りだすものもいた。

その後しばらくして，多くのナースから退職願いが出たが，その危機は，後述のデイケアや外来患者増による増収を臨時ベースアップの財源とすることで何とか乗り切った。

2）いかにして「治療共同体」を導入したか

「治療共同体」を直接病棟に導入することは避け，多職種チームが義務付けられているデイケアを開設し，そこに導入することから始めた。それにより病棟スタッフの急性反応（反発）を回避するとともに，脱感作的効果を期待したのである。

その試みは効を奏し，やがてはメンバー主体のデイケア活動を病棟スタッフや患者が覗きに来るようになり，その際の驚きが病棟に伝えられるといった状況が生まれた。その機を逸さず，まずは開放病棟に，その後閉鎖病棟へと導入していった。

3）スタッフ，患者の成長

40〜60床の各病棟に，同部屋など10人ほどの先輩，後輩患者からなる患者チームを4〜5つ組織した。そして，患者チームとスタッフ

チーム（当初は医師とナースと心理士，後に薬剤師，OTR や PSW も加わる）により，月曜日から金曜日まで，昼食後 1 時間，デイルームに円を描いて座り，治療について互いに話し合うという PS Mtg を始めた（患者は週に 1 回）。

メニンガーに倣い，その内容は①責任レベル（自分の言動にどれほど責任を持てるかで定められた行動範囲と条件）や②服薬管理レベル（服薬管理はスタッフか患者自身か？　何日分か？）についての各自のレベルと順守状況の報告。次いで，③ 1 週間の治療の流れと課題と達成度報告。その後，④責任レベルや服薬管理レベルの変更希望の申請とその後の討論と採決というものであった。

当初はナースが前もって準備した原稿を患者が読み上げるというものであったが，やがては患者自らが語り始めた。自らについては語り難い患者も，他患者の言動はよく観察していた。意見し，討論し，各レベル変更の採決の際には自らの意志，意見を表明し，他の者の際も意見するようになった。こうした変化に，患者の持つ健康な側面にスタッフはむろん患者自身も驚き，自らの態度を変えていった。「これまでは薬を飲ませられ，食べて，寝ての生活だった。でも今は違う。今の入院生活を家族に見に来て欲しい……」という患者まで出るようになった。

こうした PS Mtg により培われた自由で開かれた患者・スタッフ関係や患者・患者関係は次なる治療グループの誕生を可能にした。それは，外来，デイケア，入院患者を問わず，同じ疾患，あるいは同じ課題を持つ患者仲間（先輩・後輩）とスタッフから成る「疾患・課題別グループ」の誕生である。アルコールグループから始まったこのグループは，今や措置やクロザリル，発達障害も加わり，21 グループが存在する（図 1：次ページ参照）。

後輩となる入院患者は，自分の回復した将来の姿を先輩の外来やデイケア患者に見，質問し，助言を受けた。また先輩患者は，後輩患者にかつての自分の姿を重ね，共感し，助言した。従来の伝統的精神医療時代に見たスタッフから患者への一方的関係ではなく，患者同士も，患者とスタッフも，スタッフ同士も互いに学び合い，共に成長していくという「治療共同体」ならではの関係が患者間にも，スタッフ・患者間にも，スタッフ間にも生まれた。その体験の中で「患者は危険」「自分は危険」といったスティグマがスタッフだけでなく患者自身からも消えていった。

むろん，全てのナースが「力動的チーム医療」に理解を示した訳ではなかった。その導入前は年に 2，3 人ほどであった退職者が，改革開始後 7 年までは少ない年でも 20 名ほどが，多い年では 50 名弱が辞めていった。しかし，それは一方では志を同じくするスタッフの採用の契機となり，それがスタッフの質の均一化ともなり，凝集性が高まり，治療力が向上した。

4）家族の変化

スタッフや患者に対して行ったように，家族にも当院の治療方針「皆，一度は退院を目指す」ことを伝えることから始めた。そして，患者の発案による授業参観ならぬ治療参観を行った。また，援護寮や就労支援事業（レストラン）開設後は患者と一緒に家族にも見学，利用してもらった。また，先述の PS Mtg や「社会復帰フォーラム」（長期入院中の後輩患者や病棟のナースが，退院を果たした先輩患者らを囲み，退院前後の不安や心配や喜びを聞き，その後に互いに質問や助言し合う会）にも参加してもらった。また家族会でも，長期入院から退院した患者の体験談を聞いてもらった。

子どもの初発時，再発時の出来事が外傷体験となり退院に抵抗を示していた家族も患者の話を聞き，あるいはかつて自分の子どもと同室であった患者が元気に援護寮や福祉ホーム B で過ごす姿を見，レストランで働く姿を見，さらには患者自身の話を聞くことで退院に同意するようになった。むろん，どうしても当院の治療方針に賛同できぬという家族の患者 37 名は他病院へと転院していった。

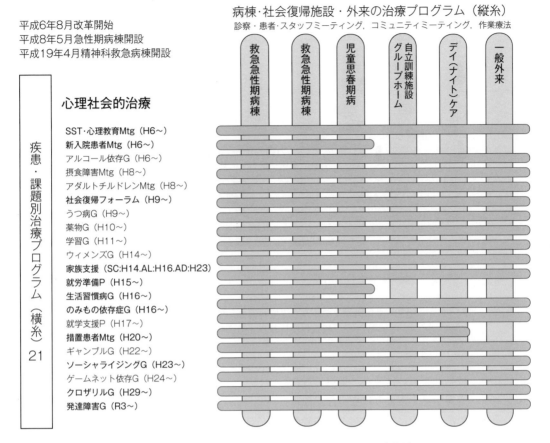

平成6年8月改革開始
平成8年5月急性期病棟開設
平成19年4月精神科救急病棟開設

病棟・社会復帰施設・外来の治療プログラム（縦糸）
診察・患者・スタッフミーティング，コミュニティミーティング，作業療法

救急急性期病棟　救急性期病棟　児童思春期病　自立訓練施設グループホーム　デイ（ナイト）ケア　一般外来

疾患・課題別治療プログラム（横糸）21

心理社会的治療

SST・心理教育Mtg（H6～）
新入院患者Mtg（H6～）
アルコール依存G（H6～）
摂食障害Mtg（H8～）
アダルトチルドレンMtg（H8～）
社会復帰フォーラム（H9～）
うつ病G（H9～）
薬物G（H10～）
学習G（H11～）
ウィメンズG（H14～）
家族支援（SC:H14.AL:H16.AD:H23）
就労準備P（H15～）
生活習慣病G（H16～）
のみもの依存症G（H16～）
就学支援P（H17～）
措置患者Mtg（H20～）
ギャンブルG（H22～）
ソーシャライジングG（H23～）
ゲームネット依存G（H24～）
クロザリルG（H29～）
発達障害G（R3～）

図1　各部署（縦糸）と疾患課題別治療プログラム（横糸）

Ⅳ 「病院づくり」から「街づくり」へ ―「治療共同体」から「生活共同体」へ

　かくして医療改革開始15年目の平成21年には開始当時入院していた患者152名全員が退院や転院し平均在院日数は63.7日となった。その間も予想される地域住民とのトラブルに備え，当法人の地域生活支援センターを中心に啓蒙活動や近隣住民との交流を努めさせ，それなりの成果を上げていた。しかし，トラブルに際する住民反応は感情的であった。

　そんな頃の平成22年4月，支援センターに「町内会に入らないか」と連絡があった。一瞬，喜んだものの不思議な感覚に襲われた。長期入院から短期入院・外来中心医療への劇的な変化により，ここ数年は国内外を問わず多くの見学者を迎え，当院は「地域社会にも認知された」と思っていた。しかし，実はそうではなかった。わかってはいたが，そう思い込んで（錯覚して）おきたかった。それゆえに「目を覚ませ」といわんばかりの近隣住民の抗議に被害的となり激怒していた。苦労して退院し近隣に暮らす長期入院患者への私の思いは，溺愛する母親に似，子どもの傷つきは自分の傷つきとなり，冷静な対応をできなくしていた。

　精神分析的にいえば，この一連の体験が一つの「脱錯覚化」過程となり，次のステップへと進むことを可能にした。つまり，それを契機に「病院づくり」から「街づくり」という新たな発想の展開が可能になったのである。すると，

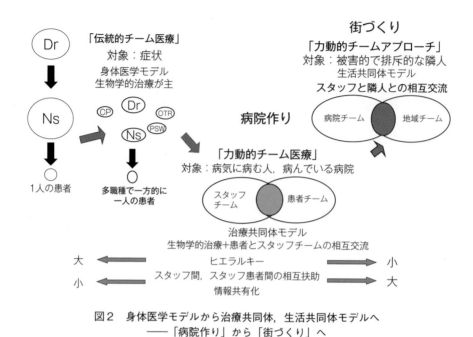

図2　身体医学モデルから治療共同体，生活共同体モデルへ
—— 「病院作り」から「街づくり」へ

地域に対する被害的な思いは薄れ，地域に対して何を為すべきかが見えるようになった。これまでの受動的で消極的で，支援センター任せの町内会や老人会との交流も，自ら能動的に動けるようになった。町内会や老人会を招いて院内を案内し，当事者とともに社会フォーラムを開いた。また，地域の校区民との集いでは患者と一緒にシンポジウムを開くなど，地域住民と患者が直接接する機会を作っていった。

このような活動を踏まえ，「街づくり」の一里塚，拠点とすべく地域のコミュニティー・スペース「のぞえの杜」を，当事者や家族会だけでなく町内会や老人会の支援の下，2011 年 6 月に開設した。そこには地域住民の集いの場となる「スローカフェ」，ボランティア・メンバーによる不自由な老人を支援する「お手伝い屋」，障害者関係の作品を展示すギャラリー」などを設けた。今や「治療共同体」は「生活共同体」となり，精神障害者だけでなく身体障害者と地域住民がともに作る「街づくり」へと発展している（図 2 参照）。

V　おわりに

身体科のごとき画期的な治療法が待ち望まれる精神医療であるが，その対象が複雑極まりない脳であるがゆえに，薬物療法をはじめ生物学的治療の開発は容易ではない。それゆえ，治療者が，家族が，隣人が，社会が，患者を病める人間としていかに理解し，患者自身を治療にいかに活かしていくかは重要であろう。「治療共同体」はその指針となるし，「力動的チーム医療」は「治療共同体」に限らず，生物学的治療と心理社会学的治療の統合に，さらには精神科病院における治療と管理と経営との統合に寄与し，わが国の精神医療の在り方を変え得るものと思う。

さらにその発展形としての「生活共同体」は地域精神医療の在り方を変え得るものと考える。そのためにも精神科病院の経営者や管理者はもっとスタッフや患者のことを考える必要があるし，スタッフももっと患者や管理や経営のことを考える必要があろう。なぜなら，「治療共同

体」とは近づいても決してたどり着くことのない目標に向かう発達過程なのだから。

文　献

堀川公平（1989a）メニンガー便り（1）．こころの臨床ア・ラ・カルト 28.8（3）；91-97.

堀川公平（1989b）メニンガー便り（2）．こころの臨床ア・ラ・カルト 29.8（4）；95-100.

堀川公平（1990）メニンガー便り（3）．こころの臨床ア・ラ・カルト 30.9（1）；105-109.

堀川公平（2020）やっぱり，長期入院患者の退院支援が精神科病院を救う―2つの病院における「力動的チーム医療」による改革から．日本精神科病院協会雑誌，39（8）；68-74.

岩崎徹也（1978）精神分析的病院精神医学―Ⅱ部（その後の発展）．精神分析研究，22；14-57.

川合裕子・堀川公平・岩﨑壮登他（2020）精神科医療と治療共同体　治療的な環境をどのように整えるか―日常を治療的に扱うために．集団精神療法，36（2）；229-233.

菊池清美（2021）児童心理利雪の総合環境療法と治療共同体．精神科治療学，36（11）；1289-1293.

菊地寿奈美・裴岩秀章・梶本浩史他（2020）学校における治療共同体的視点―教育共同体を巡って．集団精神療法，36（2）；234-238.

岸信之・亀岡智美・早川洋他（2020）児童心理治療施設と治療共同体―総合環境療法の視点から．集団精神療法，36（2）；239-246.

宮城崇史・毛利真弓・引土絵未他（2020）アディクション／司法領域における治療共同体．集団精神療法，36（2）；247-251.

鈴木純一（2020）英国と日本の治療共同体の体験から学んだ事．集団精神療法，36（2）；208-216.

舘哲朗（1991）治療共同体論―力動的入院治療の構成要素として．精神分析研究，35（2）；98-114.

渡邊衡一郎（2020）共同意思決定（SDM）の概念と現状．精神医学，62（10）；1301-1309.

精神療法　増刊第 10 号 2023

オンライングループ

Yoshie Ohashi
Hiroshi Kajimoto

大橋　良枝*1，梶本　浩史*2

I　緒言

　2019 年，瞬く間に広がった COVID-19 の世界的パンデミック状況は，共に居ることを基盤としたわれわれの臨床に大きな打撃を与えた。とりわけ，複数名が集まって実施されるグループセラピーは，あちらこちらで中断されるに至った。そのような中でもセラピーを必要な人に届けようというニーズが先んじ，オンラインセラピーは急速な拡がりを見せた。このパンデミック以前からオンラインでの個人および集団でのセラピーを実践していたワインバーグ（Weinberg, 2020, 2021）は，それまで幾度となくオンラインセラピーへの批判を見聞きしてきたが，実際必要に迫られると，不思議なほどスムーズに皆がオンラインに移行したと振り返っている。

　とは言え，こうした不測の事態の中で必要に迫られて始まったオンラインセラピーの実践は，不完全な航海図を手に大洋に乗り出した船のようなものであった。十分な知識も訓練もないまま，対面のセラピーと同様の心積もりでそれを実践し始めた専門家も多かっただろう。われわれのオンラインセラピーの実践は，今なお，そ

れぞれの実践経験を持ち寄り，その力動的理解と技法を検討していく段階にある。

　そこで本論では，オンラインでの集団精神療法（以下，オンライングループ）の実践例を提示し，オンライングループの治療可能性と留意点について検討することを試みる。

II　理論

　オンラインセラピーには，共時的なものとメールを使うような非共時的なものがあるが（Weinberg, 2020），本論ではビデオツールを使った共時的なオンライングループに焦点を当てる。現状，共時的なオンライングループに関する実証的検討はほとんど見られない（Weinberg, 2020）。よって，一般的にセラピーの治療効果を予測する最も重要な因子である治療同盟（Horvath & Symonds, 1991）の視点から，治療可能性と留意点について考えてみたい。治療同盟は，（a）セラピーの目標に関する協働的同意，（b）セラピーで取り組む事柄（task）への協働的同意，そして（c）セラピストとクライアントの間の情緒的絆，の三要素によって成り立つ（Horvath & Symonds, 1991）が，オンラインとなった場合にとりわけ注目されるのが，（c）だろう。ワインバーグ（Weinberg, 2021）は，オンライングループにはいくつかの特徴的な課題があり，そこには乗り越えられる壁と，欠陥と

＊1　聖学院大学
　〒 362-8585　埼玉県上尾市戸崎 1-1
＊2　中野区地域生活支援センターせせらぎ
　〒 164-0001　東京都中野区中野 5-68-7（6F）

して認識しておかなければならない壁があると指摘している。前者は設定や構造であり，後者は身体の相互作用である。これらの壁は，セラピーに必要な安全感や，情緒的体験の基盤に関与するものであり，（ c ）と密接に関連するものと言えよう。

そこで，以下の事例では，設定や構造の壁をどう乗り越え，また，身体の相互作用の欠如をいかに補い得るか，また，それによって情緒的絆がいかに育っていったかについて着目してみよう。

Ⅲ　事例

年間クール制（X年5月〜X＋1年3月開催，8月は休み。全10回，月1回90分）の学校教育領域で働く人を対象としたオンライングループ（ZOOM使用）を提示する。

コンダクター：50代男性コンダクター（以下，M-Cdt.）と40代女性コンダクター（以下，F-Cdt.）。いずれも教育領域での臨床に従事している。また両名とも，オンライングループの第一人者であるワインバーグ氏が開催したオンライングループの講座を受講しており，氏の著書（Weinberg et al., 2019）の翻訳にも携わっていた。

参加者：SNS等を中心として公募した。「普段，子どもたちや先生たちといった集団の中で生じる，しがらみや〇〇すべきという縛りの中で本人も見失っている『本音』や『自分らしさ』を取り戻していくことが目的です。人の話に耳を傾けたり，思い切って人の中で自分を語ってみることで，自己の再発見，孤立感や無力感からの解放といった変化や成長がもたらされる手法です」と記したチラシを用いて広報した。参加メンバーは以下の4名であった。

A：教員（特別支援学校高等部）。中部地方在住。40代男性。
B：教員（小学校）。中国地方在住。50代男性。
C：教員（特別支援学校中等部）。北陸地方在住。50代女性。

D：心理士（大学学生相談室）。東北地方在住。40代女性。

1．事例プロセス
1）グループの中での繋がれなさ

#1は冒頭で，M-Cdt.からメンバーへ本グループの枠組みと開催趣旨を伝えた。メンバーがどこの地域でどういう立場で働いているのか知り合うことから始まり，ほぼ沈黙のないやりとりが続いた。各々の教育現場における安心感のなさ，頼れなさ，孤立感，疎外感，怒り，自責の念，落ちこぼれる気持ちなどが話された。やがて，今，このグループで生じている感情として，どう参加したらいいのか分からない気持ち，リンチされているような気持ちなどが話された。強いネガティブな感情は話した側にも聴いた側にも驚きを伴った。F-Cdt.は強いネガティブ感情を表明したDの感情体験に焦点化したり，「Dさんはここにいる，ちゃんと四角（ZOOMの分割ウィンドウ）がここにあるので大丈夫」と遊びを持って保障するなどして，積極的に関与した。メンバーが日常の現場では分かってもらえない感情も話されるグループであることが初回から体験的に共有され，コンダクターのレビューでは，メンバーの率直な感情が早い段階から表現されたことでグループが機能していく手応えが共有された。また，コンダクターたちは画面に出てくる猫を無視せず，また猫を部屋の外に出しておくようになどの注意をすることもなく，ただ「猫だ」と指摘した。他メンバーも，「猫さん」と声をかけたりしていた。

2）排除のテーマと排除されるコンダクター

#2では，Aから事前にメールで，開始5分後より15分間，子どもの習いごとの送迎で中抜けすると連絡があった。また，この回より毎回冒頭で，グループ外でのやり取りの有無を確認し，グループ外のやり取りをグループの中に共有してもらうようメンバーに伝えるようにした。メンバーは，このグループは安全だと表明し，日常の集団でのネガティブな感情体験を話

すが，長いモノローグが多いままであった。中抜け，窓閉めのための離席，猫が頻繁に出てくるなど，メンバーはグループと日常の間にいるようだった。またメンバーは，「（職場で）私，本当にここにいるのかなって，悲しい，腹が立つみたいなこともあったんですけど」「でも，そのことを誰一人覚えていないんだろうなとか，覚えていたとしても，私って配慮の対象じゃないのかな」と，無視される，排除される怒りや悲しさを語っていたが，メンバーが「ここの 4 人」とコンダクター二人を外してカウントするなど，コンダクターもグループから排除されている感じがあった。M-Cdt. がその体験を話した後，メンバーからコンダクターへの不満や恐れが少し話されたが，おおよそのところメンバーはコンダクターたちを理想化して，遠ざけているようであった。一方，メンバー間に日常でのローカルなつながりがないことが，彼らの安全感に寄与しているという気付きも共有された。レビューでは，離席，中抜け，大騒ぎする猫の様子などに困惑し，コンダクターたちの機能が落ちていることを共有し，この状態を慌てて解消しようとはせずにしばらくは続け，折をみて体験をフィードバックするイメージを共有した。こうして，うまく機能できていない感じをシェアしあえたことがコンダクターたちの支えになった。

3）遊びとメンバーの関与

　#3 では，A より事前にメールで 5 ～ 10 分遅れると連絡があった。また冒頭，C から自宅のパソコンからは参加しにくい状況にあり，スマートフォンから参加しているのでやりにくいことが語られた。職場での自分を認めようとしない評価者（権力者）への怒りとともに，その人に認められたい気持ちもあるという葛藤を抱えている話が複数のメンバーから語られ，それは #1 の時のようなモノローグではなく，メンバー同士がお互いに関与しながら語り合われるものだった。また，D が自らの職場での脅かされる感覚について語っている際，猫がとびかかってきて，B がそれについて「猫さんも，俺の

安全はどうなるって言ってる」と，遊びを交えながらやり取りする様子が見られた。

4）コンダクターからの率直な関与

　1 カ月の休みの後の #4 では，家庭で急な問題が起き，来られないと D から事前に連絡があり，また A より事前にメールで，15 分くらい子どものお迎えで中抜けすると連絡があった。欠席 1 名，中抜け予定者 1 名という落ち着かない状況で始まったが，中抜けしたメンバーが戻ってきたことに気づかないメンバーがいたり，欠席メンバーについて M-Cdt. から話題にするまで触れられなかったりというグループの状況であった。日常のグループにおける孤独感や劣等感は話されるものの，コンダクターたちがこのグループでのネガティブな感情体験に水を向けても，このグループのコンダクターやメンバーに対してはネガティブな感情が出されることはなく，物理的に遠いことが安心感になっているというという反応しかなかった。一方，メンバーの話を聴きながら体を揺らし，落ち着かなさそうに沈黙する A に対して F-Cdt. が，体の動きを指摘して感情体験を聴くと A が涙する，A の中抜けについて調整できないのか F-Cdt. が尋ねる，C が PC で入れたので音声や画像の調子が良さそうであることをコンダクターたちが喜んで伝えるなど，メンバーへの率直な関与があった。

5）凝集性の醸成

　#5 でメンバー同士は馴染み，安心した表情で期待や希望をもってやりとりをするようになった。困難な出来事についてそれぞれが語る中，メンバーの怒りを他のメンバーが代弁したり，他のメンバーの感情に触れて自分自身の感情に気がついたりしており，グループが機能するようになったのが感じられた。猫は出てくることなく，中抜けもなかった。また，グループの終わりを意識しながら，このグループでやっと仲間を持てたと言語化できるようになり，かつて自分はあのグループにいたと思えるようになることをイメージとして共有した。また，遠距離

の人と月1回のオンライングループで会えるのは近距離の人とオンラインで会うのとは一味異なり、「一人じゃないという感じを強める」という実感を話しあった。とりわけ、教職員には地域のしがらみが強いという事情があるため、遠距離でオンラインを通してつながれることの価値が大きいようであった。

#6でグループはアットホームな雰囲気になり、メンバーを仲間だと信じて安心して話すようになった。大変困難な状況を語り合っていることには変わりなかったが、共通点や共感できることを話すだけでなく、それぞれのメンバーが異なる立場や状況の中でそれぞれに抱えている想いを理解しようという会話が増え、お互いをねぎらいあっていた。さらにコンダクターたちとも他のメンバーとの間も並列なトーンで話せるようになっていった。他のメンバーの話を聞くことで自分の揺らぎ（葛藤）を感じることができたり、その葛藤を抱えるためにこのグループが役立っていることが話されたりした。レビューではこのグループのやりがいが自然と共有された。

#7では、Bからグループの約3時間前に体調不良による欠席メールがあった。Bの欠席をM-Cdt.が伝えると、そのメンバーを心配する声が続いた。そして、このグループに対する各々の感じ方や参加の仕方が話し合われた。普段の生活の中で、「次のグループでこれを話そう」とグループを思い出すことも多いことや、このグループ参加の情緒的負荷が高く、夜遅いグループなので、時間休を重ねることが多い等、彼らの生活にグループが位置づけられていることが感じられた。また、オンラインのグループなので家から参加できてリラックスできる、時間の枠がしっかりしているグループだから自由になれる、個人ではなくグループだから特定の相手を重くさせることなく話せているといった声があった。さらに、メンバーはこのグループを貴重だと語り合っているが、コンダクターたちも同じように体験しているのかを尋ねたり、

コンダクターたちが自分たちを守ってくれているという手応えを直接言葉でコンダクターたちに確かめたりした。

#8では、Bが事前連絡なく欠席した。冒頭でコンダクターたちから来期のグループについて案内した。前回に引き続き、メンバーとコンダクターの関係性は変化していた。コンダクターが自身の感情を処理するためではなくコンダクターの情報もオープンにしていくことはメンバーとの平等な関係性への整えにつながっていくように感じられた。メンバーはグループに安心感をもち、構えが減って自身の在り方への想いを巡らし、語りだした。コンダクターが情緒を言ってもいいというモデルになることや情緒的な言葉を用いてメンバーが語れるように繋ぐ手伝いをすることもあった。

6）正体不明な怖さをグループで抱えること

#9ではCが事前連絡なく欠席した。冒頭で前回欠席したBがメールを見落としたため欠席したと話した。「ガチャ」をキーワードに、メンバーは仕事において、深刻すぎて正体をつかむことはできない怖さや無力感を抱え、解決はしないままだが何とか生き延びる作業にこのグループで取り組んでいるように感じられた。まさにこのグループはメンバーにとって生き延びるための息継ぎの場になっているようであった。また、雪かきや落雷など、各地の話がでると、遠くから集まり、みんなで声かけながらやっている感じを味わうことができた。そして、いつしか猫の存在がグループの中でナチュラルなものになってきた。

なお、グループを欠席したBから1週間後にメールが届いた。グループの開催日を1週間後と間違えていたとのことであった。

#10では冒頭で前回欠席したCがそのことについて話した。最終回ということが話題にならない中、見がたいものを見ないで防衛しているようにコンダクターたちには感じられ、しっかり聴けなくなっていた。学校での不自由さが話題になった時、このグループに対して不自由

さを感じていた M-Cdt. がそう話したことを契機に，メンバーは本クールでそれぞれが何を体験したか語りだした。グループを使えた手応え，変わっていける希望，励まされた体験，繋がれた感じなどが語られた。メンバーが問題は解決しなくとも解決しようと思えるようになったことにコンダクターたちは意味を感じた。

Ⅳ　考察─猫を無視しないこと

「Ⅲ」の事例から，設定や構造の壁をどう乗り越え，また，身体の相互作用の欠如をいかに補いうるか，また，それによって情緒的絆がいかに育っていったかについて考えてみたい。

1．設定や構造の壁

設定や構造の壁として，ワインバーグら（Weinberg et al., 2019）は，安定したインターネット接続，PC かラップトップで全員の顔が同時に映るように設定すること，カメラやヘッドセットを整え，安定した画像や音声接続を確保すること，静かで閉じられた空間から接続すること，などの技術的留意点を挙げているが，事例から，それらを整えることも容易でないことが見て取れるだろう。オンラインビデオ通話に不慣れな C は接続の問題から時折携帯から入るしかなかった。子どもとともに住んでいるメンバーは時折部屋に子どもが入ってきたし，一人暮らしの住まいでは猫をどこかに閉じ込めておくことも難しい。ワインバーグはオンライングループに関する講義の中で，"Never ignore the cat（猫を無視しない）" とユーモラスに教えてくれた。対面のグループでメンバーが猫を連れてきたら，コンダクターは必ずそれについて言及するだろうけれども，オンライングループで画面に猫のようなものが現れても，それについて無視してしまうことが良くあるのだと言う。

猫，離席，中抜け，不安定な通信など，それぞれが対面セラピィでは「抵抗」として解釈されそうな何かを頻繁に持ち込み，＃2ではコンダクターは非常に困惑することになった。まさに，設定や構造の壁を体験していたと言っていいだろう。しかし，とにかく起きていることを無視せず，心に留め，また，指摘し，そのまま落ち着いて扱えると思えるようになるまで，コンダクターはそれを抱え続けた。そして＃3ではメンバーが，猫が現れることについて心理学的な意味を付与しながら遊び感覚でコメントしてみたり，＃4では中抜けにまつわる背景についてコンダクターが尋ねるなど，グループに持ち込まれている個別の心理学的事象として扱えるようになっていくと，設定，構造も安定していった。さらに，グループプロセスが進んでいくと，こうしたさまざまな構造の揺らぎは，生活から切り離すことなく，努力しながら参加し続けようとしている姿と映り始めた。猫を大事にしている姿，子どもを大事にし，妻に気遣いしている姿，通信の問題を夫に助けてもらっている姿などは，対面グループでは切り離されがちな日常の彼ら自身がそのままグループに持ち込まれるようであった。改めて，グループ初期にはそういった個別の背景を含めた全体としてのメンバー個々人を受け入れるだけの器がグループに醸成されていなかったことを省みた。そして，持ち込まれるそれらがグループに抱えられるようになっていったとき，グループは強い凝集性と豊かな情緒体験を維持するようになったように思われた。

2．身体の相互作用

オンラインセラピーでは全身が映らず顔だけの参加になり，また視覚と聴覚のみで参加しているような感覚があるため，身体の相互作用感覚が欠如しやすいのは確かだろう。コンダクターが積極的に，画面からとらえられる彼らの身体的な表現や情緒に言及していくことは必要なことと思われる。例えば，＃1でネガティブ感情を表現したメンバーの安全感を保障するために，ZOOM 画面上の枠を使いながら，「ここにいる」と遊びを持って保障したり，表情や体の動きを敏感にキャッチして感情体験を聞く，時

にはコンダクターが自身の体験を（自分の感情処理のためではなく，グループに使ってもらうために）語る，などが，メンバーの体験の活性化につながり，身体の相互作用の欠如を補って情緒的絆の醸成に寄与するのではないだろうか。また，寒さや，目がシバシバする感覚や，雷鳴の強烈な音に驚く話などの『身体的な感覚』を共有することが個々の存在（プレゼンス）を感じ合うのに有用だと感じられたことは，私たちにとって収穫であった。個々のプレゼンスが危うくなりやすいオンラインだからこそ強調したい点である。

もう一つ，メンバーの体験の活性化につながるものとして，個々の違いを際立たせるということがあるだろう。今回のグループメンバーは皆違う地方からの参加であった。毎回それぞれはお互いの地域の天気について言及していた。セッション中，ある地方では激しい落雷，ある地域では雪かきの必要な降雪，ある地域は快晴といったことがシェアされた。また台風の時期には，お互いの地域の無事を心配した。こうしたそれぞれの地についての語りもまた，個々の違いを際立たせるものであった。こうした語りを聞いているとコンダクターは，目の前の小さな画面の中で会っている人々が，この広い日本の中に散らばっているということに気づかされ，にわかにグループの器が大きく広がる感覚を鮮明に体験したものである。

さらに，個々の違いを際立たせるという点で言うと，今回の二人のコンダクターの違いも大きかっただろう。性別の違いに加え，二人のコンダクターは介入スタイルの違いが際立っていた。男性コンダクターは「待ち」，女性コンダクターは「関与」のスタイルが優勢であり，その違いもまた，メンバーが違うことを奨励することに役立っているように思われた。

3．ローカルな縛りからの解放と安全感

最後に，教育現場で働く人を対象としたグループであったために気づかされたオンライングループの利点を示しておく。ご存知のように，公立校の教師は多くの場合，地域の学校を数年おきに移動することになる。そのため，同じ地域の教師たちは大きな意味で同じ職場に在籍しているようなものなので，お互いのプライバシーをよく知っているということが頻繁に起こり得る。こうした状況のため，対面で教師向けのグループを実施するというのはなかなか難しい。こうして見るとメンバーたちが頻繁に，「遠くからつながれているから安心」と語る意味が分かるだろう。教育現場にいることの困難や苦しみを安全に語るためには，地域を離れる必要があるのだ。それでも，皆文部科学省の定める規定の中で働き，「地域が離れていても学校という場所は同じなんだなあ」と共有したり，それぞれのローカルルールがあることに気づいたりと，そんな語り合いの中で，自分たちが置かれている環境を客観視していくことが進んだようにも思われた。恐らく，このようなローカルなしがらみから離れることで安全感が高まるような人たちは，私たちが想像する以上に存在するのではないだろうか。こうした人たちにオンライングループは強力な手法となり得るだろう。

V　結語

まだまだ技法の整えや効果研究の必要があるオンライングループであるが，そこに実際にやってみる前には想像していなかった意味合いが見出されたわれわれの驚きも伝わったのではないだろうか。当然のことながら二人のコンダクターもオンライングループの経験が豊かにあるわけではなく，試行錯誤のプロセスとなったが，それでも，我々もまだ手探りであり，学んでいる途上にあるという真摯さを持ちながら，常に戸惑いやさまざまな気持ちをシェアしながらグループの維持に努めたこともまた，一定の意味があったものと思われる。そうした中で，本事例で苦労したけれども意味があったと思われたことの一つは，文字通り，「猫を無視しない」ということであった。猫が音を立てること，中

抜け，子どもが入ってくること，通信の難しさから不安定な音声状況で参加することを，コンテインし，そこに表現される日常も含みこんだ彼らの全体性について思いを馳せ，それらが扱えるだけのグループの器が醸成された時にグループで扱うというプロセスと共に居られたことは，物理的に共に居ることができなくとも得られた重要な経験であった。

　ワインバーグはよく「いろいろ考えて批判する前に，やってみたら？」と言った。私たちはその言葉に従って，やってみた。そして，そこで経験したものは，やはり集団精神療法であり，また，私たちの知らない集団精神療法の何かに気づかせてくれ経験でもあった。

文　献

Horvath AO & Symonds BD（1991）Relation between working alliance and outcome in psychotherapy：A meta-analysis. Journal of Counseling Psychology, 38；139-149.

Weinberg H & Rolnick A（Eds.）（2019）Theory and Practice of Online Therapy：Internet-delivered interventions for individuals, groups, famies and organizations. Routledge.

Weinberg H（2020）Online group psychotherapy：Challenges and possibilities during COVID-19 A practice review. Group Dynamics：Theory, Research and Practice, 24（3）；201-211.

Weinberg H（2021）Obstacles, challenges, and benefits of online group psychotherapy. American Journal of Psychiatry, 74（2）；83-88.

学校の中のグループ活動

▶ スクールカウンセラーの立場から学校臨床で集団精神療法的視点を活かす

Sunami Kikuchi

菊地　寿奈美*

I　はじめに

　学校の中にはさまざまなグループがある。学級や学年，部活動など学校の枠組みの中で構成されるグループもあれば，友達グループといった日常の関係性の中で自然と形成されるグループもある。また，教員を始めとした大人のグループもあり，何よりも学校自体が一つのグループである。子どもの教育・支援に関わる者にとって，彼らの行動の意味を考え対応の方法を模索する際に，個人への着目のみではなく，さまざまなグループ内の関係性，或いは複数のグループの重なりの中で生じている関係性を理解する試みは必須であろう。

　スクールカウンセラー（以下，SCとする）は，教員と協働して子ども等の適応的な学校生活に関わる支援，また成長促進的なアプローチを行っていく専門職である。SCの主な業務は児童・生徒および保護者へのカウンセリング，また教員へのコンサルテーションがあげられるが，さらに現在その職務について「SCは個々の児童生徒のみならず学校全体を視野に入れ心理学的側面から学校アセスメントを行い，個から集団・組織に至るさまざまなニーズを把握し，学校コミュニティを支援する視点を持つ必要があ

＊京都市スクールカウンセラー

る」（文部科学省教育相談等に関する調査研究協力者会議，2017）という内容も記されている。

　昨今，「心理教育」等の位置付けでSCが子どもたちを対象にグループワークをする機会が多くなっている。「心理教育」は子どもたちがメンタルヘルスに関わる知識を得たり，スキルを身に付けることが一義的な目的とされるが，一方で，教員やSCがグループワークのプロセスに注目してグループの力動を理解して心理的成長に活かす観点を見出す，といった着眼点もあろう（菊地，2020）。また，例えばいじめといった学校での人間関係に関わるトラブル等においても，個人の特性から生じている行動という理解だけでなく，学級のフラストレーションの受け皿として特定の人がいじめられるという役割を無意識に担っている（担わされている），というグループ力動の観点から理解をすることでアプローチが変わってくることもある。これらは前述の「個から集団・組織に至るさまざまなニーズを把握し，学校コミュニティを支援する」ための，集団精神療法的視点の学校臨床での活用である。

　近年，SCの学校支援における教員との協働に至る過程を集団力動の視点から検討する試み（清水，2020），集団精神療法的な視点と方法を学校支援におけるアセスメントと介入に応用していく試み（鎌田・梶本，2020）など，具体的

な活動を挙げながら学校臨床での集団精神療法的視点の活かし方が報告され始めている。

本稿では，グループ活動の実践例を提示し，学校内でのグループの設計と，グループ運営における集団精神療法的視点の活かし方，特に"全体としてのグループ"の視点の活用について考察し，その意義を考える。

Ⅱ　学校でのグループ実践

以下に，学校で行った異なるタイプの 2 つのグループ活動の実践例を紹介する。提示する実践例は，いずれも公表に際して学校長に承諾をもらい，学校や個人が特定されないように匿名化している。また，本旨を損なわない程度の改変を加えている。

1．実践例①　課題対応型のグループ活動

A 中学校で，ルール違反や対人関係のトラブルを頻回に生じさせていた複数の生徒らを対象に言語的小グループ活動を実施した。

1）学校の状況

ある運動部の生徒数名が，校内施設に落書きをする，部員間でのいじめ，部活指導教員に暴言を投げつけたり私物を隠して困らせるといった逸脱行動を繰り返していた。暴言などの対象になった教員は，本校に異動したばかりの若手教員であった。逸脱行動が起こる度に教員らは生徒を指導し，生徒指導会議の場でも頻回に生徒らの行動が報告されていた。特に教員に対する暴言や物隠しは重く受け止められ，教員らの間では生徒に対して"悪い子たち"といった否定的な感情が強くなっていた。

この時期，A 中学校では長く勤務し当該運動部の顧問をしていた教員が他校へ異動し，若手教員が着任したが，日常の教育活動について先輩教員からの助言などが若手教員に伝わりにくく，若手教員の受け入れに際して教員集団は苦慮していた。教員の異動による校内の役割の変化や，若手教員の受け入れが上手くいかない等の問題を抱え，教員集団においても心理的な消耗や摩擦の多い時期であった。部活動でのトラブルはこのような中で生じた事象であった。

2）目的

SC は "逸脱行動" を繰り返して叱責される状況を作り続けている生徒らは，変化に直面し適応に苦慮している学校の脆弱性を引き受ける役割を担っているのではないか，との仮説を持った。彼らはこの役割を無意識に引き受け，上手く言語化できない気持ちがあるのではないかと考え，指導とは違う目的で生徒らが集まって話をするアプローチを試みることにした。

3）対象

頻回に不適切行動，逸脱行動をしていた運動部の生徒 5 名。

4）開始までの準備

当該の部活顧問の教員は，若手教員と中堅教員（B 先生）の 2 名体制であった。SC は部活の主たる責任者である B 先生に部活指導に関わる困り感を継続的に聞いており，生徒たちを対象とした言語的小グループ（"おしゃべり会"）の提案をしてみた。一般に，SC は生徒に対して個人カウンセリングを行い心理的ケアを担当することはあるが，グループで気持ちを話す場面を持つことはあまりなく，SC の提案に B 先生はやや気が進まないようで，むしろ一人一人と話してもらった方がいいのではないか，という意見であった。しかし SC から，彼らはグループで動いておりグループの中でこそ生じる気持ちの動きもあると思うので，指導とは違う関わりの場としてグループで話したいと説明した。SC の説明に B 先生も同意し，放課後の部活動の時間帯に 50 分間 "おしゃべり会" の時間を作り，生徒たちには B 先生からグループの実施について直接伝えてもらった。生徒指導会議の場でも SC から教員に同様の趣旨を説明し，グループ開催の合意を得た。

5）経過

"おしゃべり会" はほぼ週 1 回の頻度で，放課後の 1 時間，校内のカウンセリングルームで実施した。全 5 回の実施となった。生徒たちは

ここで話したことで叱責されないかと，若干不安も持ち探りながらも，よくしゃべる一人の生徒が「テロリスト」「犯罪者」「いじめ，虐待」という刺激的なことばを連発し，その一方で部屋にあるぬいぐるみを抱きながら話したり怪談に話題が変わったり，初回から目まぐるしい展開だった。終盤には異動してしまった部活の前顧問の教員の話題が出て「いじってくれた」と振り返り，一方で現顧問である若手教員を「構って欲しい人」と評し，自分たちも構って欲しい，ということが暗に語られた。このように攻撃性と甘えが入り交じった両価的な感情が表現された。その後，1回目と同様の軽躁的な回が続き，数回にわたり前任の顧問に戻ってきて欲しいという気持が語られた。また，善良な心と邪悪な心の二面性を持つアニメのキャラクターの話が出た回もあった。3回目からは参加者が減って徐々に散漫なグループとなり，5回目に生徒からこの時間帯に部活の練習がしたい，と希望が出て，"おしゃべり会"は終了となった。現実面では，部活指導を若手教員から他の教員へ交替したこと，生徒の中には退部する者，他の活動に軸を移す者などの変化があり，生徒らの逸脱行動は収束して日常の学校生活に戻っていった。

6）教員とのコンサルテーション

SCとB先生とは，随時"おしゃべり会"の様子をコンサルテーションという形で共有していた。"おしゃべり会"を実施している期間に，B先生からSCに逸脱行動のリーダー的な存在であった生徒が「困難とはベストを尽くせるチャンスなのだ」「所詮この世は弱肉強食」といった，たくさんの"人生訓"の短文を提出したと，伝えられた。この生徒は教員にとって一番手を焼いた印象のある生徒である。B先生は一見内省力に乏しいように見えるこの生徒が"人生訓"を書き写し，"生き方"について何らかの興味をもっていることは幾分意外に思い，また現実生活ではどのような行動に繋がっていくのか，不安も感じているようであった。SCはB先生が生徒からの"人生訓"を何らかの心理

的なメッセージと受けとり，立ちどまって考えていることを共有したいと考え，B先生と丁寧に話をする時間を持った。SCは教員らの生徒指導会議の場でも，"おしゃべり会"での生徒らの軽躁的であるがその中でも淋しさや両価的な感情を表現している様子を伝えた。

2．実践例②　授業型のグループ活動

C中学校では例年SCによる「心理授業」を実施している。主にメンタルヘルスや人間関係に関わるテーマを，通常の授業内で「心理授業」として設定し全学年で実施している。本稿では，D組での「心理授業」であるグループ活動を紹介する。

1）目的

「心理授業」の目的の一つは，生徒に対してSCの存在を周知し，スクールカウンセリングの利用しやすさに繋げることであった。今回のグループ活動は，コミュニケーションゲーム「わたしたちのお店屋さん」（日本学校グループワーク・トレーニング研究会，2016）[注1] を行った。この課題は，生徒たちがグループで課題達成を目指す中で協力関係のプロセスを体験し，心理的な成長促進の機会とすることが目的となる。また，課題が必ずしもスムーズに達成できない場合のクラス全体の力動を知ることもクラスの特性を把握することに役に立つと考えた。

2）開始までの準備

グループ活動は道徳の授業枠に実施した。授業の時間設定，担任との連絡などはSCコーディネーターの教員が担った。SCと担任の事前の打ち合せの中で，SCが全体のファシリテートをして，担任は答えが出せたグループに対して達成の確認をする，問題解決につまずいているグループに声をかけるなどサポートをする役割を分担した。終了後には担任とSCで授業の振り返りの時間枠を持つことにした。

注1）20枚の情報カードをグループメンバーに配り，カードにある情報を口頭のみで伝達し合い，グループで情報を組み合わせて商店街の店の位置を考え地図を完成させるゲーム。

3）経過

D組は比較的受動的で大人しい学級である。授業では 3 〜 4 人ずつの 8 グループに分かれて課題に取り組んだ。SC からゲームの進め方を説明し，グループ間では交流せずにグループ内の人たちだけで課題に取り組むように伝えた。課題に取り組み出すと，早めに課題達成できるグループとなかなか辿り着けないグループがあり，終了したグループは時間を持て余す様子もあった。課題解決に至らないグループは徐々に焦ってきて，最後に残ったグループの生徒が「誰か 1 つだけ答え教えてー」と天井に向かって呟いた。課題が終了しているグループの生徒たちの中には，このグループの方を向いたり，席から立ち上がって眺めるような生徒もいた。当初のルールはグループ間では教え合わない，であったが学級に動きが出てきていたので，SC が「まだ取り組んでいるグループが『1 つだけ答えを教えて』と SOS を出しているが，どうしよう？」と学級に投げかけてみた。すると，数名の生徒がすぐにこのグループの周りに集まってきて，ヒントを伝え出した。答えが出せずに明らかにイライラしていた生徒は駄々をこねるような様子で「全部答え教えてー」と言ったが，他の生徒らは歯痒そうな様子ながらも答えは言わず，ヒントを繰り返し伝えていた。このグループは他のグループの生徒らから得たヒントで答えを導き出し，ようやく課題達成をし，学級内の小グループは全グループが課題を終了した。

4）教員とのコンサルテーション

終了後に SC と担任で振り返りを実施した。最後に残ったグループが答えを出せずに焦ってイライラしていたこと，学級全体も浮き足だったように落ち着かず，未達成のグループに関心を向ける動きが見られた様子を振り返った。そして，SC がルール変更について投げかけると，クラスの脆弱な部分へエネルギーが一気に集まり“救援的”な動きが発動された，といった学級の理解が SC と担任の間で共有された。担任

は，普段は大人しい学級だけれどあのような交流のある学級の姿を見られたのはうれしかった，と感想を語った。

Ⅲ　考察

1．学校内でのグループの設計

グループを行う場合，実施する場所と時間，またスタッフを含めた関係者に周知すること，目的に応じた対象者を募ることなどの準備が必要になる。学校でのグループは，授業や休み時間，部活動といった分刻みで綿密にスケジュールが設定されている学校活動の中で実施することになるので，この準備は重要になる。グループ活動の実施はすでにさまざまな活動が稼働している組織の中で新たに活動枠を設定することになるので，開始時に組織にその意義を説明して承認と協力を得ること，そして，継続する中での組織のスタッフ（学校の場合は教職員）との間に一定の協働の感覚がなければ安定して運営することが難しい。グループを安定して運営するために，グループセラピストにはマネジメント能力が必要とされているが（藤，2019），学校においてグループ活動を運営する場合も同様である。また，SC と教員が協働してグループ活動を行った場合には，終了後に一緒にグループの動きを振り返り，言語化する作業（レヴュー）をすることが望ましい。レヴューはグループに関わるスタッフの認知の確認や感情表現の場になるので（菊地，2020），そのための時間を設定しておくことも含めてグループの設計としたい。

実践例①は，課題対応的に急遽設計されたグループであった。グループの中で感情を自由に語るというアプローチは学校ではあまりなじみのないものであり，当初はこの考え方は教員と共有しにくいものであった。しかし，並行して行っていた SC と教員とのコンサルテーションの中での信頼関係もあり，SC の意見は教員に受け入れられて部活動の時間の一部をグループの時間枠として安定して設定することができた。

校内のフォーマルな教員グループである生徒指導会議においてグループ活動を承認してもらうことも必須であった。

実践例②は年間の学校活動の一部に組み込まれているグループ活動であるので，日時や授業枠などのグループの設計は主に教員が行い，SCにとっては大変やりやすいものであった。学校側からのオファーにより授業内でグループ活動を実施する場合，SCがマネジメントする作業は少ないが，終了後にグループプロセスを担任と一緒に振り返るレヴューを設定したことは学級を理解する時間となった。今回のような一定の手順と目的が決まっているテキストワークに沿ったグループ活動は実施しただけで一定の達成感があるが，そのグループに独自な心理的な動きはレヴューを通して共有されるものなので，時間を設定しておきたい。

2．集団精神療法的視点の活かし方

学校や学級というグループの中で起こっているさまざまな事象を理解する際に，ともすると個人に注目し，起こった事象の原因を個人の特性や心理に帰属させがちである。しかしグループを，個人で構成されているというよりは一つの有機的な実在として，"全体としてのグループ"（Group as a Whole）と捉える視点（Bion, 1962；Foulkes, 1948；高橋, 2010；太田, 2010）は有用である。特にフークス（Foulkes SH）はグループが根源的に持つ建設的な方向への変化をもたらす可能性を信じ，その過程にメンバーが参加することで個人もまた変化すると考えた（武井, 2017）。コンダクター[注2]はグループをそうした環境にする手伝いをするのである。この考えは，精神科領域の治療に活かすものとして生み出されたものだが，学校におけるさまざまな問題をアセスメントし，アプローチする際にヒントになるものである。

実践例①では学校内外で逸脱行動を繰り返し

注2）グループサイコセラピスト。フークスらグループ・アナリシス派での治療者の呼び方。

ていた生徒らの，行動に覆い隠されているであろう気持を表現する言語的小グループの実施を試みた。背景には，学校という大グループが変化に十分に対応しきれない中，新しい教員の受け入れ，生徒－教員間の調整など絶え間なく起こる問題によって歪みが大きくなっていた状況があった。言語的小グループを実施する中で，直接的な変化に晒された生徒が喪失による淋しさや「構ってもらえない」怒りや欲求不満を感じていたことが伝わってきた。彼らはこういった感情を思春期特有の大人へのチャレンジといった意味も含んだ行動化で表現していたと考えられた。彼らの行動は社会的に容認されにくいものだったが，学校全体を一つの大グループと見立てて考えると，学校自身が消化しきれない不安を生じており，不安の投影を受けた生徒たちがスケープゴート（"悪い子たち"）として"全体としてのグループ"の受け皿（高橋, 2010）になっていた可能性があった。SCは言語的小グループの経過の中で生徒が体験しているであろう淋しさや怒り，自らの制御しづらさの感覚などをくみ取り，教員に伝えていった。言語的小グループの実施は生徒のスケープゴートとしての役割が固定しないように"悪い子たち"以外の側面にも光を当てた。このことによって，学校が自らが抱える難しさを考える機能を回復する一助になった可能性がある。

学校内での事象を理解し，アプローチを模索する際に，学校というグループを"全体としてのグループ"と見立て，その中のサブグループの間で生じている意識化されない情緒の動きを俯瞰的に考えることは有用であろう。

実践例②では，授業後半の小グループ間の課題達成の速さの差によって生じたフラストレーションにより，学級は焦燥や退屈などの感情を伴い停滞を起こしているように見えた。課題達成が遅れているグループの生徒の援助要請を，SCが他の生徒メンバーに繋ぐ形で刺激を投げかけると，学級は停滞していたエネルギーを放出するように一気に動き出した。"全体として

のグループ"である学級で，課題達成の困難な小グループを援助するためのコミュニケーションのネットワークが繋がったようだ。

　グループは生命を持った有機体であり，"全体としてのグループ"は一人の人間のように気分や雰囲気，感情を持つ，と考えられる（Foulkes, 1948；太田，2010）。SC が，学級をあたかも１つの生き物のように捉える感覚を稼働させてその中に身を置き，ニーズは何かを感じ取って振る舞うことで，この学級の力が日常の場以上に発揮されたのかもしれない。"全体としてのグループ"の視点は，成長促進的な目的のグループワークにおいても有用であると考えられる。

　学校といった教育・成長促進を目的とした機関において，一時的に病理的な状態や成長の停滞が生じることは少なくなく，集団の病理や停滞の回復・成長という視点で，ここで述べてきた集団精神療法的な視点を活用することは今後の学校臨床に寄与するのではないか。

Ⅳ　おわりに

　二つのグループ活動の実践例を紹介して，グループの設計と集団精神療法的視点の活用として"全体としてのグループ"の考え方について言及した。改めて考えてみると"全体としてのグループ"の破壊的な力も建設的な力も，身をもって知っているのは，日々学校で子ども集団と共に活動している教員だろう。今後，学校の支援において集団精神療法の知と技（スキル）を活用していく可能性は大いにあるが，学校というグループのエネルギーの高さ故に難しさを感じることは多々ある。筆者が感じる学校臨床のおもしろさもこわさも，そのあたりに由来するように思う。教員と協働する SC の立場から，常に子どもと共にグループに身を置き，苦悩や工夫をしている教員に学び，彼らを支え，自分自身も集団精神療法的視点を持って学校臨床の深い森をさらに探索したい。

文　献

Bion WR（1961）Experience in Groups and Other Papers. Tavistock Publications Limited.（ハフシ・メッド監訳，黒崎優美・小畑千晴・田村早紀訳（2016）集団の経験―Bion の精神分析的集団論．金剛出版）

Foulkes SH（1948）The Conductor's Contribution. In：Introduction to Group Analytic Psychotherapy. Karnac.

藤信子（2019）公認心理士が「集団」にかかわるために．（布柴靖枝・板東允彦編著）家族関係・集団・地域社会．木立の文庫．

鎌田明日香・梶本浩史（2020）学校に集団精神療法的な視点と方法を導入するための基礎．集団精神療法，36（1）；10-16．

菊地寿奈美（2020）グループプロセスの中にある"本当の気持"．集団精神療法，36（1）；43-49．

文部科学省教育相談等に関する調査研究協力者会議（2017）児童生徒の教育相談の充実について―学校教育力を高める組織的な教育相談体制づくり（報告）．https://www.mext.go.jp/component/b_menu/shingi/toushin/__icsFiles/afieldfile/2017/07/27/1381051_2.pdf

日本学校グループワーク・トレーニング研究会（2016）わたしたちのお店やさん．（坂野公信監修）学校グループワーク・トレーニング．図書文化社．

太田裕一（2010）Foulkes の集団分析と精神科慢性疾患の集団精神療法．（高橋哲郎・野島一彦・権成鉉・太田裕一編）力動的集団精神療法―精神科慢性疾患へのアプローチ．金剛出版．

清水右子（2020）生徒のメンタルヘルスにおけるスクールカウンセラーの役割―集団力動の視点から考える教員との連携．精神療法，46（6）；782-787．

高橋哲郎（2010）対象関係集団精神療法―Bion の基底的想定グループ概念．（高橋哲郎・野島一彦・権成鉉・太田裕一編）力動的集団精神療法―精神科慢性疾患へのアプローチ．金剛出版．

武井麻子（2017）集団精神療法の歴史と広がり．（日本集団精神療法学会編集委員会監修　藤信子・西村馨・樋掛忠彦編）集団精神療法の実践事例30―グループ臨床の多様な展開．創元社．

疾患別

V

児童・思春期の集団精神療法

▶ 共に経験すること，言葉にすることの発達的意義

Shinichi Yoshizawa
Yoshinari Kimura

吉沢　伸一*¹，木村　能成*²

I　はじめに

　子どもは誕生し，まずは家族というグループの中で育まれていき，そして家族以外のグループでの活動を通して成長していく。人は母子関係を中核としつつ，一対一の人間関係における情緒交流の中で心の発達が促進されるが，多様な人間関係のグループ経験を通して，その発達の幅を広げていくことになる。

　その経験の中ではうまく関われず傷つき，対人関係を避けてしまう子もいれば，もとから引っ込み思案の子や，一方的なふるまいで粗暴な傾向がありトラブルを起こしやすい子もいる。児童・思春期では活動の中心が学校になるが，うまく馴染めない子，居場所がないと感じる子，学校に行くことが困難な子もいる。

　このように困難を抱えている子どもにとっては，個別のケアやサポートが必要でもあるが，グループの中で安全に居られるようになる経験自体が非常に重要なものとなってくる。本稿では，児童・思春期における集団精神療法の実際を，「活動を中心としたグループ Activity Group（以下，AG と略）」と「言語交流を中心

＊1　ファミリーメンタルクリニックまつたに
　〒 158-0097　東京都世田谷区用賀 4-4-8　第二福島ビル 5 階
＊2　国際基督教大学教育研究所
　〒 181-8585　東京都三鷹市大沢 3-10-2
　　　　国際基督教大学　本館 259 号室

としたグループ Verbal Group（以下，VG と略）」に着目し概観を示したい。

II　活動を中心としたグループ

1．児童期のグループにおける「活動」の意義

　児童期の子どもの集団精神療法では，何らかの「活動」を用いることが一般的である（Shechtman, 2007）。活動には，スポーツといった身体活動，自己表現活動（工作，音楽，対人関係エクササイズなど）といったものが含まれる。プロセスの初期において，活動は，メンバーとセラピスト，メンバー同士の相互交流を促し，グループに安心感をもたらすための媒介として用いられる。また，活動はグループに楽しみと癒しをもたらす。これは対人緊張の高い子どもにとって，話ができずともグループに馴染む「隠れ蓑」を提供する。プロセスが進んでいくにつれ，活動は言語的，非言語的なコミュニケーションの手段として用いられ，自己理解や他者理解を深めるために活用されるようになる。

　AG では，活動によって子どもたちの中にさまざまな体験が生じ，その体験が言語化・象徴化されることにより関係性が構築される。その関係性の中で自己理解・他者理解が促進されるというサイクルが生じる。

　筆者（第二著者）が取り組んできたグループでも，活動によって子どもの体験を賦活し，そ

こから子どもと他者との相互交流を促進することを目指してきた。メンタライジング（自分や他者の心理状態について考え，理解すること）に基づく関わり，介入を行うことで，関係性を発展させ，子どもが心理的課題を乗り越えていくことを支援してきた。それらを踏まえ，筆者が実践してきたグループの概要と事例を紹介する。

2．グループの構造

対象：対人関係に困難を抱え，心理・教育，医療の専門的ケアが必要なレベルの子どもから，カウンセリングに行くほどではないが「元気になりたい」子どもの混合グループ。男女別とし，それぞれ5〜8名程度在籍。発達障害の有無は問わない。家庭や学校の中で，トラウマティックな経験（いじめ，両親の離婚など）を抱えた子どももいる。

活動：週に1回2時間実施。前半に身体活動，後半に自己表現活動を行う。自己表現活動は，楽しみながら自分を表現し，互いについて知る機会を提供するものと，造形を通して自分を表現するものがある。楽しく活動をしながら，子どもが自分の思考や感情を言語・非言語を問わず自由に表現し，さらに表現されたものにセラピストやメンバーが関心を向け，理解し合うことが重要である。

治療者の姿勢：メンタライジングスタンスは重要な要素の一つであると考える〈詳細は西村他，2022）を参照されたい〉。その中心にあるのは無知の姿勢（not-knowing stance）である。これはセラピストが質問に答えるのを拒んだり，わからなくてよいということではなく，むしろわかったつもりにならず，好奇心と遊び心を持って探求的に関わることを指す。活動を通して遊びがいきいきとしたものになることで，子どもの体験に関する語りが触発される。

3．事例および考察

事例：Aは小学5年生の春にグループに参加した。サッカーが好きだったが，小4の頃プレー中に骨折した体験の後で不登校になった。Aが小学校に入る前に父母は離婚し，母親が働きながらAを育ててきた。きょうだいはいない。シングルマザーとして遅くまで働く母親に対して，Aは気を遣い，トラブルを起こさなかったが，これは不安や怒りといった感情を調整される経験が得られないということでもあった。スクールカウンセラーとはつながれず，知り合いを通じて本グループにやってきた。

グループでの経過：参加当初，Aは敬語でセラピストと会話し，真面目そうな「良い子」だった。活動では大きな声を出して意欲的に取り組んでいたが，次第に別の側面を示した。参加してから2カ月後，セラピストに甘えはじめ，おんぶをねだったりしていた。父の日に「父親へのメッセージ」を作る活動を導入した際，父親を「クズ！」と言い切り，どういうことかと尋ねたセラピストに対して「お前なんかに言うわけないだろ，このバカ！」と怒りをぶつけた。その翌週，Aはセラピストに会うや否や，近づいて肩を揉み，「ゴマスリだよ」と笑った。前回のことで，見捨てられることへの不安があるのだろうと思い，セラピストが「ゴマをすらなくても君のこと大事だよ」と言うと「えへへ」と笑った。

プロセスが進むと，Aの心理的課題が浮き彫りになった。Aはグループの中で思い切り遊ぶものの，途中で嘔吐することがあった。普段学校に行っておらず，激しい運動に身体がついてこないようだったが，身体を動かして楽しく遊びたいという年齢相応の欲求は強いことが推察された。一方，相撲をやると「笑いしか出てこない」と力が入らない様子だった。また，「いじめられた人を助けるロールプレイ」を行ったところ，助け役は上手だったが，いじめられる役になると，すぐに相手に降参し，対峙できなかった。対決的な状況で不安が喚起されたときに笑って回避し，踏ん張れなくなるという感情調整の課題が推察された。

セラピストは，Aの仲間関係の構築を支援し，

この課題に対処した。6 年生になった A は学校に少しずつ通い始めた。グループでは，他の小6メンバーたちと一緒に下級生を主導してサッカーに夢中になるようになり，セラピストはその動きを見守ることが増えた。年少メンバーの中には，発達障害を抱え，身体的な不器用さゆえにスポーツが苦手な子どももいたが，A にコツを教えてもらい，積極的に取り組むようになった。だが A はあるとき，セラピストと二人になった際に，母が忙しく相手をしてもらえないとポロっとこぼした。セラピストが「寂しいね」と言うと，A は「平気さ」と応じたが，その後のセッションでも母が忙しいと繰り返し語った。愛着の不活性化方略に変化が見え始めた。

秋以降，仲間関係がさらに展開した。特に，サッカーを共に主導していた B とは対決場面を楽しむようになり，笑って回避することが見られなくなった。一方で，学校の勉強の難しさ，苦しさなどを語り合うようになった。

そうした雰囲気の中，A はグループの中でも，「自分が骨折したときに，誰も来てくれなかった」と語ったり，「母親の仕事が遅くなったときの独りの夜が怖い」といった話をした。メンバーたちは，A の話に真剣に耳を傾け，「うわー，大変じゃん」「よく頑張ってるね」と情緒的に応答していた。A 自身も，これまで黙って抱えてきたことを打ち明けることができて，すっきりした様子だった。

春，卒業間際のセッションでは，B が「お前のことを覚えておける限り覚えておくよ」とストレートに友情を表現したのに対し，A は「俺は 3 分で忘れる！」と即答した。今どんな気持ちなんだろうとセラピストが問うと，「卒業式以外でこんなに悲しいことがあるなんて……」と感情を率直に表した。最後のセッションでは，メンバーたちと肩を組んで写真を撮り，「中学行っても頑張れ」とお互いに応援しあい，卒業した。A にとって，B たちメンバーとの別れの感情に耐えることは容易ではなかったが，セラ

ピストに見守られる中，それを適切に調節することができた。ここに A の成長を見出せた。

4．活動を中心としたグループの意義

以上より，AG には，二つの重要な治療的意義があると考えられる。一つは，子どもが他者との間で安心して関係性を構築するという機能の成長を促すというものである。もう一つは，子どもの感情調整の成長を促進するというものである。メンバーとの活動を通じて，子どもの中にさまざまな情緒が賦活される。それをセラピストやメンバー同士で象徴化，言語化していくことで，自らの情緒的体験を「心に収める」力を子どもたちは少しずつ身につけていく。それは，未処理の情緒的体験（喪失や傷つき）を整理することも可能にする。

AG は，活動を中心とした「楽しみ」の雰囲気を土台にしつつ，子どもたちが他者と関わりながら安心して物事を体験し，感じ，思考する空間を生み出す上で有益である。

Ⅲ　言語交流を中心としたグループ

1．思春期心性とグループ

児童期から思春期に移行していく中で，抽象的な思考能力の発達に伴い，さまざまに話し合えるグループが不安定な自己を支えることになる。それ故に思春期以降では，AG に加えて，VG も臨床的に有用である。一般的に思春期のグループは凝集性があり，そこで自分の居場所を見つけ安心を得ることになる。とりわけ同質性が重要であり，そのために異なる性質のグループあるいは個人を排除しやすい。思春期での対人関係での傷つきには，グループが経験大きく影響している場合も多い。故に，グループでの傷つきがグループで癒える経験は，その後の対人関係や社会性の発達・修復作業の礎となる。以下に，筆者（第一著者）が児童精神科クリニックで実践している不登校中学生を対象とした VG を紹介していく。

2．グループの設定

1クール15回で，3回目までがトライアル期間である。4回目以降はメンバーが固定し，クローズド・グループとなる。人数は5〜8名程度。1回のセッションは45分で，最後に振り返りを行い50分程度で終了。セラピストとコ・セラピストは男女1名ずつ〈詳細は吉沢（2020）を参照されたい〉。

3．グループ・プロセス

メンバー構成によりグループ展開は異なるが，たいていのグループで共通して生じる場面を提示してみたい。メンバーは以下の6名で全員が初参加であった。A（中3男）・B（中3男）・C（中3女）・D（中3女）・E（中2男）・F（中2女）。セラピストは男性，コ・セラピストは女性。

1）はじまりの沈黙をどう乗り越えるか

1回目のはじまりが最も緊張する瞬間である。時間になり，待合室から移動し，部屋で対面して座り，セラピストからあらためてグラウンド・ルールの説明がなされ，自己紹介をしていくことになる。初期プロセスでは，メンバー同士のつながりは持ちにくいので，セラピストやコ・セラピストが各メンバーと対話し話を広げていくことになる。無理にメンバー同士をつなげようとはせずに，まずは個々が安全にグループに居られることに配慮する。初期プロセスでは，「沈黙」をどう乗り越えていくのかがグループでの大きな課題である。思春期グループの初期では，沈黙に意義があると考え維持することは得策ではない。不安を高め，各メンバーが抱えるグループをめぐる外傷体験を不用意に賦活させ，中断を招きかねない。とはいえ避けがたい局面もあるので，その取り上げ方には毎回工夫が必要である。

【ヴィネット1：4回目】

トライアル期間が終わり，メンバーが固定化するので，このメンバーであと12回一緒にやっていくことをセラピストが告げて，グループが開始される。その後すぐに沈黙となり，大きな緊張感が一気に広がった。セラピストはすかさず「こうなるよね。この沈黙が毎回どうしたらいいかわからないし，困っちゃうよね」と発言すると，緊張感が少し和らいだ。コ・セラピストは「最初の緊張感は毎回困る，何を話そうってドキドキしちゃう」と言うと，Cは「先生たちも緊張するんですか？」と聞いてきた。セラピストは「何年やっても緊張するよ。僕らでもそうなんだから，みんながすごく緊張しても当然だよね。人と初めて関わるときって，すっごく緊張するよね。こういうときどうしたらいいだろうね？」と言ってみるが，再度沈黙。コ・セラピストは「そう言われても，どうしていいかわからないよね。だからまた沈黙になっちゃいましたね」と言い，セラピストが「えっ，これ僕のせい？ 何か最初に話す方が損する感じだなー」と返答した。すると，Aが「それわかる気がする，本当はもっと自分はおしゃべりだったんだけど，何か浮いちゃうっていうか，それが怖くてあまり話せなくなった」と発言した。セラピストは「それなのによく言ってくれたね」と言うと，コ・セラピストが「救われましたね」と話してやや笑いが起こった。今度はDが「自分は学校に行っていたとき，ずっと話を聞く役だった」と静かに発言した。コ・セラピストがDと対話し，女子グループはよくしゃべる子たちがいるから，それに合わせていれば何とかグループには居られるけれど，合わせてばかりでは辛いという経験がさらに話された。Fは「それすごいわかります」と共鳴し，実体験を話した。一方Cは，どんどん話すタイプだったが，無理に明るく振る舞っていて，それが続かなくなったことを語った。再度沈黙。みんなセラピストを見て，「あーあー沈黙になっちゃった」という雰囲気になった。セラピストは，「また沈黙だね。でも沈黙のときにどうするかって人によって違うみたいだよね，女子グループは独特の難しさがあるみたいだけど，男子グループはどう？」と言うと，Bは「自分か

ら話しかけられないので黙っていたけど，何か言って変だと思われないか心配だった」と話した。セラピストがＥに声かけすると，「僕はちょっと……」と話すことが難しそうなので，「話すのが難しいときは，他の人の話を聞いて，そこに居るだけでもいいからね」と伝えた。

このように沈黙をめぐる対話により，それぞれの対人関係のあり方が浮き彫りになる。筆者は，どのメンバーも個性的であり，それぞれでいいことを共有し，その後の展開で，そのあり方のうまくいかなさもあれば，よさもあると両側面に触れるように心がけている。

2）他者から見える自分に出会う

回数を重ねていくと，メンバー間での交流も展開し，他者から自分がどう見られているかというフィードバックを受け，思いがけない自分と出会うこともある。それは対人関係で傷つき，否定的な自己イメージを抱いているメンバーにとっては修正体験となり得る。以下にその一例を示してみたい。グループは，男子と女子のグループの性質の違いだけではなく，男女に共通のこともあるという話題が展開し，それに伴い，まさにグループにおいても男子と女子のメンバーの交流が増えつつある局面であった。ここでは，対人接触を避けているＥに着目してみよう。

【ヴィネット２：８回目】

グループでは，他者からどう見られるかが心配だということがテーマとなり，各メンバーは自分の経験談を語った。Ｅはグループに居ることに大きな不安感を醸し出してはいないものの，自ら発言することはなかった。セラピストやコ・セラピストが時折声かけすると，少しは話すこともあった。セラピストが「やっぱり，人にどう思われているかって不安だよね。でも自分が心配しているように人が感じているのかどうかは実際にはわからないよね，わからないから不安なのかもしれないけれど，で，みんなの話を聞いていてＥはどう感じていたかな？」と聞いてみると，Ｅは「僕はあまり人のことは気にしないです。ちょっかい出されて嫌な思いす

るくらいなら，一人でいた方がいい」とやや冷ややかに言い切った。このＥの発言に触発され各メンバーが順にコメントしはじめた。「ある意味，強いなー。俺だったら不安ですぐ何か話しちゃって，それで心配になるんだけど」（Ａ），「私もすごいと思う，人のこと気にしないでいれたら本当にいいのに」（Ｆ），「本当そう」（Ｄ），「私も不安だとすぐしゃべっちゃう方で，いい感じの雰囲気になればいいけど，いつもじゃないし，もうそういうの疲れちゃう。だからＥみたいに思えたらいいのにな」（Ｃ），「僕と真逆，でもそういう考え方もあるんだと思った」（Ｂ）。セラピストは「みんなそう感じるんだ，聞いてみてどう，Ｅ君？」と言うと，Ｅはやや恥ずかしそうに「いや，えっ，あの，でも本当はもっと人と関わっていった方が良いとは思うんだけど……」と返答した。

各メンバーの発言は，あまり発言しないＦを気遣ってのことでもあるが，どのメンバーも実は求めていた自己のあり方をＦが言語化することになったために，このようなフィードバックが生じた。Ｆにとっては思わぬ反応で戸惑いはしたものの，他者から肯定的に関わってもらえる経験となった。その後のＦはグループに受け入れられている実感も強まり，自信を幾分回復したようで，多くを発言しないが堂々とグループに居られるようになった。

3）安全感の醸成とさらなる語り合い

グループに居ることが安全だと感じると，親密さが増し，より内面のことを語りやすい土壌ができる。セラピストやコ・セラピストはあえて誘導せずに，自然な流れに任せ，少しだけ後押ししていく。高校進学を見据え対人関係の練習の場として，中学３年生がグループに参加する場合も多く，進路のことや高校に行けるのかどうか，中学と同じような傷つき経験をしないかどうか，共通に抱えていた心配や不安を話し合うことが展開していく。また，今学校に少しでも行っているかどうか，家でどう過ごしているか，家族との関係はどうか，などを話し合う

展開もある。その中で，それぞれのメンバーが自分とは異なるけれど困難さや不安を抱えていることを知ることで，自分だけが苦しいのではないと実感し，グループの連帯感は深まっていく。

4．言語交流を中心としたグループの意義

上述したような交流を通して，かつてグループで傷ついたり排除されたりした経験が修復され，肯定的に自分を捉えることが増していく。また，思春期らしい趣味などの話題で好きなことを共有したり，自分とは異なる他者の関心に触れたり，発達相応のグループ経験が補われることにもなる。

思春期における VG は，マネージメント上の難しさもあるが，自己表現の練習の場，対人関係上の特性をあらためて経験的に考える場，他者との対話やフィードバックを通して自己理解や自己発見が促進される場，他者に対する思い込みが修正される場，他者と関わる楽しさや嬉しさを実感しながら自信を回復できる場でもある。

そのプロセスでは，言葉によって不安を名付け，メンバーと共有しグループ全員で取り組む課題となり協働する姿勢が育まれることもある。例えば，あるグループでは「沈黙」は，「魔物」と名付けられ，沈黙の度に「魔物が出た」と共有され，暗黙に圧倒してくる取り扱い難いものではなくなっていった。このようなメタファーを使用した言葉遊びで不安を乗り越えることができるのも VG の特徴である。

Ⅳ　おわりに

本稿では，児童・思春期における集団精神療法について，AG と VG の二つの実践を報告した。異なるアプローチではあるが，共通基盤を見出すこともできる。それは，セラピストとの関係を軸にしながらも，仲間との情緒的な相互作用を通して，自己理解・他者理解・相互理解が体験的に促進され，グループの中で安心感が増す中で自信を回復・形成していくことである。児童期は AG，思春期は VG という単純なくくりではなく，前思春期（小学生高学年）・思春期（中学生）・青年期前期（高校生）においては，その子どもの心の状態や課題に応じて，あるいは物理的・精神的なアクセスしやすさによって，どちらのグループがより安全・安心に参加できるかを検討していくことが重要となってくる。

文　献

西村馨・木村能成・那須里絵（2022）児童期・思春期のグループセラピー.（西村馨編著）実践・子どもと親へのメンタライジング臨床―取り組みの第一歩. 岩崎学術出版社.

Shechtman Z（2007）Group Counseling and Psychotherapy with Children and Adolescents : Theory, research, and practice. Routledge.

吉沢伸一（2020）不登校中学生を対象とした「セラピーとしての思春期グループ」.（松谷克彦・吉沢伸一編著）こころに寄り添うということ―子どもと家族の成長を支える心理臨床. 金剛出版.

神経発達症児を支援するグループ

Kyota Watanabe

渡部 京太*

I はじめに

　児童思春期精神医学の領域では，ひきこもりや神経発達症の子ども，虐待などの逆境的な環境にさらされてきた子どもへの対応が課題になっている。親にとっては神経発達症の特性を持った子どもはやはり育てにくいため，子どもとの関係にゆがみが生じやすくなる。治療者は，神経発達症の特性を持っていることや逆境的な養育環境で育ってきたことがその後の子どものパーソナリティの形成に大きな影響を与えることを，神経発達症の支援の早い段階から意識しておく必要がある。なるべく幼い年齢のうちに神経発達症の特性を評価し，常識的な支援を提供することは重要である。小学校高学年（プレ・アドレッセンス）・中学生（前期思春期）の時期は仲間関係が複雑になり，神経発達症の子どもが，いわゆる二次障害といわれている不適応を起こしやすい。筆者（2022）は，神経発達症の子どもを幼い時期から常識的に支援することを『ワクチン』に例えて，その後の二次障害を減らす可能性があるのではないかと考えている。子どもが年代別に身につけておきたいことを表1に示したが，子どもがソーシャルスキル・トレーニング（SST）のプログラムを通し

て生き抜いていく術（すべ）を身につけたり，親への心理教育プログラムを通して親と子どものよい関係を強化していくプログラムは，二次障害への進展を予防する可能性があると考えている。また，子どもがスマートフォン，ゲーム，インターネットをどのように使うのかを就学前には親があらかじめ考えておくように働きかけることも必要だろう。プレ・アドレッセンスや前期思春期の困難にあらかじめ備えて，子どもと養育にあたる親を常識的に支援する必要性を強く感じているのである。

　筆者は，集団精神療法は個人精神療法にはないなじみやすさと独自の治療要因が働くこと，そして困難な事例においても治療効果を得られることを実感しており，子どもへの治療技法の一つとして洗練させていく必要があると感じている。

　本稿では，神経発達症児のグループSSTと養育者への心理教育プログラムに組み合わせて行ったグループを報告し，子どもや養育者の変化，そして神経発達症児，そして養育者への集団精神療法の意義について考えてみたいと思う。

II 神経発達症児のグループ

　筆者（2020a）が自閉スペクトラム症（ASD）児とのグループSSTの手ごたえを感じた体験を述べたい。このグループSSTは小学校高学

＊群馬病院
　〒370-3516　群馬県高崎市稲荷台町136

表1　子どもが就学前や義務教育年代で身につけておきたいこと

就学前	小学校入学に備えて集団生活のルールを習得する。
小学1・2年	読み，書き，計算などの基本的学習を習得する。
小学3・4年	仲間を作り，自分の思いや意見を伝える。 いじめから身を守る。
小学5・6年	仲間とのコミュニケーションを深め，いじめから身を守る。
中学生	いじめから身を守る。 身だしなみ，性に関する知識，異性とのつきあい方を学ぶ。 進路について考える。

年のASD児を対象に2週に1回全10回行われ，友達作りを目的としていた。

　A君の妹はASDと選択性緘黙で，学校ではいじめにあうこともあった。このためAはいじめには敏感だった。グループで表情の読み取り方を学んだAは，Aにいじわるをしてきたクラスメートについて担任教師に相談をした。相談を受けた教師はAとクラスメートを呼び，仲直りをする機会を作った。クラスメートは非を認めAに謝った。Aは謝ったクラスメートが口元に薄ら笑いを浮かべていたことに気がつき，担任に「SSTで学んだ『うれしい笑い』とは違う笑いだった」と話した。担任は，Aとクラスメートは再度話し合いを行い，クラスメートは本気に謝っていなかったことを認め，Aは「ほんとうの仲直りができた」と喜んだ。筆者は，思春期の反発が強まってくる小学校高学年の年齢でSSTを行ってももう手遅れではないかと悲観的に思うこともあった。筆者は，AがグループSSTで学んだことを一途に実践して他児との関係を修復したことをうれしく感じた。さらにSSTや仲間集団体験を経験する支援を他児のこころの動きをつかむことが苦手なASD児に提供することによって，ASD児の苦手なこと——他児のこころの動きをつかむということはメンタライジングする能力と言い換えられると思う——に手が届くようになる可能性を感じたのである。

　もう一つの体験を記す（渡部，2017）。小学校高学年から中学生までのASD児を対象としたグループの事例である。B君はグループに参加した初回でゲームに負けてかんしゃくを起こした。それ以降Bはゲームをする時にはかんしゃくを起こして悪態をつき続け，1回もおちついて参加できない状態が2年続いていて，最終クールを迎えていた。グループを担当することになった筆者は，Bのかんしゃくについてはスタッフの注目をひこうとしていると感じ，同時にAの悪態や多動性にはうんざりとさせられた。レビューでは，Bがおちついて修了式に参加できることをスタッフが期待していることが感じられた。また筆者はグループの運営やプログラムが固定化し硬直しているようにも感じた。そこで筆者は「Bにスタッフの役割，アクティビティの準備係を担当してもらう"特別扱い"を試してみること」を提案した。Bは提案を素直に受け入れ，準備係をうれしそうに担当し，終わりまでおちついて参加した。他児はうれしそうにしているBを見守っているようだった。最終セッションでは，親と一緒にゲームをする企画だった。親チームが大人げなく勝ってしまったが，Aは不機嫌になりながらも修了式に参加した。

　筆者はさらに仲間づくりを学ぶためのグループSSTを推し進めていった。ゲーム，電車が好きな小学3年から5年のASD男児からなる二つのグループを開始した。このグループは2週に1回，計8回で行った。グループは，①友達づきあいについてのSST，②「4つのジュース」を用いた話し合いのスキルの練習，③自分が好きなゲームや鉄道について語りながら自己紹介しメンバーからの質問に答えるコミュニケーションの練習，という構成だった。親には，

SST のガイダンスの他に，ソーシャル・インフォメーションを学ぶプログラムを行った。

C君とD君の変化について述べたい。Cは自閉スペクトラム症（ASD），注意欠如・多動症（ADHD），分離不安症という診断で，低学年から不登校だった。グループでも多動が目立ち，いちいち発言するため，他児や治療スタッフもうんざりしていたが，Cはうんざりされていることにまったく気づいていなかった。Dは ASD と診断されてたが，ASD と ADHD を併存している姉からひどくいじめられていたため，自尊心が低かった。Dは，姉にいじめられた後に母親にひどくあたり散らすなど受動攻撃的な態度が著明だった。グループでは，Cは治療室の中を走りまわり，グループが終了になって母親と再会する時には，母親に抱きついていった。DはそのようなCをしかめっ面で見ていた。その後もCの多動は続き，次第にDは筆者にCをなんとかするようにと伝えるかのようなまなざしを向けるようになった。さらにDはあるキャラクターのぬいぐるみをグループに持ってくるようになった。そしてそのぬいぐるみはどんどんと大きくなっていった。筆者はCには不登校からグループで他児との交流が復活してうれしくて仕方がないのだろうと思っていた。筆者は大きなぬいぐるみを持ってきているDには注目しなかった。筆者は，Dにはぬいぐるみを持ってくるぐらいだったら他児がうんざりしているCに「おちついてグループに参加するように」と一言言ってくれないかという気持ちになっていた。

終盤を迎えつつあったグループで，Cはいつものように目に入るものすべてに反応して話し続け，注意をしても制止できずに部屋の中を走りまわり始めた。Dはぬいぐるみを持ってCを追いかけた。筆者は男性保育士とともに二人を追いかけた。そして4人で部屋の片隅で円くなって座り，話をすることにした。筆者は，「これから男同士の大切な話をする。Cが気づいていない驚くようなことを話すよ。Cはおちつい

て参加できないから，実はみんなから嫌われているんだよ」と淡々とした口調でCに伝えた。Cはとても驚いた表情で，「えっ〜。僕は嫌われているの？　ほんとう？」と話した。さらに筆者は，「私（筆者）にCをなんとかしてほしいと思っていたんだね。Dはいつもしかめっ面をしていました。Dには，おちつきがないCに腹を立てていた気持ちとCを心配する気持ちもあったのではないだろうか？　Cを心配する気持ちというのは，おちつきがないCがみんなからいじめられたり無視されたりしないかということだと思うけど」と伝えた。Cは「僕は嫌われているの？」と不安な表情を浮かべ，Dは無言でずっとうつむいていた。そして二人はグループに戻った。

次の回では，スタッフを揺るがす出来事があった。Cは不登校から突然登校するようになり，Dはグループを欠席するようになった。ただDの母親からは，Dが姉からいじめられても無視するようになり，母親に当たり散らすことはなくなり，父親と休日に遊ぶことが増えたことが報告され，Dの受動攻撃的な態度が変化したようだった。CとDに変化は何だったのだろうか？　Cは筆者の直面化によってグループで浮いていることにようやく気づいたようだった。Dは，グループ SST のルールを守らないCにうんざりとしていた。さらにスタッフから仕方がないとうんざりされるという悪い"特別扱い"をCは受けつつあった。姉からいじめられていたDは，Cに姉からいじめられている自分自身を重ね合わせて見ていたと考えられる。一方でDは気ままにふるまうCをうらやましいと思っていたところもあったのだろう。筆者の介入は，Dにとっては「Cをなんとかしてほしい」というDの思いが筆者に伝わったと感じられたのだと思う。その一方で，注意を受けても自由気ままにふるまうCを心配するという気持ちやうらやましい気持ちをDは筆者にわかられて直面化されたことを気恥ずかしくなったために，Dはグループから離れたと考えられた。

【神経発達症児のグループのまとめ】

　ASD児のグループSSTにおける子どもの変化について"特別扱い"をキーワードとして述べてきた。治療者からの"特別扱い"というと禁じ手のような印象を与えるが，"特別扱い"は家庭や学校をはじめとしたさまざまなグループから孤立しているメンバーにとっては実はいちばん求めていたものであり，グループに直接的に受け入れられたという体験やグループから大切にされているという安心感をメンバーに提供できる可能性がある。最近注目を集めている親子の関係修復をめざした親子相互交流療法（parent child interaction therapy：PCIT）では，養育者と子どもが5分間一緒に遊ぶという"特別な時間"というホームワークが出される。養育者と子どもが5分間遊ぶことを"特別な時間"というようになるほど養育者は余裕を失っている時代を映しているのかもしれないが，人は心の中でいつも"特別扱い"されることを求めていると考えられる。治療者があるメンバーに"特別扱い"をしようとした時に，そのメンバーに対して，またグループに対してどのような気持ちを持っているのかをよく吟味してみる必要がある。治療者による"特別扱い"をした後のグループの流れがどのように変化したか，"特別扱い"をされなかった他のメンバーの様子をきめ細かく観察し，"特別扱い"を許容する雰囲気がグループにあるかを観察することが必要になる。

Ⅲ　神経発達症児の養育者を対象としたグループでの心理教育プログラム

　齊藤（2019）は，現在のように神経発達症児の養育者への心理教育プログラムの考え方が理解されるようになるまでは，診察になると養育者がいきなり子どもの問題行動への性急な解決策の教示を治療者に求めるという形——これはメンタライジング・アプローチで言えば「目的論的モード」だろう——になったり，子どもの問題行動やそれをめぐる自分の苦悩について語り続けるという形——これは神経発達症児に直接向きあおうとしていない「プリテンド・モード」ということになるだろう——で外来での治療や相談が始まってしまい，延々とその水準でとどまってしまうことがあり得ると指摘している。筆者は，神経発達症児の支援では養育者に子どもの共同治療者になってもらうことがなによりも重要であり，神経発達症児が起こす問題行動にふりまわされた養育者を少しでも早く共同治療者へと変化させるためにペアレント・トレーニング，ペアレント・プログラムといった心理教育プログラムに速やかに導入することが必要であると考えている。グループSSTでは，養育者に向けて子どもに行っているSSTのガイダンスを並行して行っている。また，筆者（2020b）は神経発達症児の心理教育的プログラム——ASD児の養育者ではペアレント・プログラム，ADHD児の養育者ではペアレント・トレーニング——においては，養育者が自由に話をできる時間を可能な限りとるようにしている。神経発達症児の養育者を対象としたグループでは，神経発達症についての知識，児への関わり方を学ぶだけではなく，養育者同士が児への関わり方について情報交換し，共同治療者としての支援機能をさらに高めたり，週末に児を集めて仲間づくりを支えるイベントを企画するといった活動に広がっていくことを目的としている。

　筆者は，ASD児の養育者を対象にペアレント・プログラムと言われる心理教育を行った。そのプログラムは隔週で6回（1回60〜90分）を1クールとし，対象は小学校低学年のASD児の母親とし1グループ8名とした。ファシリテーター（FA）である筆者は，グループの開始時にⅠが体調不良のため，Jが子どもの体調不良のため欠席する，Hが遅刻するという連絡があったことを伝えた。H，Ⅰ，Ⅼは，これまでに子どもへの叱責が激しくなることが続いていた。なかでもⅠはグループの途中から子どもへの苛立ちが強まり体調不良のため休むように

なったが，必ず欠席の連絡を伝えてきた。HとLについては，Lの発言が切羽詰まったものからユーモアが混じるものに変化し，メンバーはLの発言やHとLのやりとりを楽しみにするようになっていった。筆者はプログラムの中に自由連想的に行うグループを落としこもうと考えたのであるが，最終回において感想を述べ修了証を受け取る場面を示したい。

Eは「子どもを肯定的に受けとめて考えて子どもに返すというように接し方が変わった。同じ悩みを持った人と話をできていい機会をいただいたと思う」，G「これまで子育てサークルに参加したけど，悩みに納得できる答えがもらえなかった。学校で話をしても『そういうことはよくあるよ』と言われて，私がおかしいという思いがずっとあった。みなさんと話をすると納得することが多かった。それだけでもよかったです（渡部，2022）。子どもを否定せずにほめることに尽きると再認識できたので，今後生かしていきたいと思う」，Kは「ここで話すと心安らぐ感じがあった。夫と話して『子どもにこう言ってあげないといけないね。こう考えてあげないといけないね』ともうちょっと踏み込んで考えるようになった」，Fは「みなさんが同じことを悩んでいて，ここで話せるのがうれしかった。近所に住んでいる自分の母親とさらに話をするようになって，助けてもらっていることをきっかけに同居をすることにした」と語り，メンバーは驚きの声をあげ拍手をした。HとLが手をあげ，HがLに譲り，Lは「今日はラストはやめようと思う。私はこの1年間ピークの苦しみがあって，制御できない自分の無能さを感じて，1日中怒っているすごくいやな奴になってしまった。6割でいいというのがいちばん印象に残っている」と泣きながら話し，GとHも泣きだした。Lは「子どもに何を期待していたのかと思う。6割でいいじゃないと思う。子どもを蹴飛ばしていたのが，冷静になれた。考えてみるとあきらめたのです。6割でいいと考えた時にやっとわが家にはちょっとだけ怒号が飛びかわない時間帯ができました。だからきっといい

方向に向かっていくのではないかという矢先にまた大げんかをしたりするので，不安は募るのですけど。思春期になったら親は殺されると思う。ほんとうに救いがほしい。相談したらいいと書いてあるけど，自分でやるしかないとわかった。児童相談所も助けてはくれるけど自分がやるしかないと思った。150％ぐらい依存していた。絶対誰かが助けてくれる，行政だったら助けてくれると思っていた。でも，そんなものではないと思うようになって自分のプラスになった。泣いたということはだいぶ治っていたと思うのですが，やっぱりすごく苦しい。この次どうしたらいいだろう。FAから個人のペアレント・トレーニングを受けられると聞いて，よっしゃ，次はペアレント・トレーニングだ，と思った。期待していないと言いつつ頼ろうとしている。そんな感じですいません。私は病んでいると思う」と語った。FAがHに「とりをお願いします」と伝えると，LがHに「ごめん」と話し，Hは「がんばります」と語り，それを見た母親メンバーは微笑んでいた。Hは「診断を受けるまでは，子どもにだめ出し，命令，叱るしかない。手をあげることもあった。次女が『お姉ちゃんを怒らないで』と長女をかばった。長女は『妹は小さいから怒らないで』ときょうだいでかばうようになった。しまいには次女は髪の毛を整えようとすると私をよけるようになった。いいことを書きましょうと書いているうちに，みなさんからのアドバイスが励みになりました。『なんで？』が『なるほど』になっていって，どうしたらいいかが少しずつわかるようになってきた。子どもを叱ることが減ったので，子どもの不安も減った。ほめることは上手にできなかったのですが，できるようになりたい」と涙ながらに話し，母親メンバー全員がもらい泣きをしていた。FAは（これでおしまいになりますが，残りの時間はサービスでネットやゲームに依存しない方法についてお話しします。今日休んだ二人には補習をします。いずれフォローアップの会もしてアフター・サービスをします。ぜひ集まってください）と伝えてプログラムは終了となった。

【親への心理教育プログラムのまとめ】

筆者はこれまでにも心理教育プログラムに参加した神経発達症児の親が子どもをひどく叱責していたことから急激に改善していくことをたびたび経験してきた。川上・辻井（2008）は親の子どもに対する認知的な枠組みを修正できただけでも，母親の不安が減少し安定し子どもに関わることできるようになることが少なくないと述べている。認知的な枠組みを修正するためには，プログラムを完遂することが求められる。第6回の終了する場面を示したが，最終回の割には遅刻や欠席が多かった。FAはメンバーの遅刻，欠席について，わかる範囲でメンバーに伝えるようにした。FAは，Iが子どもへの苛立ちを強めた後から欠席するようになったことが気がかりだった。というのは，Iが子どもへの苛立ちを強め，虐待につながっていくと気になって仕方がなかったのである。実際にその後Iは子どもへの苛立ちを強め，児童相談所が介入する事態になっていった。FAが欠席したメンバーを気にかけることは，目の前にいる参加しているメンバーを軽視していることになるかもしれない。このプログラムの目的の一つは，子どもの問題を通じて母親同士の仲間ができる体験をしてもらうことである。Gの発言（下線部）（渡部，2017）は，神経発達症児を持つ親の強烈な孤独感を表している。その他にもスタッフはプログラムではドロップアウトをさせないように欠席した親には休んだ次の回に休んだ回の補習をすることを行ったり，欠席が増えた時には診療の時間を設定してフォローを行った。ユーモアを忘れずにちょっとサービスやアフターサービス（フォローアップ）を行い，母親同士の仲間関係の維持を支援することを行った。HやLはプログラムに参加して一時の虐待とも言える状況からは脱した。Iは一時児童相談所が関わるようにもなったものの，もう一度母親としての自分を見直してみたいと個人精神療法を求めた。このプログラムの1クールの期間は3カ月であるが，第6回でのEとF，HとLの

やりとり，さらにHとLの発言にメンバーがもらい泣きをすることがみられ，母親メンバーの親密さは強くなったことがうかがわれた。親への心理教育に自由連想的なグループのアプローチを加えることは，母親メンバー同士の情緒的な交流を増やし，そしてメンタライジング・モードの修正に大きな働きをしたと考えている。

IV　おわりに

筆者が危惧していることは，神経発達症児の支援においていったん神経発達症の診断がなされ，ある療育的な治療プログラムや養育者への心理教育プログラムが提供されたり，子どもへの薬物療法が開始されると，治療者が途端に神経発達症の人のこころの動きにあまり関心を向けなくなってしまうことである。治療者はグループでのSSTやペアレント・トレーニングといったプログラムを進めながら，神経発達症児が同世代の仲間とどのように交流を持つのか，また養育者がお互いを支え合い児の共同治療者となっていくところを十分に観察することが求められると筆者は考えるのである。

文　献

川上ちひろ・辻井正次（2008）高機能広汎性発達障害を持つ子どもの保護者へのペアレント・トレーニング—日本文化のなかで子育てを楽しんでいく視点から．精神科治療学，23（10）；1181-1186.

齊藤万比古（2019）発達障害の家族への支援・心理教育．臨床精神医学，48（6）；665-670.

渡部京太（2017）子どもの集団精神療法（グループワーク）．精神療法，43（5）；665-669.

渡部京太（2020a）ボーダーラインパーソナリティ特性と発達障害特性．精神神経学雑誌，122（4）；303-309.

渡部京太（2020b）自閉スペクトラム症児の親心理教育プログラムにおいてどのように集団精神療法の技法を生かすのか？　集団精神療法，36（1）；72-79.

渡部京太（2022）初期対応　外来における初期対応．小児科，63（11）；1219-1225.

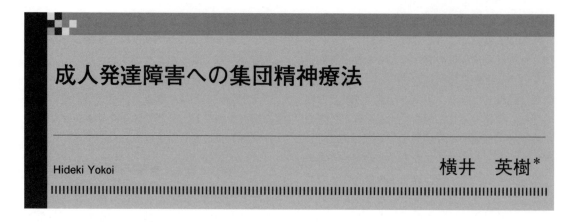

成人発達障害への集団精神療法

Hideki Yokoi

横井　英樹*

I　はじめに

　発達障害の治療・支援の対象が児童思春期だけでなく，成人期にまで拡大して十数年しか経っていない。その対象としては，自閉スペクトラム症（Autism Spectrum Disorder，以下 ASD とする），および注意欠如・多動症（Attention-Deficit／Hyperactivity Disorder，以下 ADHD とする）を中心とする。多くは成人に至るまで，もしくは大学を卒業し社会に出るタイミングまで大きな問題とならず，大学院への進学や就職，その後の異動・昇進などを契機に不適応が表面化し，初めて医療機関を受診するケースであろう。特性があっても苦労しながら周囲と同じように振る舞う（カモフラージュする）ことで乗り越えてきたものの，自覚的には他人と違っているとの違和感を持って生活してきたと語る方も多い。昭和大学附属烏山病院（以下，烏山病院という）では，2008 年より成人期の発達障害専門外来を開設し，同時に精神科デイケアにおいて発達障害に特化した集団療法プログラムを開始した。本稿では，成人の発達障害の特徴や支援方法について概観し，実際の発達障害専門プログラムについて紹介する。

＊昭和大学発達障害医療研究所／昭和大学附属烏山病院
　〒 157-8577　東京都世田谷区北烏山 6-11-11

II　成人期発達障害の特徴

1．発達障害専門外来

　烏山病院の発達障害専門外来は 2008 年に開設してから約 15 年が経過し，初診患者数は累計 8,000 人を超える勢いだが，受診希望者の伸びはほとんど衰えておらず，毎年 500 人以上の初診患者を受け入れている（図 1 参照）。2008 年から 2017 年の間に発達障害専門外来を受診した約 3,700 人のうち，ASD または ADHD，もしくは ASD と ADHD の併存と診断された方の合計は約 45％であった（中村，2021；図 2 参照）。受診した方のほとんどが発達障害の可能性を考えていたと想定すると，診断に至る方の数は決して多いとは言えない。

2．発達障害成人の特徴

　成人になってから発達障害と診断された方は，どのようなことに困難を感じているのであろうか。デイケアにおける発達障害専門プログラムに参加した方から収集した困りごとをいくつか紹介する。発達障害専門プログラム参加者は現在までで累計約 700 名を超え，初診患者で発達障害診断を受けた 41％のさらに 3 割，初診患者の約 12％が発達障害専門プログラムに繋がったこととなる。その中にはプログラム参加が目的で受診された方もいれば，主治医の勧めか

初診患者累計（人）

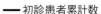
初診患者累計数

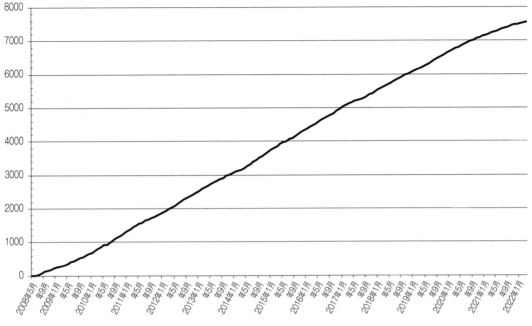

図1　初診患者の累計

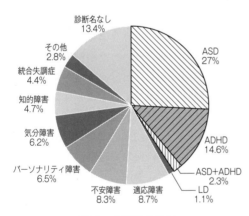

図2　主診断の比率

らプログラムを見学した上で希望して参加する方もいる。原則としてはご本人にプログラム見学をしていただいた上で参加したいという意欲があることが前提となっている。

　ASD の方の困っていることは，職場での人間関係がうまくいかない，考えをうまく伝えられない，とっさの質問に答えられない，相手の要求がわからない，熱中すると止められない（過集中），昼休みがうまく取れない，頭の切り替えができない，二つ以上のことを同時にこなせない，電話対応が難しい，見通しがつけにくい，嫌なことが忘れられない，感覚過敏で疲れるなど，が挙げられる。その多くが就労を目指すことや，就労現場での人間関係，業務遂行の難しさを現実的な課題として持っている。つまり，その背後にある ASD 的な特徴を困りごととして認識されているのである。

　ADHD の方の困っていることとしては，忘れ物・失くし物が多い，約束の時間や締め切りに遅れる，できる時とできない時の差が激しい，感情を爆発させやすい，気分の波が大きい，常に失敗してやる気をなくしやすい，自尊心が低い，人の話が聞けない，待てなくて困る，友人関係が困難，怒ると口汚い言葉を使って相手を論破する，お金の管理ができない，部屋が片

付かない，アルコール等に依存する，睡眠が不安定などである。これらのことによって生活を維持することに大きな影響が出たために受診することになるが，特性がどの程度あるか，苦手なことをどの程度カバーできているかによって困り感は異なるため，多様で幅広いニーズがあるといえる。

　以上のような発達障害特性からくる困難を抱えながらも成人するまでなんとかやってこられた方は，診断されることによってそれまでの生きづらさに対する回答や納得感，安心感を得られた，やっと自分自身を説明できる言葉を見つけたなどと語る方も多い。

　アメリカ精神医学会が作成する精神疾患の診断・統計マニュアル第 5 版である DSM-5 が 2013 年に出てからは，ASD と ADHD の併存が認められるようになったが，発達障害専門プログラムに参加する多くの方が，主診断だけでなくもう一方の特徴も持ち合わせているとの実感がある。ADHD 診断の方も，プログラムを通して関わりが増えるほど背後にある自閉的な特徴が現れ，ご本人も自覚するようになるケースは決して少なくない印象を持っている。そのため，発達障害専門プログラムの参加にあたっては，ASD，ADHD どちらのプログラムも希望があれば参加することを勧めている。

　これらの困難の解決，対処策として生物学的治療である薬物療法を補完するためには，集団療法などの心理社会的治療が有効である。ADHD においては，第一選択として薬物療法が挙げられ，成人であれば 3 種類の治療薬が選択可能であるが，服薬だけで問題解決しないことも多い。ADHD 特性からくる生活のしづらさや，失敗経験から構築された否定的な認知・思考に対して集団療法の役割は大きいと考えている。

Ⅲ　発達障害成人への支援

1．個別支援

　さまざまな困りごとを抱えた発達障害特性を

持つ成人に対する支援として，大まかに個別のアプローチと集団でのアプローチを考えてみたい。まず，個別的な支援としては一対一のカウンセリングが挙げられる。発達障害特性とカウンセリングとの相性について考えると，一般に行われるような内省を求めて，情緒的な反応について振り返ったりする手法も考えられるが，内省が苦手であったり，自身の感情の認識や客観視が不得意な発達障害特性を持つ方の場合には効果的とは言えない。傾聴を基本とするスタイルも，聞いてもらえることで考えがまとまらないまま一方的に話し続けて時間が終わってしまったり，具体的に何もしてくれない支援者，と映る可能性もある。「成人期の発達障害診療専門拠点機関の機能の整備と安定的な運営ガイドラインの作成のための研究」（太田，2020）における「成人期発達障害診療専門拠点に関するガイドライン（2.2.4 カウンセリング）」で示される発達障害者へのカウンセリングの要点としては，①自己理解の促進，②課題の整理，③具体的・指示的なコミュニケーション，④他者を頼る（助けを求める）スキルが挙げられている。個別支援としてのカウンセリングの目的は，治療や人格の再構成といった精神療法（心理療法）的な側面よりも，自分の特性や認知・思考のくせを理解し，困っていることを共に言語化，整理して具体的な解決策を考えていくことに重点が置かれることが効果的であり，情緒よりも論理が上回りやすい発達障害特性を考慮したアプローチと言える。集団を好まない方や個別相談が必要な内容があるなど，その方の持つ特性や困り感にあわせる必要性から個別的支援は有用であると同時に，支援者側にも具体的で指示的なサポートをすることへの慣れが必要となる。

　一方で個別支援の限界としては，認知・思考の柔軟性が乏しいことや自分自身の客観視が難しいこと，こだわりが強いこと，支援者からのアイディアをそのまま受け取ることが難しいことなどから，カウンセリングがうまく進展しないケースが考えられる。次に集団療法を行う場

合に生じることや有効性について考えてみたい。

２．集団精神療法

集団の場面では何が生じるのであろうか。烏山病院のデイケアで行っている集団精神療法，発達障害専門プログラムでの経験をもとに考察する。

発達障害専門プログラムについて詳細は後述するが，10 人程度の参加者にリーダー，コリーダー２名のクローズドグループで実施する。プログラムの目的として，①お互いの思いや悩みを共有する，②新しいスキルを習得する，③自己理解を深める，④より自分自身に合った「処世術（対処スキル）」を身につける，⑤同質な集団で新たな体験をする，以上の５つを挙げている。発達障害専門の集団精神療法を実施することは，以下のような意義があると考えている。

1）初めて自分と同じ特徴を持つ他者と出会う

成人になるまで発達障害特性があることを知らずに生活してきた方は，周囲との違和感を感じ，場合によっては孤立しながらも生活してきているが，プログラムに参加することで初めて自分と似た特徴を持つ仲間と出会う経験をする。プログラム初回の感想としてよく聞かれるのが，「自分と全く同じようなことで困っている人が，こんなにたくさんいるとは思わなかった」「似た人がいると知って安心した」などである。診断されたこと自体が安堵につながる方も多いが，さらにそれを共有し他の誰とも話題にできない自身の特性について話ができること，そして共に歩む仲間ができることは，集団であるが故の意義と考えられる。どちらかと言えば他者と関わるよりも独りで過ごすことを好む方も多いが，それまでの人生で安心できる他者と出会えなかった，そのような集団を経験する機会が少ない，もしくはなかったために独りでいることを選択してきた可能性も推測される。

2）経験を共有し，自分と他者の体験に共感する

安心できる他者と出会い，集団場面で具体的なコミュニケーションスキルを学習したり，生きづらさを解消するような知識を得たり，具体的な対処法について考えたりすることで，より自分自身に合った対処スキルを身につけるきっかけとなる。成人の場合は，自身が抱える生きづらさに対して万全な対策はできなくても何らかの対処は行っていることが多い。それを対処とは気づかずに実施しているケースもあり，それぞれの個別的な対処方法が集団の中の誰かの役に立つことが多い。自分が長年抱えてきた思いや悩みを共有する体験をし，仲間から共感や同意を示され，お互いに理解し合う体験ができることは集団ならではの良さと考えている。

近年は仲間同士が支え合う効果が認識されつつあり「ピアサポート」という言葉を目にする機会が増えた（岩崎，2018）。ピア（peer）とは仲間や同輩という意味で使われ，発達障害の集団療法では支援者からの助言よりも仲間からの実体験によるアドバイスの方が何倍も意味があり，納得感も大きいと考えている。発達障害専門プログラムの参加者の中からもピアサポーターを目指す方が出てきており，専門研修が活発になっていることは良い傾向と思われる。

3）他の参加者を客観視できる，自分がどう見られるのかイメージできる

自分自身のことを把握すること，メタ認知を苦手とする参加者にとって，自分と似た他者を観察できることや似た特性からくる失敗経験や対処法について知ることはとても有意義な機会となる。自身を客観視できることは自己理解を促すヒントをもたらす。支援者との一対一の関係だけでは進みにくい自己理解の促進には集団による関わりが有効だと考えている。

Ⅳ　発達障害専門デイケア・ショートケア

１．ASD 専門プログラム

烏山病院における ASD 専門プログラムは，コミュニケーションスキル，ディスカッション，心理教育の３つの領域を組み合わせた全 20 回

表1　ASD 専門プログラム内容

回	内容	回	内容
1	自己紹介・オリエンテーション	11	上手に頼む／断る
2	コミュニケーションについて	12	社会資源
3	あいさつ／会話を始める	13	相手への気遣い
4	障害理解／発達障害とは	14	アサーション
5	会話を続ける	15	ストレスについて
6	会話を終える	16	ピアサポート②
7	ピアサポート①	17	自分のことを伝える①
8	表情訓練／相手の気持ちを読む	18	自分のことを伝える②
9	感情のコントロール①（不安）	19	感謝する／ほめる
10	感情のコンロトール②（怒り）	20	卒業式／振り返り

の構成内容で実施している（昭和大学，2014；表1参照）。コミュニケーションスキル領域（プログラム 2, 3, 5, 6, 8, 11, 14, 19）では，他者とのコミュニケーションで何が生じているのかに関して言語的なやり取り以外に非言語的な情報のやりとりが多いこと知っていただくことから開始し，あいさつや会話の始め方，会話の終え方など，コミュニケーションスキルの基礎的な内容も取り扱う。

　ディスカッション系プログラム（プログラム 7, 13, 16）の基本は，お互いの困りごとについて共有して対処法について話し合う。困りごとを出し合う中で，お互いに似たような課題を持っていることを共有することは相互に共感できる体験となると考えており，プログラム終了後もお互いに助け合える，ピアサポートを継続できる準備としての役割を期待している。心理教育領域（プログラム 4, 9, 10, 12, 15, 17, 18）では，発達障害の基礎知識を共有し，感情のコントロールやストレス対処などについて基礎知識を学習する。また，医療だけでなく行政や福祉のサービスについても知ることで必要な支援にアクセスしやすくなる。

　参加は原則的に1クール一度だけとしており，社会人を中心とした就労群と社会参加を目指す非就労群を分けたクローズドグループで実施している。同じ発達障害特性がある参加者でも社会経験の有無や経験値の違いは，対人関係や生活上の課題にも大きく影響してくる。プログラム参加者の課題を質的に揃えることが，グループ運営を円滑にするだけでなく，前述の参加者同士の共感体験の促進にも寄与すると考えられる。

　修了後は，社会人参加者のグループは年に数回の OB・OG 会として集まってピアサポートを行うことが多い。これから社会参加を目指す参加者は，平日のデイケア就労準備コースに移行して就職活動を行なっていく群と，基本的な生活リズムを整えることを目的に生活支援コースに移行する群などに分かれる。ASD 専門プログラム内容の理解が難しい，集団への参加に抵抗がある，プログラムの意義が理解できない（障害受容ができていない）等の理由で ASD 専門プログラムの参加が難しい群は，ASD 専門プログラムの内容をより平易な内容にした別のプログラム（大岡他，2020）への参加を促すケースと，デイケア生活支援コースに参加して，まず自分の居場所と感じられる経験を積んでもらうケースとがある。

　実際に臨床の現場で ASD を対象とした集団療法を行うのはハードルが高いと考えられるが，烏山病院では実践する際の抵抗感を減らすことや普及促進などを目的に，発達障害専門プログラムワークブックとマニュアルを作成した（加藤，2017a，2017b）。マニュアルは見開きの左

表2 ADHD 専門プログラム内容

回	プログラム内容	回	プログラム内容
1	オリエンテーション／アンケート	7	多動性／ディスカッション
2	ADHD を知る／ディスカッション	8	衝動性／ディスカッション
3	認知行動療法／自動思考／認知再構成法	9	衝動性（金銭管理）
4	不注意／ディスカッション	10	ストレス対処法／気分転換／環境調整
5	不注意（計画性・時間管理）	11	対人関係（家族編＋職場編）
6	不注意（忘れ物）	12	まとめと振り返り／アンケート

ページにワークブックの内容を示し，右ページにプログラムの必要物品やプログラム概要，目的，ポイントなどを記載した。また，プログラムの具体的な進行や実際のセリフのサンプルや，3時間の枠組みで実施されるショートケアでの実施を想定した各項目にかける時間の目安も記載し，経験の浅いスタッフが実施しても一定の水準を保てるように意図して作られている。新規で発達障害専門プログラムを開始する医療機関からの見学も受け付けている。

2．ADHD 専門プログラム

　発達障害専門外来は ASD だけでなく，ADHD 診断の方や ASD と ADHD の併存の方も多く訪れる。ADHD に対する治療・支援では薬物療法が第一選択であるが，ASD と同様に障害特性からくる生活のしづらさへの具体的な対処スキルを身につけたり，否定的な認知や思考の悪循環を防ぐ方法を学んだりするには心理社会的支援が有効と考えられる。

　ADHD 専門プログラム（五十嵐，2019；表2参照）では，不注意や衝動性といった障害特性に対する代替スキルや新しいものの見方，理解の仕方を学習することを目的として，障害理解（自己理解）の促進，対処スキルの獲得を目指す内容としている。ASD 専門プログラムのように細部まで構造化されてはおらず，ADHD 特性による発言量の多さを活かしたディスカッション中心のプログラムを行っている。全12回のプログラムの構成としては，ADHD の基礎知識の学習だけでなく，ADHD 特性がある

ために生じやすい認知や思考の悪循環について理解した上で，不注意，多動性，衝動性によって生じる困り感への対処，付き合い方についてのディスカッションを行う。

　参加者がプログラムに期待することとしては，自己理解を深めたい，ADHD との向き合い方を知りたい，他者と上手に関わる方法を知りたい，弱みを強みに変えられた方法を知りたい，感情のコントロールを学びたい，時間管理の仕方を知りたい，締め切りを守る方法を学びたいなどが聞かれる。

　ディスカッションで共有される対処スキルのバリエーションを増やし，適切にストレスへの対処が行えるように認知や行動のパターンを変えていくことが必要である。実際には生活の中で繰り返し練習し習慣化することが必要であり，身につくまでには年単位の努力が必要となることもあるため，それを相互に支え合うためにはピアの力が有効と言える。また，対人関係のトラブルについては必ずしも ADHD 特性によって生じることばかりではないことも確認することが重要だと考えている。自尊心が低下し自責的になりやすい方も多いため，対人関係は相互作用の結果として生じること，他者の側にも何らかの原因がある可能性があること，生活上の困難がすべて ADHD によって生じるわけではないことを確認し，適切な自己理解につなげる必要がある。

　ADHD に対しても集団療法を行う意義は ASD 専門プログラムと同様に，具体的な対処法を学べる有用性だけでなく，自分と似た困難

表3　学生プログラム

	プログラム内容		プログラム内容
1	自己紹介／学校生活・対人関係の困りごと	7	質問する／相手をほめる
2	障害理解／自分にとっての発達障害とは？	8	就労について／報・連・相
3	自分の特性を知る	9	自分の適性を知る／特性を伝える
4	ピア・サポート	10	身だしなみ／外部機関の講演
5	上手な会話	11	履歴書の書き方／模擬面接
6	関係づくり／アサーション		

をもつ他者と出会い，孤立感の軽減による安心が増えることが参加者の生きる力を増やすことにつながると考えている。

3．学生プログラム

　成人になったばかりの大学生・大学院生は，生活や学びが構造化されていない環境下に置かれ，主体性や自己管理を要求されることが増えることなどから，発達障害特性に伴う問題が顕在化しやすい（相澤・安宅，2021）。社会経験の少なさや，障害特性の受容の難しさなどもあり，この年代の課題や学生生活の課題など学生特有のテーマを考慮することが必要である。このような課題を解決するために晴和病院（小石川東京病院），東京工業大学，一橋大学などと協働して学生プログラムを作成した（太田，2019；表3）。学生プログラムは「Ⅰ 居場所づくり・自己理解編（プログラム1－4）」「Ⅱ コミュニケーション編（プログラム5－7）」「Ⅲ 就職活動準備編（プログラム8－11）」の3期で構成されている。発達障害に関する心理教育やコミュニケーショントレーニングに加え，学生特有の困り感（友人の作り方，レポートの書き方など）を取り扱う。発達障害専門プログラム全般に言えることであるが，参加することで自分だけが困っていたわけではないという参加者同士の共感体験やピアの支えを得られるのは，同じ大学生という立場や大学の中で実施できるという共通項がベースにあることでより安心感が増すと考えられる。

Ⅴ　おわりに

　成人の発達障害の集団精神療法について述べた。筆者が関わった調査において2013年と2020年の比較では，デイケア保有機関のうち発達障害専用のプログラムを実施する機関は6％（n ＝ 450）から22％（n ＝ 212）に増加したものの決して多いとは言えない（昭和大学，2013；太田，2020）。発達障害専門プログラムを実施する難しさとして，スタッフの育成や実施スキルの獲得の難しさなどが挙げられたが，それに加えて成人の発達障害専門の診療を行う負担や難しさ，目的やニーズが揃った集団を作る難しさ等があることも事実であろう。しかしながら実際に関わる実感としては，集団精神療法の場で出会った仲間が関係性を深めて相互に支え合う姿に接すると，プログラムでどのような内容を取り扱うか，どのようなスキルが身につくのかといった実利的な有効性以上に，初めての仲間との出会いやその後のピアサポートが大切との声を聞くことが多い。支援者による個別的な支援では得られない，集団や仲間が相互に支える力を活用できる発達障害を対象とした集団精神療法の実施機関が増えることが望まれる。

文　　献

相澤直子・安宅勝弘（2021）大学生の発達障害・ひきこもり―大学における支援．（加藤進昌・太田晴久編）発達障害の患者学―治す医療から治し支える医療へ．アドスリー．

五十嵐美紀・横井英樹・小峰洋子他（2019）成人ADHDのデイケア支援．精神科, 34（5）；452-456．

岩崎香（2018）障害者ピアサポートの専門性を高めるための研修に関する研究．厚生労働科学研究費補助金 障害者政策総合研究事業．

加藤進昌監修（2017a）大人の自閉症スペクトラムのためのコミュニケーション・トレーニング・マニュアル．星和書店

加藤進昌監修（2017b）大人の自閉症スペクトラムのためのコミュニケーション・トレーニング・ワークブック．星和書店

中村善文・太田晴久・西尾崇志他（2021）成人発達障害専門外来における診断名および自己記入式評価尺度の検討．精神医学 63（10）；1555-1567．

大岡由理子・福島真由・水野健（2020）大人になった自閉症者を支えるプログラム．心と社会, 51（1）；64-69．

太田晴久（2019）発達障害を有する大学生（中退者、引きこもりを含む）へのショートケアプログラム開発と包括的支援システムの構築．国立研究開発法人日本医療研究開発機構 障害者対策総合研究開発事業．

太田晴久（2020）成人期の発達障害診療専門拠点機関の機能の整備と安定的な運営ガイドラインの作成のための研究．厚生労働科学研究費補助金 障害者政策総合研究事業．

昭和大学（2013）青年期・成人期発達障害者の医療分野の支援・治療についての現状把握と発達障害を対象としたデイケア（ショートケア）のプログラム開発．https://www.mhlw.go.jp/stf/seisakunitsuite/bunya/0000067344.html

昭和大学（2014）「成人期発達障害者のためのデイケア・プログラム」に関する調査について．https://www.mhlw.go.jp/stf/seisakunitsuite/bunya/0000099378.html

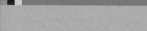

ひきこもりの集団精神療法

▶沈黙の中で「ひきこもる能力」を獲得し卒業すること

Takahiro A. Kato　　　　　　　　　　　加藤　隆弘*

Ⅰ　はじめに

「社会的ひきこもり（以下，ひきこもり）」は，6 カ月以上にわたり，学業・就労といった社会参画を回避し，ほぼ自宅に留まり続けている状態のことである（齊藤編，2010；Kato et al., 2019, 2020）。学校に行かずに自宅に留まっている状態自体は 1970 年代頃から「不登校」という現象で注目されていたが，特に 1998 年の斎藤環氏による『社会的ひきこもり―終わらない思春期』の出版以降，大きな社会的問題として注目されるようになった（斎藤，1998）。内閣府調査によると，現在では 115 万人を越えるひきこもり状態にある者（以下，ひきこもり者とする）の存在が推定されている。さらに近年では国外でもその存在が明らかになりつつあり（Kato et al., 2018；Kato et al., 2012；Kato et al., 2011）。2022 年に改訂された米国精神医学会発行の DSM-5-TR には「Culture and Psychiatric Diagnosis」のセクションの中で「HIKIKOMORI」が初めて掲載された（American Psychiatric Association, 2022）。ひきこもりの要因はさまざまであるが，「甘え（土居健郎）」や「恥」といった日本的な文化社会を基盤とした親子体験から始まる人間関係の影響が以前から示唆されている（Kato et al., 2012；Kato et al., 2019；北山，1993；土居，1971；Katsuki et al., 2019）。ひきこもりの抜本的な治療法はいまだ開発されていないが，筆者（以下，私と表記）は大学病院に臨床研究を兼ねたひきこもり専門外来を立ち上げており，この外来において，治療的アプローチの一つとして，ひきこもり者への精神分析的集団精神療法を実践しており，その概要を事例も交えて紹介する。

Ⅱ　グループ嫌いが集団精神療法と出会ったら？

まず，私の個人的なグループ体験を振り返りたい。私は，幼い頃お遊戯会の舞台に上らなかったことを今でも親から揶揄されるほどに昔から引っ込み思案であり，そもそもグループが大の苦手なのである。教室は居心地が悪く，部活でも馴染めず，挙げ句，大学時代の体育会系の部活での挫折体験を契機としてプチひきこもりになったこともあった。そんなひきこもり的な私であればこそ，熱烈に勧誘された外科系へは進まずに，逃げるように精神科医の道を選んだのである。

精神科研修医時代を過ごした単科精神科病院・牧病院の牧聰院長（当時）に勧められた夏の二日間の「体験グループ」への参加が集団精神療法に関わることになったはじめの一歩であ

＊九州大学大学院 医学研究院 精神病態医学
　〒812-8582　福岡県福岡市東区馬出 3-1-1

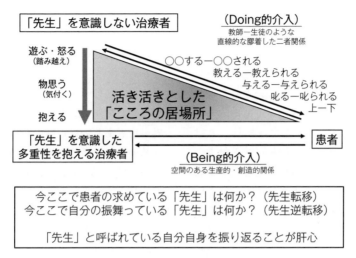

「先生」を意識しない治療者

（Doing的介入）
教師一生徒のような
直線的な膠着した二者関係

遊ぶ・怒る
（踏み越え）

物思う
（気付く）

抱える

活き活きとした
「こころの居場所」

○○する―○○される
教える―教えられる
与える―与えられる
叱る―叱られる
上―下

「先生」を意識した
多重性を抱える治療者

（Being的介入）
空間のある生産的・創造的関係

患者

今ここで患者の求めている「先生」は何か？（先生転移）
今ここで自分の振舞っている「先生」は何か？（先生逆転移）

「先生」と呼ばれている自分自身を振り返ることが肝心

図1　先生転移・先生逆転移の理解に基づくこころの居場所づくり
（2005年4月に神戸で開催された第12回日本語臨床研究会で発表したスライドを改変）

る。10名ほどの初対面の老若男女が集い，長老の男性コンダクターの「はじめましょう」の一言のあと，10分以上沈黙が続いた。実際に沈黙が何分続いたか定かではないが，主観的には100分以上続いたかのような苦しい体験であった。と同時に，これまで私が苦手意識を強く感じてきたグループ（学校のクラス・体育会系の部活などなど）における居心地悪さとは違うグループ体験でもあった（加藤，2015a）。ちなみに，この男性コンダクターこそが，日本集団精神療法学会の創設メンバーの一人である鈴木純一氏であった（後述するが，この学会では，「先生」とお互いを呼ばないことを暗黙のルールとしているので敢えて「先生」の敬称を付けていない）。

「体験グループ」という体験／訓練を重ねるうちに，グループの中の沈黙に居心地よさも感じるようになってきた。沈黙に身を置く中で，『自分はなぜ（日本的な）グループが苦手だったのか？』ということが薄々とではあるが体感できるようになってきた（ように感じた）。日常的に関わっている学校や職場などでの同調圧力が生じやすいグループの中では，『周りに合わせないといけない！』という類いの無意識的

なプレッシャーが発動してしまい，こうしたプレッシャーがグループ嫌いの要因だったかもしれない，と振り返るようになったのである（加藤，2020）。

III　「先生転移」

私は医者になった途端に「先生」と呼ばれるようになり戸惑った経験などを元にして，「先生転移」「先生逆転移」という現象に若かりし頃より注目してきた（加藤，2006，2009，2015b）（図1）。「先生転移」のオリジンは，ニューヨークで精神分析家として活躍した竹友安彦による「教師転移（teacher transference）」である（Taketomo, 1989）。竹友は日本で医学教育まで受け，渡米しており，自らが訓練分析（教育分析）として精神分析を受けたとき，精神分析家からファーストネームで呼ぶように言われて戸惑ったという体験を記している（Taketomo, 1989）。私たち日本人は教育現場を離れて大人になっても，「先生」という言葉の恩恵を受け，主語が不要な日本語会話において主語がいざ必要になったとき，「先生」と呼んで呼ばれる社会を営んでいる。つまり，私たちが住む日本という国は，「先生」という言葉なしには生きづ

らいグループなのである。「先生転移」とは，教師が教壇に立ち，生徒が小さい机にお行儀良く座りだまって授業を受けるという，教室スタイルの日本の学校における一方通行の教師－生徒関係を，大人になっても反復強迫として繰り返すという社会的な転移状況のことである（加藤，2006, 2009, 2015b）。「先生逆転移」とは，「せんせい！」と呼ばれる私たちが括弧付きの「先生」役を担った際についつい振る舞ってしまう「先生」的な態度のことである。興味深いことに，日本集団精神療法学会では，会員同士を「○○先生」と呼ばずに「○○さん」と呼びあっており，こうした実践はまさしく「先生転移」「先生逆転移」に対する挑戦なのであろうと，私は思っている（加藤，2016）。

Ⅳ　ひきこもり者を対象とした グループ精神療法

　現在，私は大学病院でひきこもり者を対象とした精神分析的なグループ精神療法を実践している。そのスタイルは，私が日本集団精神療法学会を通じて経験した「体験グループ」と大きくは変わらない。テーマを一切与えずに，「はじめましょう」という声かけに始まり，定刻になれば「終わりましょう」という言葉かけで終わる沈黙が多くを占めるグループである。8年ほどの営みの中で，あるメンバーは離脱し，あるメンバーは仕事を始め，あるメンバーは一見するとほとんど変わらないように見えつつ種のように息すらできない他人任せの存在から自我を芽吹かせようとしている。こうした実践を通じて，私は，集団精神療法がひきこもり者に大きな臨床的インパクトを与えうるという感触を強く得ている。以下，個人情報に配慮し，事例の経過を臨床的インパクトを損なわない範囲で加工した形で呈示する。

1．グループの構造

　1回60分間のクローズドの構造で，話したいことを自由に話してもらうという精神分析的

集団精神療法として，ひきこもり者を対象としたグループ（「木曜の会」）をX年10月に立ち上げた。男性精神科医である私はコンダクター（Co）を担当し，男性臨床心理士がコ・コンダクター（C-Co）をつとめている。メンバー選出に際して，コンダクターが主治医をつとめる外来患者あるいは近隣のひきこもり支援機関から紹介された者の中から，ひきこもり状況が5年以上続いている数名に直接案内し，参加希望者をリクルートした。毎回テーマを設けずにコンダクターが「どなたからでもどんなことからでもお話しください。では，はじめましょう」と開始を合図し，時間になれば途中でも「終わります」と告げるという構造であり，沈黙が生まれやすい。治療者が特に心がけていることとして，沈黙になっても治療者はすぐには沈黙を打ち破るような介入をせず，沈黙を共にした。また，沈黙やそわそわとした様子などの非言語的表出をなるべく言葉にして取り扱った。メンバーの入れ替わりには特に配慮し，新規メンバーを入れる際は遅くとも1カ月前にはコンダクターから説明した。はじめは，隔週でテーブルをはさんで着席する形式で，3カ月間という期間を設けて試験的に実施した。その後，週1回の頻度で継続した。X＋5年4月に感染症拡大の懸念による緊急事態宣言のためにグループを2カ月間中断したが，場所を変えて再開した。

2．グループメンバー

　X＋6年時点のメンバーは男性4名（A-D）で，初回から参加しているメンバーはAだけであった。40代のAは，大学卒業後正社員として就労するも，うつ病を発症して退職し，以降ひきこもっていた。初期からの古株としてグループへ参加し続け，徐々に活動が広がり，就労に向けて動く中で精神病状態となり，数週間入院した。退院後，就労移行施設の利用を開始し，就労に至った。

　Bは30代の男性で，大学在学中に体の痛みが出現し，中退して実家に戻り，両親と同居し，

以降ずっとひきこもり状態にあった。母親に連れられてきた公的機関でのひきこもり相談での私との出会いを機に、大学病院ひきこもり専門外来での評価を経て、X＋1年にグループに参加した。体の痛みを慢性的に訴えていたが、自分自身の気持ちを一切表に出すことはなかった。実家での両親との生活を息苦しく感じながらも、実家から離れることなく、両親に服従するかのような人生を送っていた。

Cは30代の男性で、X＋2年から参加した。大学の途中からひきこもりはじめ、中退後も5年以上ひきこもり生活が続いていた。自身のことに触れられると「わからない」「忘れた」と述べてばかりいた。コロナ禍の前から時々マスクを着用しており、こうした行為を防衛として介入したこともあった。就労移行施設を利用しはじめたが、しばらくグループメンバーには内緒にしていた。これまで自身の気持ちを語ることはほとんどなかったが、この頃には就活で失敗して凹んでいるという内面も語るようになった。

Dは同胞葛藤が強い30代の男性で、X＋3年から参加した。沈黙がちなグループの中では積極的に発言する場面が多かった。メンバーに対して当初はアグレッションを示していたが、この頃は自身の言動に内省的になる場面もみられており、A・Cが通う就労移行施設を利用し始めた。

過去のメンバーのうち、特に本事例に関連する2名（E・F）について述べる。30代の男性Eは、Aと同様に開始当初から参加していた。抑うつに加えて自己愛の課題を抱えていた。大学中退後に友人から勧められ、アルバイトを開始したが、30歳になる直前に正社員になろうと思い退職した。正社員としての職探しがうまくいかず、以降ひきこもり状態が続いていた。グループでは、数年間会っていない友人といまでも交流しているがごとく大袈裟に語ったり、ゲームで世界一になったと万能的に話していた。また、同胞への強い不満をしばしば口にした。

Fは20代と最も年下の男性であり、X＋1年から参加した。目立った不調なく高校三年まで過ごしていたが、卒業式に参加せず、この日からひきこもりはじめ、数年が経っていた。グループ参加当初は抑うつなどの精神症状を訴えず、「別に」「特に何も」「問題ありません」といった発言に終始していた。

3．グループの経過
1）怒りの不十分な取り扱い

開始当初は、沈黙が少なく、コンダクターへの質問ばかりでコンダクターとメンバーとのやり取りが中心でありメンバー同士のやり取りは極端に少なかったが、徐々に沈黙の時間が増え、メンバー同士の交流も見られるようになった。最年少で大人しいFはグループに慣れてきたためか、徐々に苦しい気持ちを語ったり、メンバーとのやりとりも見られるようになり、X＋2年には自己愛的なEをからかうようになった。弟との同胞葛藤を抱えていたEはFの言動にいら立ち、Fに激しい暴言を吐き、そのセッションでFは一時退席した。その後もFは毎週通っていたが、Eは時々休むようになり、新メンバーが入る直前に「バックレる」とグループを辞めていった。その直後、Fは急に就職活動をはじめた。コンダクターは、衝突したEやうまく対処してくれなかったコンダクターへの不満や怒りを回避するための行動化という理解を伝えた。しかし、Fは自身の怒りを否認し、グループ内で十分に取り扱えないまま、結局、翌月には就職が決定し、グループを辞めることとなった。コンダクターはFが最後に参加する日を「Fの卒業の日」と名付けた。治療者は最後まで継続参加を促したが、Fは「今後は自分の椅子を片付けていい」と卒業を宣言した。

しかし、Fは卒業の4カ月後に突然やって来た。コンダクターは、グループに参入したばかりの20代後半のDに、OBとしてFを紹介した。元来口数の少なかったFは初対面のDに年齢や出身地などを次々と尋ね、コンダクター・メンバーともFの変わりように驚いた。F

の参加はこれが最後となった。次のセッションで新入りのＤは，Ｆへの強い怒りを示し，「Ｆのような失礼なＯＢは来ないでほしい」と述べた。

2）卒業の取り扱い

Ｘ＋3年，40代のＡの就職が決まりかけ，ＯＢの扱いという未解決の課題にグループは再直面した。治療者はＯＢ参加をめぐる同胞葛藤や羨望を含むさまざまな情緒の扱いが重要と捉え，グループにおけるこうした情緒の動きをいま・ここでの課題として取り扱った。結局，Ａは3週ごとの診察に合わせてグループに継続参加することとなった。就職後にＯＢ（先輩）のようにふるまうＡへの不満や戸惑いがメンバーから述べられたが，しばらくはＡが不在のセッションにおいてのみ，それらは表現された。コンダクターが〈なぜＡがいないときにしかＡへの不満を話さないのか〉と投げかけると，ＡをＯＢとして受け入れるか，これまで通りメンバーとして受け入れるかの気持ちの揺れが語られた。近い将来に自らも就職する可能性のあるＣは「Ａさんはこれまでと変わらないメンバーだ」と言うが，新たに最も古株となったＢは「Ａさんは変わってしまった，威張っている」とＯＢ参加への嫌悪感を顕わにした。その後，Ａが直接参加するセッションでもＡの参加のあり方が話題になり，Ａという一人の人間の中に卒業することで変化する側面と変わらない側面があるということが一部のメンバー間では共有された。

3）依存の取り扱い

グループで最も古株となったＢは，相変わらず時に息苦しそうに呼吸するなど身体表現性の不調を顕わにしていた。他のメンバーの発言に対しては以前より意見を述べるようになったが，Ｂ自身のことは体の不調の訴えのみであった。Ｘ＋5年のあるセッションにおいて，Ｂはハーハーと息苦しそうにしていた。最年少のＤが，家庭菜園で種まきをしたと語った。そのセッションで，メンバーＣは，喉が乾いたとペットボトルの水を飲んだ。コンダクターである私はハーハーと息苦しそうにするＢに向かって〈種は自発的には水を飲むことができずに，ただただ周りが水を与えてくれるのを待つしかない〉と発した。こうした介入が契機となり，徐々に「頼らない」「頼れない」ということが話題になるようになった。Ｂも，他メンバーが有する「頼れない」気持ちを指摘するようになったが，自らの気持ちに対しては一切語らなかった。

そして，Ｘ＋6年のあるセッションで，Ｂは意を決したように語った。「幼少期のことを思い出したんです。自分は泣き叫んでいたんです。すると遠くから『そんなの放っておけば泣き止むのよ』という声が聞こえてきた。それは多分母親の声だった」と。Ｂは，これまでにないような悲壮感を漂わせ，か弱い赤子のような表情で，今にも泣き出しそうな声で語った。母親とＢとの原盤がようやくグループで語られた。

さらに数カ月後，Ｂは，同胞家族が帰省したと珍しく自らのことを語った。同胞夫婦が姪の失敗を激しく叱責し，Ｂの両親までもが姪を責め立てたのを目撃し，Ｂは「姪はそんな悪いことしていないのになぜ？　って。親は以前のままだった。何も変わっていない，幼い頃の自分をみているみたいだった。もう変わらないなって。それで，自分はそろそろ家を出ようって。まずは，○○に行こうと思うんです」と語った。Ｂはこれまで親をかえよう，変えようと必死で頑張ってきたが，それでも，親は変わらないという現実をようやく受け入れるというステージに入りつつあった。そして○○に行くということで次のステップに進もうという決意を初めて語った。

私は，Ｂに〈そのとき，あなたはどうしていたの？〉と尋ねた。Ｂは「叱られて姪は逃げて別の部屋にこもったんです。僕はすぐに姪の元に行ってあげた。……なぐさめたというか……ん，でも特に声をかけたわけではなく，ただそばに居てあげただけだったんですけど……」と語った。私は〈あなたが寄り添ってくれて，彼

女は救われたねぇ。あなたが幼かったときは，誰もあなたに寄り添ってくれるおじさんがいなかったんだよね〉と添えた。他のメンバーも彼のアクションを静かにたたえるとともに，家族に頼れず泣き寝入りしっぱなしだったＢの悲劇で終わるシナリオが書き換えられる瞬間をともにした。

Ⅴ　ひきこもる能力

　以上，私たちが数年来実践しているひきこもり者への精神分析的集団精神療法の事例を紹介した。集団精神療法がひきこもり者を救うのはなぜなのであろうか。ひきこもり者の深層心理には『独りになるためには誰もいない部屋に独りで閉じこもる以外に手段がない』という思いがあるようであり，ひきこもりにおける心理療法の要は『グループの中でも独りでいられるようになること』と私は考えるようになった（加藤，2020）。

　シゾイド理論で有名な英国エジンバラの精神分析家フェアバーンは「ひきこもり的心性は誰にでもある」という類いのことを語っている（Fairbairn, 1952）。英国の小児科医であり精神分析家であったウィニコットは「ひとりでいられる能力（capacity to be alone）」を育むことが独立した大人になるためには重要であると語っており（Winnicott, 1958），私はこの能力を「ひきこもる能力」と名付けている（加藤，2020）。同調圧力が強く，甘えの文化社会を生きる私たち日本人にとって，こうした「集団の中でひきこもる能力」を得る機会は多くない。前半に紹介した「体験グループ」は，グループセラピスト（集団精神療法家）を育成するための教育研修の柱になっている（加藤，2015a）。私自身が「体験グループ」の中で患者的な立場に身を置く中で得た最大の恩恵は，「みんなの中でひきこもっていてもいいのだ」と思えるようになったことではないかと振り返る。私自身，今でも日本社会に蔓延る同調圧力に屈しそうになることがないわけではないが，以前よりは日本社会という集団の中にいながらにして「独りでいること」ができるようになったのかもしれない。

　紹介した事例の中でもメンバー同士がコンダクターとともに沈黙の時空間を共にし続けることで，自分自身の中にある「ひきこもり」のポジティブな側面に気付き，それをグループに抱えてもらい，自分自身でも抱えることができるようになるとき，グループが居場所になるのかもしれない。そうして，物理的居場所体験を経て，こころの中にも安心できる居場所が生まれ，「病的ひきこもり」から卒業し，社会の中で時には凹みながらも，物理的にはひきこもらずに人と関わり続けることができる人間になるのではないかと私は考えている。

Ⅵ　Doing ではなく Being 的アプローチによるこころの居場所づくり

　「終わらない思春期」がひきこもりの病理と指摘されて久しいが，メンバーたちは，卒業のない世界にひきこもり留まり続けていた（斎藤，1998）。渡部京太氏は，思春期の発達障害の児童を対象とした集団精神療法を病棟で実践し，その治療的意義を『同世代の仲間集団や家族から孤立しつつあったが，スタッフや参加メンバーから特別扱いを受けることを通して，グループに直接的に受け入れられたという体験やグループから大切にされているという安心感を体験していたと考えられた』と述べ，仲間集団体験をやり直す居場所としての集団精神療法の重要性を説いている（渡部，2019）。今回報告したグループはエントリー時点で20代・30代のメンバーで構成されていたが，それぞれが未解決の思春期の課題を抱えていた。成長発達のプロセスにおいて，原初の母子一体の世界，父親が加わっての三角関係の世界を経て大人の世界に旅立つわけであるが，思春期における学校などでの仲間集団体験はそのプロセスに重要な役割を果たす。つまり，仲間集団体験の欠如や失敗は，「永遠に終わらない卒業のない思春期」と

してひきこもりの病理になっているのかもしれない。日本に限らないが，戦後の核家族化，1980 年代以降の家庭型ゲーム機の浸透，1990 年代以降のインターネットの普及といった子どもを巡る社会環境の変遷によって，従来であれば家族や学校，地域の中で自然と育まれていたリアルな仲間集団体験の場が失われつつある。私は，ひきこもり者の世界的な拡大の背景に，こうした社会的要因が大きいのではないかと考えている（Kato et al., 2019；Kato et al., 2012）。

　今回報告したグループは，ある程度想定していたが，リアルにメンバー同士がぶつかる場を提供することになった。ビデオゲームやオンラインゲームであれば失敗しても，リセットボタンを押せば，すぐに一からやり直せるわけである。しかしながら，目の前にリアルな相手がいる時空間においてはそうはいかない。E と F との衝突は，両者ともにこれまでの人生の中で得ることのできなかったリアルに仲間とぶつかる瞬間であったと言えるかもしれない。F は高校卒業直前まで家庭や学校において用意されたレールに乗っかりあたかも自分がないかのように振る舞うことで周りとの衝突を避けて生きていた。しかし，このグループでは，E との衝突後に自らけりをつけて卒業し，よりリアルなグループ，つまり社会へ巣立っていったのである。巣がないことには巣立てないわけで，F にとっての数年のグループ体験は旅立つ上での巣（踏み台）になっていたかもしれない。OB として数カ月後に突如グループに登場した F の姿は，飛ぶことを覚えたばかりで喜びはしゃぐ若鳥のようであった。

　しかしながら，F の卒業の際には，私たち治療者自身も F の突然の就職に戸惑いがあり，十分に取り扱うことができなかった（加藤・久保，2020）。こうした反省を踏まえ，A の卒業をめぐっては，F の卒業に際して生じた未解決の課題を振り返りながら，グループの課題として時間をかけてグループの中でゆっくり取り扱

った（Kubo et al., 2021）。その中で最年長の A は OB としてメンバー役から切り離されるのではなく，メンバーでもありつつ OB でもあるという二重性を帯びた一人の人間としてグループに参加し続ける居場所を得たようである（Kubo et al., 2021）。そして，種のように水すら自発的に飲めずに飲まずにひきこもっていた B は，親元から旅立とうという自覚を持つに至った。

　ひきこもり者の多くは，学校でも家庭でも「何をしなさい！」「何を語りなさい！」といういわゆる一方的な教師のような態度（Doing 的介入）に傷ついてきた人たちである（図 1：175 ページ参照）。私はコンダクターとして，敢えて Doing 的介入を控え，敢えてテーマも何も与えずに沈黙の多い構造化された 60 分間の居場所を提供し続けた（Being 的介入）。こうしたグループの中で，ひきこもり続けていた彼らは，これまでの学校で体験してきた教師とは異なる「先生」を体験したのかもしれない。そして，ひきこもり者のグループは，卒業しても変わらない自分でもいられる「こころの居場所」として，母校のような新しい機能を持ち始めたのかもしれない（加藤，2006）。そして，メンバーたちは，物理的な居場所をこころの中に取り入れて，こころの中に母校が作られることでようやく「こころの居場所」が形成され卒業できるようになったのであろう。

Ⅶ　おわりに

　ひきこもり者を対象とする精神療法では，教師的な Doing 的介入を行う「先生」役を容易く引き受けず，こころの居場所づくりを促進させるような Being 的対応が求められるのであろう。しかし，読者の中には『こんな泥臭い治療を施すと，ひきこもり者をますます傷つけてひきこもらせるのではないか？』と非難したくなった者がいるかもしれない。ここにおいて付記しておきたいのは，精神分析や（精神分析をベースにした）集団精神療法の治療者は，こう

した泥臭さを安全に取り扱うために治療者自身も「体験グループ」や訓練分析といった長年に及ぶ訓練を受け続けているのである（Kato et al., 2018）。ゆえに，こうした実践は読本だけでは当然危険であり こうした実践を行うには訓練が不可欠なのである。

　他方，私見であるが，いまこそ，こうした泥臭さを扱う治療が求められているのではなかろうか，とも思う。精神分析家や（精神分析をベースにした）集団精神療法家が指す仲間集団体験とは，単なる「仲良し」という体験ではなく，喩えるなら「喧嘩するほど仲が良い」というような生々しく泥臭い体験なのである。学校で取っ組み合いの喧嘩をする児童は激減しているらしい。取っ組み合いの喧嘩を経て深い信頼関係を築くことが稀ではなかった昭和の時代は終焉を迎え，悪質な SNS などによるいじめが平成における学校現場では蔓延してきたのである。

　令和になりコロナ禍で直接的な交流の機会がますます失われてしまった現代の児童・若者にとってリアルで泥臭い仲間集団体験の獲得は至極困難になってしまった。コロナ禍になり，オンライン・バーチャル世界が日常に取り入れられ，学校ではオンライン授業が普及したが，オンラインのつながりだけで，果たして母校という「こころの居場所」が作られ，「こころの体験」としての卒業が為し得るのであろうかと懸念している。事例のメンバーたちは，これまで独りでひきこもっていたが，毎週毎週リアルな居場所としてのグループに足繁く通い参加し続け，時に喧嘩をすることで「こころの体験」としての卒業というものを人生ではじめて経験し，そして，グループを母校のように語る卒業メンバーもでてきたのである。オンラインだけの世界に，母校は育まれるのであろうか？　母校あっての卒業である。イントロで「先生転移」に触れたが，駆け出しの精神科医であった私が初めて文章として残したエッセイの締めくくりの部分に，「卒業」に関して触れているので，その一節を紹介し（加藤，2006），本稿を閉じたい。

　「学校には，卒業式が必ずある。泣いたり笑ったりの教師−生徒関係は，卒業式によって健全に終結を迎える。卒業式のない延々と続く関係は危険である。治療関係においても卒業というものをどこか片隅に置いておくとよいかもしれない。実際には卒業しても同窓会があって，「先生」と呼ばれるようになった大人でも恩師の前では「先生」と呼んで生徒になるわけで，心の中にはいつもどこかに「先生」がいる。

　いかに「先生」−「患者」ユニットを進展するか，乗り越えるか。そこには治療者の「先生」に縛られない「先生」を越えた広い治療者像が要求される。「先生」に縛られて踏みとどまっている限り生徒は生徒のままだし，患者は患者のままである。先生−患者ユニットは共依存的であり，「先生」と頼られて治療者は心地良いし，患者は「先生」と呼んで甘えるのである。学校では，休み時間に，先生と一緒に遊んで，ときにはゲームで先生を打ち負かしたりしたことであろう。臨床場面において，患者が先生になったり，先生が患者の一部になったり，先生が先生を踏み越えて脱先生したりして先生−患者関係が変容することがあり，これらは治療関係の危機となり危険である。しかし，そこでようやく，膠着した直線的な先生−患者関係に遊びが生まれ創造が生まれ，そして，治療空間が生まれ，先生−患者ユニットから開放され，患者が一人の人として旅立つ日が来るかもしれない」

　（加藤（2006）『日常臨床語辞典』より引用）

注）グループ事例呈示に際して，事前にメンバーには論文等への掲載の可能性を伝え本人から同意を得ている。プライバシー保護の観点から，臨床的インパクトを損なわない範囲で個人が同定されないように加工している。

謝辞）本稿は，2021 年 3 月にオンラインで開催された日本集団精神療法学会第 38 回学術大会シンポジウムおよび 2022 年 7 月にイタリア・ペスカーラで開催された国際集団精神療法・集団過程学会第 21 回大会シンポジウムでの発表内容を中心としてまとめたものである。日頃よりご指導を賜っている群馬病院・相田信男氏，今回呈示した事例のコ・コンダクターの久保浩明氏，堀江和正氏，および，事例にご助言くださった日本集団精神療法学会と福岡グループ精神療法研究会の皆様に感謝申し上げる。

文　献

American Psychiatric Association（2022）Diagnostic and Statistical Manual of Mental Disorders, Text Revision（DSM-5-TR）. American Psychiatric Press.

土居健郎（1971）「甘え」の構造．弘文堂.

Fairbairn WD（1952）Psychoanalytic Studies of the Personality. Tavistock Publications Limited.

加藤隆弘（2006）「先生」．（北山修監修・妙木浩之編）日常臨床語辞典, pp.263-266．誠信書房.

加藤隆弘（2009）『先生転移』に潜む罪悪感の取り扱い．（北山修・山下達久編集）罪の日本語臨床, pp.202-216．創元社.

加藤隆弘（2015a）体験的に学ぶ集団精神療法の基本―「体験グループ」の紹介．精神神経学雑誌；SS373-374.

加藤隆弘（2015b）日本語臨床における「先生転移」の功罪―見るなの禁止の世界を超えて．（北山修監修／池田政俊・妙木浩之編集）北山理論の発見―錯覚と脱錯覚を生きる, pp.71-91．創元社.

加藤隆弘（2016）日本での集団精神療法実践における「先生転移」の功罪（序論）．集団精神療法, 32（1）；45-51.

加藤隆弘（2020）みんなのひきこもり一つながり時代の処世術．木立の文庫.

Kato TA, Kanba S, Teo AR（2018）Hikikomori：Experience in Japan and international relevance. World Psychiatry, 17（1）；105-106.

Kato TA, Kanba S, Teo AR（2019）Hikikomori：Multidimensional understanding, assessment, and future international perspectives. Psychiatry and Clinical Neurosciences, 73（8）；427-440.

Kato TA, Kanba S, Teo AR（2020）Defining pathological social withdrawal：Proposed diagnostic criteria for hikikomori. World Psychiatry, 19（1）；116-117.

加藤隆弘・久保浩明（2020）ひきこもりの精神分析的グループ精神療法―突然の就労に至ったケースを振り返る．九州神経精神医学, 66（2）；66-71.

Kato TA, Shinfuku N, Sartorius N et al.（2011）Are Japan's hikikomori and depression in young people spreading abroad? Lancet, 378；1070.

Kato TA, Tateno M, Shinfuku N et al.（2012）Does the 'hikikomori' syndrome of social withdrawal exist outside Japan?：A preliminary international investigation. Social Psychiatry and Psychiatric Epidemiology, 47（7）；1061-1075.

Katsuki R, Inoue A, Indias S et al.（2019）Clarifying deeper psychological characteristics of Hikikomori using the rorschach comprehensive system：A pilot case-control study. Front Psychiatry, 10；412.

北山修（1993）見るなの禁止．岩崎学術出版社.

Kubo H, Aida N, Kato TA（2021）Psychodynamic group psychotherapy for hikikomori: The case of a socially withdrawn male with schizoaffective disorder. Journal of Clinical Psychology, 77（8）；1851-1864.

齊藤万比古編（2010）ひきこもりの評価・支援に関するガイドライン（思春期のひきこもりをもたらす精神科疾患の実態把握と精神医学的治療・援助システムの構築に関する研究（H19-こころ-一般-010））．厚生労働科学研究費補助金こころの健康科学研究事業.

斎藤環（1998）社会的ひきこもり―終わらない思春期．PHP 新書.

Taketomo Y（1989）An American-Japanese transcultural psychoanalysis and the issue of teacher transference. Journal of the American Academy of Psychoanalysis, 17（3）；427-450.

渡部京太（2019）神経発達障害の子どもが仲間集団体験をやり直す場を提供することの大切さについて．精神神経学雑誌, 121；722-727.

Winnicott DW（1958）The capacity to be alone. The International Journal of Psychoanalysis, 39；416-420.

神経症の集団精神療法

Yukio Nou

能　幸夫*

Ⅰ　はじめに

　神経症は，本来，個人精神療法の対象であるとされてきた（小谷，1985，1987；北西，1999）。しかし，同時に小谷（1987）は，早くもその当時から，人間関係が希薄な神経症のある一群の存在に着目し，集団精神療法がもつ豊かな機能が意味をもつことを指摘していた。さらに問題は時代の流れとともに急速に先鋭化し，人間関係の間にIT機器が介在し，核家族の養育能力も脆弱となり，神経症水準の能力を育てる自我を鍛える環境自体が乏しくなってきている（小谷，2014）。

　以上の問題を前提に，神経症の集団精神療法についてまとめていきたい。ここでは精神分析的システムズ理論（PAS理論）に基づいた神経症の精神分析的集団精神療法を，小谷の『集団精神療法の進歩』第13章「神経症性障害の集団精神療法」を軸に検討する。本特集のⅡの『精神分析的集団精神療法の理論と技法』も参考にしていただければと思う。

* PAS心理教育研究所・湘南病院相談室
　〒153-0041　東京都目黒区駒場2-8-9

Ⅱ　神経症と集団精神療法

1．神経症の基本力動

1）神経症水準の人格構造

　神経症の基本力動は，従来，集団精神療法の主要対象であった精神病，パーソナリティ障害および診断が定かでない重度神経症と比べれば，その特徴がポジティブな面，ネガティブな面ともにより明瞭になる。

　カーンバーグ（Kernberg, 1984）が整理したように，神経症性人格構造は，基本的には，基本三者力動のエディプス布置の内在化の達成があり，自我発達は抑圧を基盤とし，イド，自我，超自我の三部構造の上に防衛機制の重層的運用を身につけている。神経症水準の人格機能は，精神病水準やパーソナリティ障害の境界水準と異なり，人格の内部構造は発達の歴史性を反映して複雑化しており，柔軟性も高い。しかし，神経症はこの発達的歴史的な葛藤の結果として，自身の身を守る上でのコンプレックスが未処理の課題として遷延して残っている状態でもある。

　この状態から，神経症のメンタルメイトリックスの様態の特徴は，相互作用性が過度に複雑化し，入り組んでいるところにあると理解できる。これはノイズが多すぎるということの反映で，ノイズの中身は防衛，特に関係性における防衛である。関係性は複雑化した防衛によって

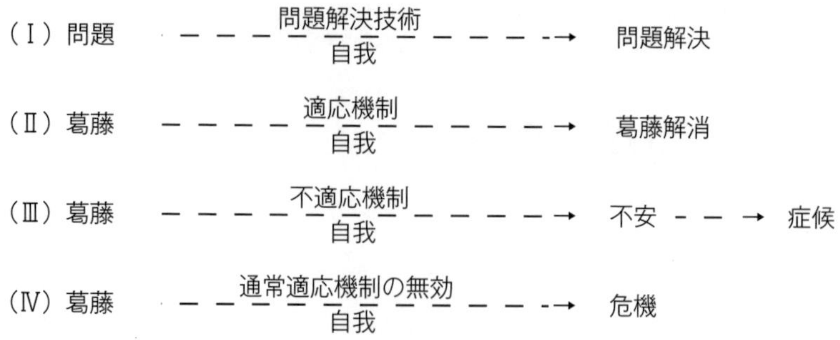

（Ⅰ）問題　－　－　－　$\dfrac{\text{問題解決技術}}{\text{自我}}$　－　－　－　→　問題解決

（Ⅱ）葛藤　－　－　－　$\dfrac{\text{適応機制}}{\text{自我}}$　－　－　－　→　葛藤解消

（Ⅲ）葛藤　－　－　－　$\dfrac{\text{不適応機制}}{\text{自我}}$　－　－　－　→　不安　－　－　→　症候

（Ⅳ）葛藤　－　$\dfrac{\text{通常適応機制の無効}}{\text{自我}}$　－　－　－　－→　危機

図1　Pinney のストレス症候／発達図式（Pinney, 1987；小谷, 1993）

狭くなるが，相互作用メイトリックスのありよう自体は，ノイズは多いものの決して狭くはない。神経症に対するセラピストの反応の特徴としては，エネルギーの行き交う感じがわかるということであるが，同時に領域の狭さを感じる，ということである。

2）症状，不安，防衛，葛藤

神経症の基本力動の主要な問題は不安の取り扱いである。図1を見てみよう。

この図はピニー（Pinney EL）のストレス症候／発達図式といい，PAS 理論でもっともポピュラーに活用されている図である。神経症の基本力動は図のライン（Ⅲ）で表されている。神経症の症状は，患者やクライエントにとっての心的安全空間でもあり，それは不安を隠してもいる。神経症の治療的介入は，図の矢印の逆方向を辿ること，すなわち，症候から入り，それが隠す不安を保持できるようになること，そして不安として現れる不適応機制を検討・吟味しながら，そのもとになる葛藤解消に向けたライン（Ⅱ）へと転換することとしてまとめられる。

神経症の揺れは，PAS 理論の基本ベクトル方程式；$\Delta F = A \Delta x$ からいうと，外的力によって内的世界にかかる圧力が係数 A を脅かし，さらには Δx のエネルギー状態を揺らすことによって生じているということである。揺動平衡論的に言えば，神経症は個人内的な揺れを症状形成によって最小限に抑えようとして平衡状態を保っている様態でもある。過度に複雑化し，狭くなっているのは，人格構造を動かす機能全体としての係数 A であり，したがって，係数 A を複雑化する精神内力動をシンプルにしていくことがライン（Ⅱ）への転換へと導いていくのである。

2．神経症と集団精神療法

1）神経症と対人関係，集団・社会

神経症は，別の側面から見れば，自分自身への適応と対人関係，集団・社会への適応との齟齬によって生じる心理的不安定状態を意味する。神経症の患者やクライエントが集団を怖れると言われるゆえんでもある。したがって，神経症治療は安定した二者関係を基盤にした個人精神療法が主要な治療手段であったのである。しかし，もう一度，図1の（Ⅲ）のラインを見てみよう。神経症力動のもとにあるのは葛藤である。したがって，対人関係，集団・社会への怖れと同時に，それらへの求めがあるのが神経症の基本力動なのである。

2）小さい自己と大きい自己の体験[注1]

基本的な発達をとげている神経症水準の人格

注1）集団精神療法に導入するプレセラピィ集団精神療法の一手法としての SMG（ストーリーメイキンググループ）は，東日本大震災におけるトラウマ治療の一手法として開発されたが，モザイクメイトリックスと小さな自己，大きな自己をそのまま体験できるプログラムとなっている（小谷, 2014, 2018；橋本他, 2014；Kotani et al., 2017）。

構造が何らかの問題を呈するということは，その時点で，自我自律性の停滞が生じているということでもあり，自己の空間が狭小化して縮められているということでもある。人格機能の運営主体としての自我が，心の全体としての自己との力動において，狭い自己空間で身動きが取れなくなっている状態が神経症の様態でもある。

集団精神療法において，グループが発達して，機能的な「真のグループ」（小谷，1998；能，2003）が実現すれば，この狭い個人の小さな自己空間が，より広い大きな自己空間としての集団メイトリックスと相互作用を起こすことで，大きい自己を体験することができる。その結果，身動きが取れなくなっていた自我自律性がより自由に動けるようになる。これが神経症の集団精神療法の治療機序の第一のものである。

3）シンプルな自己表現に向けて

さて，自我自律性の回復によって，神経症には何がもたらせるだろうか。集団メイトリックスの大きい自己との相互作用を体験しながら，主体的な自我自律性を回復し，自我が個人メイトリックスの小さな自己にため込み過ぎてきた過去の失敗経験によるノイズを落としていくこと，この作業が過度に複雑化した係数 A をシンプルにしていくことになる。係数 A がシンプルになれば，防衛に取られていたエネルギーも表現へと生かせるようになり，基本ベクトル方程式：$\Delta F = A \Delta x$ の Δx のエネルギーがよりシンプルに外部場のエネルギー ΔF として表現されることになる。この様態はロジャーズ（Rogers C）の言うところの genuine な自分になっていくということでもある。神経症の集団精神療法の治療機序の第二のものである。

患者やクライアントは，ピニーの図式のライン（Ⅲ）とライン（Ⅱ）を行き来しながら，主体的な自我自律性を回復し，係数 A のノイズを落とす作業を繰り返すことになる。

Ⅲ　技法的留意点

ここまでの神経症の基本力動と，神経症の集団精神療法に関する論考から，集団精神療法の技法の留意点はおのずと浮かび上がってくる。それらのポイントを検討していこう。

1．セラピストとの関係

神経症水準の患者やクライアントは，セラピストとの間で安定した二者関係を形成することができる。これは彼らの能力である。自己破壊症候群，引きこもり，摂食障害，心因性うつの遷延化などの困難事例として見られる一群も，症状の激しさに囚われてアセスメントを見誤らなければ，二者関係は安定してくる。このセラピストとの二者関係が神経症の患者やクライアントの心的安全空間確保の基盤となる。

この関係基盤のもとになるのが，セラピスト自身の心的安全空間と安定した $\Delta F = A \Delta x$ のエネルギー力動によるセラピストの示すプレゼンスである。

2．メンバーの導入過程

集団精神療法の導入過程において，対人不安を顕在的あるいは潜在的に抱えている神経症水準の患者やクライアントは，症状や対人不安に基づいて集団精神療法の導入に強い抵抗感を示す場合が多い。これは症状や不安によって心的安全空間を維持しようとしていることの現れである。

ここでの怖れは彼らの歴史の中で作られた内的な想念のグループに対する怖れである。これに対して，集団精神療法の導入のための個人面接で，導入過程における対人不安を探究していくと，通常は，抵抗の奥にある葛藤のもう一面の対人希求性が浮上し，症状や対人不安に託されていた心的安全空間が，グループにおける個人治療目標に託されるようになる（能，2002）。

3．展開技法

1）モザイクメイトリックス技法

　集団精神療法の展開技法の第一義的な基本技法となるのがモザイクメイトリックス技法である。この技法の要諦は，個人バウンダリーと個人の心的安全空間を保障し，個人メンバーから出てくる話を安易に他のメンバーの話と繋がないということである。

　モザイクメイトリックス技法には，セラピストの積極的なスプリッティング機制の活用が求められる（Kibel, 1991）。神経症の場合，スプリッティング機制とは対照的な強迫機制が働きやすいため，話を繋ぎたがる，まとめたがる傾向が強い。しかし，それでも，それぞれの話をそれぞれ個人のこととして繋がずに切っていくことで，個人の安全が保障される体験となっていくのである。

　メンバーの作業課題としての自由連想的発話や自由連想的対話は，実は各メンバーの個人内モザイクメイトリックスを活性化させ，表現に乗せることでもあり，グループの空間でのモザイクメイトリックス様態の実現とはアイソモルフィックな関係となる。神経症の集団精神療法の場合は，集団メイトリックスがモザイク化したのちに，個人の自由連想的発話が活発になるという様相も一つの特徴である。

　モザイクメイトリックス技法は，メンバーにとって，緊張という意味での負荷が高い集団精神療法の初動過程や初期過程には特に欠かせない技法であり，また展開しているグループにおいても，グループが混乱したり，詰まったりしたときに，その整え直しの基本となる技法でもある。

2）「今ここで」の体験の喚起

　意外と判別が難しいのが，「今ここで」の体験の喚起に関して，である。これは，決して話されている内容の問題ではない。「今ここで」の話をしているのか，グループ外での経験を話しているのか，という内容のことが問題ではないのである。

　「今ここで」の体験を捉える指標は，基本ベクトル方程式；$\Delta F = A \Delta x$ の Δx のエネルギーがよりシンプルに外部場のエネルギー ΔF として表現される流れにあるかということである。グループには，グループ内にあるさまざまな要素に反応して，メンバー個々人の瞬間，瞬間の反応のエネルギーが ΔF として現れ揺れ動く。人格機能としての係数 A はこの揺れ動きの中で，ΔF から Δx へと向かうベクトルにおいて，Δx で示される欲求に対して表現と防衛の二重の機能を持つ。

　神経症患者やクライエントが説明に終始したり，自分のストーリーを滔々と語るときはほぼ防衛の現れとみてよい。その際に，同時に ΔF の揺れ動きの中で，ΔF からのフィードバック $\Delta F \rightarrow \Delta x$ の起点を押さえることで欲求の粒がキャッチできる。そこに介入していくことが，「今ここで」の体験の喚起のコツである。たとえ，説明が続いたときでも，そのことをこの場で語ってみてどうかということで，「今ここで」の体験に戻ることができる。ただし，防衛はみだりに外すものではないので，防衛はサポートしつつ，瞬間に現れる欲求のエネルギーが覚知できる ΔF を取り出すことが重要である。神経症の集団精神療法の初回セッションでのこの動きに関しては，小谷（2014）の中で逐語に基づいて説明されている。

Ⅳ　グループ過程展開とその実際

1．グループ発達理論

　グループが展開していくグループ発達理論におけるセラピストの仕事は，ピニーとともに小谷がその過程展開の技法を整理している（小谷，1985, 1990）。それは，Ⅰ．形成期（forming），Ⅱ．動乱期（storming），Ⅲ．活動期（norming），Ⅳ．遂行期（performing），Ⅴ．分離期（adjourning）の5段階位相に分けられるが，神経症水準の患者やクライエントは，その能力から，この基本発達位相の過程展開を明瞭に見ることができるとされる（小谷，2014）。

2．実践事例

実践事例に基づいて神経症の集団精神療法の過程展開の様相を見てみよう。

1）グループの概要

素材となるグループは，外来心理療法機関で，『元気が出るグループサイコセラピィ』[注2] という呼びかけによって組まれた多世代男女混合の神経症水準のグループである。

グループの目的は，人格構造の修正，再構成，成熟に置き，グループ目標は，呼びかけ通り，「自分の中の元気を感じ，元気な自分を取り戻そう」というところに置いた。

メンバー構成は，男性メンバー3人（A：40代，B：30代，C：20代で，A，Bの2人は同一セラピストによるコンバインドセッティング，Cはコンジョインドセッティングの個人精神療法を受けている），女性メンバー1人（D子；30代で，短期集中のアイデンティティ・グループを何度か経験している）で始められた。Bのみがグループは初めての体験となる。なお，メンバーには余裕があるので，もう一人女性メンバーを募集しており，第3クールの3 - #8（トータルで32回目）より，新たに女性メンバー1人（E子；30代女性で，数年前に個人心理療法を終結している）が参加することになった（A，C，D子，E子は多元統合集団精神療法も経験している）[注3]。

時間構造は，月2回，1セッション50分という設定で，半年1クールで，再契約の後，継続参加は可能とした。

2）初期過程1（形成期）

まず初めに，第1クールの初回セッション

注2）『元気が出るグループセラピィ』は，小谷（2014）の『集団精神療法の進歩』の序論の「2．元気が出る集団精神療法」より借用した。
注3）並行処方のコンバインド・セラピィに関しては小谷（2014）の『集団精神療法の進歩』の第Ⅲ部集団精神療法の第8章コンバインド・セラピィ，アイデンティティ・グループに関しては同書第Ⅱ部アイデンティティ・グループの第4章アイデンティティ・グループ基礎および第5章集中青年期アイデンティティ・グループ，多元統合集団精神療法に関しては，同書第Ⅲ部集団精神療法の第10章多元統合集団精神療法を参照。

（1 - #1）を見てみよう。各メンバーは事前にセラピストと一対一での個人契約面接を経て参加している。

臨床資料①

グループは，セラピストの丁寧なグランドルールによって始められた。若いCのまずは自己紹介を，ということで始まり，Cに続いてA，Bの順で話し，最後にD子が自分を紹介した。それぞれ戸惑いながらの感じであった。そこでセラピストがグループ目標としての「ここは元気が出るグループだね」ということをグループ介入として伝えると，Bが口火を切ったCに感謝を伝え，AがBの雰囲気からその職業に関心を示したところから，それぞれの職業の話をしたうえで，セラピストを含めた4人の男性と1人の女性というグループのメンバー構成の刺激で，職場の男女構成の話になった。女性メンバーのD子はこの構成が職場と違うので新鮮だと述べた。

その後，グループが初めてのBが，自分のこれまでの人生でいろいろあり，休職後，今は職場に復帰した，という話を語り，Aは世代の違いを話し，CとD子がそれぞれのキャリアにおける職場での苛立ちを語るなど仕事の話が続いた。セラピストは，「仕事の話はグループでの作業への関心の話だね」とグループ介入すると，メンバーはそれぞれの個人目標を意識しながら，元気になるためにここでは自由に何でも話していくことが作業だという理解が共有された。思った以上にたくさん話ができたというメンバー何人かのコメントで，初回セッションは終了した。

分析・理解

グランドルールの提示としての第一次操作反応として生じるのが初動不安である。自己紹介でお互いの名前を確認することは一つの適応的な防衛パターンである。それぞれの不安があがったところで，セラピストがグループ介入をし，グループ目標に彼らの心的安全空間を担わせる介入をした。その後，グループのメンバー構成

という刺激からお互いの職場の話になっていったが，職業や学業といった就業の話の奥には，グループでの作業のテーマが潜在する。そのこともグループ介入で取り上げた。グループ介入は，それぞれ「今ここで」の作業に戻す介入である。

3）第1クールから第3クールの概要

第1クールから第3クールの概要をまとめておく。

臨床資料②

第1クール（12回）はその後，徐々にメンバーそれぞれの役割が特徴的に出始める。口火を切り，他のメンバーの話に刺激され自分の話をするC，他メンバーの話を整理するB，みんなの話をよく覚えていてそのことを連想に乗ってコメントするA，コンテントリーダーとして刺激的な話をしていくD子といった特徴である。

形成期からその後の展開は，自分の心的安全空間としての個人抵抗としてのグループでの役割に頼る回避的な動乱期の様相であった。ただし，それらの作業を通じて，お互いがお互いの役割の特徴を指摘したり，自分の取っている役割が外の世界で取る役割と同じで，それをどうにかしたいというような自己への疑問を呈するなどの動きも出てくるようになった。

第2クール（12回）は改めて2－#1で，自分がこのグループで取り組みたい目標を確認して再契約された。第2クールが始まると，Cからこのグループが自分の居場所になっているということが語られ，各メンバーにとっても，グループが自分の居場所になっているということが共有された。活動期への展開である。その中で，楽器を弾くメンバーが3人いて，それぞれの音楽との関わりなども一つの柱として，自分のことを語り，自分自身を検討していった。

第3クール（11回）の3－#1で，ここまでの体験を踏まえて，それぞれが個人目標をさらに構成し直し，再契約された。場に対する受け身性や過適応的に振る舞うことが共有テーマとして浮上し，自分の中から自分を表現したいと

いうCの言葉にそれぞれの目標は集約されていると理解できた。展開の中で，徐々に父親，母親との関係のテーマが，父親を亡くし元気を失っているAの母親のことも交えて浮上してきた。この間に，A，B，Cは多元統合集団精神療法のプログラムに参加し，そのプログラムに参加していたE子が3－#8から参加するようになった。

4）初期過程2（形成期から動乱期）

第4クールは，E子も含めてメンバー5人のグループとして始まった。新たなメンバーが入ると，グループは新しくなる。新しいグループとしての初期作業が必要となるからである。その区切りとしての新しいスタートとしての第4クールの初回セッションを見てみよう。

臨床資料③

第4クールはグランドルールを確認した後，予定していた人数がそろったこともあり，クールの終わりに終結したい人はその1カ月前に申し出るように伝え，メンバーが抜けたら，新たなメンバーを入れてグループを継続していくオープングループを，クール制でやっていくことを伝えたところから始まった。

コンテントテーマとしては，研究所の建物に入ったときの挨拶とそれへの返事がないことから入り，挨拶をする人，しない人というように，研究所への入り方の話になった。

その後，口火を切って話したり，みんなに注目されることを恥ずかしいと思ったり，自分の言ったことがどう反応されるかという話になった。このグループでも，主張はしたいが，自分のことを語るのは緊張感が出るということであった。それぞれの目標は，自分という存在を意識しながら主張的に自分を表現したいということや，なりたい自分を模索しているといったことだった。

率直に，自分は愛想を必要以上でも必要以下でもなく出すというE子の話も入りながら，AとBで，スポーツを題材に，オフェンス，デ

ィフェンスからいくとディフェンスのタイプだ
という話にもなっていった。

分析・理解

　建物に入るときの話は，そのままグループに
入る，入らない，のバウンダリー通過の話であ
る。形成期の作業をもう一度やり直していると
もいえる。これまでの積み重ねから，目標の確
認によって形成期からすぐに動乱期の様相を見
せ，前のクールまでは回避が軸となっていた動
乱期のテーマが，はっきりと怖れのテーマとし
て浮上した。ただし，第1クールのような不安
ではなく，緊張として上っていることがここま
での変化でもある。

5）展開期（活動期から遂行期へ）

　第4クールは，動乱期から活動期へと展開し，
それぞれグループを自分の居場所と見定め，自
分の作業を展開し始めた。その流れでの4−
#5（トータル40回目）を見てみよう。

臨床資料④

　年末年始をはさんで，実家に戻ったメンバー
もいて，セラピストの「年末年始はおのずと自
分の家族との関係を考えさせられる」という言
葉も含めて，父，母と，自分の関係というテー
マが集団メイトリックスに流れ続けた。一人が
自分の家族の話をすると，もう一人が自分と家
族の話をするというように，グループから刺激
を受けて，自分の大事なテーマを語るという様
相を示した。途中，このグループを本論文で取
り上げる許可をセラピストがとり，このグルー
プは一人っ子グループだと言うと（B，D子，
E子は実際一人っ子で，A，Cは年の離れた末
っ子），Aは下の姉が家を出たあとは，本当に
一人っ子のようになって，父の干渉が強くなっ
たという話をした。

　因習的な地方の文化が嫌で都会に出ているE
子がその話をすると，Bは，自分の両親は自分
を自由にさせてくれたが，それはある意味皮肉
だと言って，自由にさせてもらった分，反発も
できず，自分がこうあるべきだという考えに自

分自身が囚われてしまったという話もした。

　そんな話の中で，ポツリとE子が，自分は
父親をどういう人間か，自分にとってどういう
存在かを実際はよくわかっていないかもしれな
いと述べた。Cにとっても，それは同じような
体験かもしれない，ということが語られた。こ
のセッションはゆったりとした濃い時間が流れ
たとセラピストには感じられた。

分析・理解

　第3クールから垣間見られていた両親との関
係というテーマが，集団メイトリックスとして
まとまり，その集団メイトリックスとそれぞれ
のメンバーが相互作用を起こし，自分にとって
の両親の存在というテーマを検討・吟味してい
る。集団精神療法における個人としての小さい
自己と集団の大きい自己との間の行き来を通じ
て，主体的自我自律性を回復しながら作業をし
ているということである。メンバー自身がグル
ープを動かし始めてもいる。集団精神療法の醍
醐味とその意味がよくわかるセッションである。

　以上がここまでのグループの過程展開である。
グループは形成期から始まり，動乱期，活動期
を経て遂行期に入っては，まだ動乱期に戻り，
というスイッチバックを起こしながら展開する
のが通常である。このグループは，クール制を
取っているため，形成期の再確認もなされるが，
それもそこまでの変化と新たな目標を再確認す
る意味がある。

Ⅴ　おわりに

　対面での生身の対人関係におけるエネルギー
と情報の交換による自分の自我を鍛える機会が
乏しくなっている現代神経症に対して，集団精
神療法は，動きの取れなかった主体的な自我自
律性を回復し，複雑化した係数Aのノイズを
落として，率直でシンプルな自己表現を取り戻
していく機会を安全に提供できる。それが集団
精神療法を神経症に適用していく大きな意味で
ある。

文　献

橋本麻耶・花井俊紀・足立智昭他（2014）Story Making Group. 2012 国際力動的心理療法研究会第 18 回年次大会論文集所収：国際力動的心理療法研究会.

Kernberg OF（1984）Severe Personality Disorders: Psychotherapeutic strategies. Yale University Press.（西園昌久訳（1996）重症パーソナリティ障害―精神療法的方略. 岩崎学術出版社）

Kibel HD（1991）The therapeutic use of splitting；The role of the "mother-group" in therapeutic differentiation and practicing. In：Tuttman S（Ed.）Psychoanalytic Group Theory and Therapy：Essay in honor of Saul Scheidlinger. pp.113-132. International University Press.

北西憲二（1999）神経症者のグループの特性と技法上の留意点.（近藤喬一・鈴木純一編）集団精神療法ハンドブック，pp.263-276. 金剛出版.

小谷英文（1985）神経症者の集団精神療法―精神分析的集団精神療法の接近法とその治療的意義. 集団精神療法，1（1）；23-28.

小谷英文（1987）神経症者の集団精神療法.（山口隆・中川賢幸・増野肇編）やさしい集団精神療法入門. pp.303-320, 星和書店.

小谷英文（1990）集団精神療法.（小此木啓吾・成瀬悟策・福島章編）臨床心理学体系第 7 巻―心理療法，pp.239-269. 金子書房.

小谷英文（1993）心理力動論：PAS 理論の基礎.（小谷英文編著）ガイダンスとカウンセリング―指導から自己実現への共同作業へ，pp.85-103. 北樹出版.

小谷英文（1998）小集団精神療法の臨床的基礎. 集団精神療法，14（1）；20-30.

小谷英文（1999）精神分析的集団精神療法.（近藤喬一・鈴木純一編）集団精神療法ハンドブック，pp.121-130. 金剛出版.

小谷英文（2010）現代心理療法入門. PAS 心理教育研究所出版部.

小谷英文（2014）集団精神療法の進歩―引きこもりからトップリーダーまで. 金剛出版.

小谷英文（2018）精神分析的システムズ心理療法―人は変われる. PAS 心理教育研究所出版部.

Kotani H, Nakamura Y, Hasimoto M et al.（2017）Post-traumatic stress disorder in children and adolescents in the aftermath of disorder. In Haen C&Aronson S（Eds.）Handbook of Child and Adolescent Group Psychotherapy: A practitioner's reference, pp.415-428. Routledge.

能幸夫（2000）スモールグループ形式を用いた集団精神療法訓練プログラムの基本構造とその意義. 集団精神療法，16（1）；34-42.

能幸夫（2002）精神分析的集団精神療法の初期過程に関する臨床研究―抵抗探求アプローチによるグループ導入面接の技法構成の精緻化の試み. 集団精神療法，18（1）；45-56.

能幸夫（2003）精神分析的集団精神療法のグループ・サイコセラピストの仕事―リーダーシップ機能を中心とした実践上の基本視点. 集団精神療法，19（1）；22-28.

能幸夫（2008）心的安全空間創成の豊かな機会としての集団精神療法―実践事例の力動分析からの検討.（小谷英文編）ニューサイコセラピィ―グローバル社会における安全空間の創成，pp.205-229. 風行社.

Pinney EL（1987）日本精神技術研究所における小谷英文との合同ワークショップ講義資料. 未公刊.

Pinney EL（1994）The matrix-interactive approach for group psychotherapy. The International FORUM of Group Psychotherapy, 3（3）；7-10.

Pinney EL（2001）The Mental Matrix and Group Psychotherapy for Difficult Patient.（西村馨監訳（2001）メンタルメイトリックスと困難患者への集団精神療法. ICU 大学院臨床心理学プログラム報告書，pp.25-36. ICU 臨床心理士指定大学院申請準備委員会）

境界性パーソナリティ障害に対する集団精神療法

▶ Systems Training for Emotional Predictability and Problem Solving：STEPPS

Hitomi Terashima
Hiroko Fujisato
Chisa Okubo
Keisuke Yamada

寺島　瞳*1，藤里　紘子*2，
大久保　智紗*3，山田　圭介*4

I　はじめに

　境界性パーソナリティ障害（Borderline Personality Disorder：BPD）に特化した精神療法は，薬物療法やその他の精神療法に比べてBPD症状の軽減に有効である（Storebø et al., 2020）。転移焦点化精神療法，メンタライゼーション，弁証法的行動療法（Dialectical Behavior Therapy：DBT），認知分析療法，スキーマ療法，感情予測と問題解決のためのシステムズトレーニング（Systems Training for Emotional Predictability and Problem Solving：STEPPS）などが，BPDに特化した精神療法にあたる。個人精神療法や集団精神療法，もしくは両者を組み合わせて実施される。

　特に，BPDには集団精神療法が効果的であるとされている。例えば，BPDに集団精神療法に行うことによって，「グループテーマという保護」が与えられる（Horwitz, 2014）。グループ内で他のメンバーも同様の指摘をされることで，個人精神療法で自分だけに告げられる

よりも受け入れやすくなる。さらに，BPDの対人関係上の問題について，個人精神療法では転移関係を扱うことになるが，集団精神療法では，メンバー間で実際に起きる問題について，ファシリテーターが第三者の視点で理解しやすい。また，クライアント自身も他のメンバーの観察とフィードバックにより，現実検討力を保持しやすい（Vinogradov & Yalom, 1989）。

　以上のように，BPDのクライアントが抱える問題に対して，集団精神療法だからこそできるアプローチは多い。そこで本稿では，BPDに有効とされるいくつかの集団精神療法を比較したうえで，その中でも筆者らが日本で実践しているSTEPPSについて詳しく紹介したい。

II　BPDへの集団精神療法

1．BPDへの集団精神療法の効果と特徴

　BPDに対する集団精神療法の有効性を検証した24のランダム化比較試験のメタ分析に関するマクラフリンら（McLaughlin et al., 2019）の報告がある。分析対象となったBPDへの集団精神療法の特徴は表1に示す通りである。集団精神療法は通常治療と比較して，BPD症状の軽減に大きな効果（g=0.72），自殺・自傷の軽減には中程度の効果（g=0.47）が見られた。BPD症状の改善に関するサブグループ解析では，包括的な治療プログラム内での集団精神療

＊1　東京経済大学全学共通教育センター
　　〒185-8502　東京都国分寺市南町1-7-34
＊2　関西大学社会学部
　　〒565-0842　大阪府吹田市山手町3-3-35
＊3　帝京平成大学大学院臨床心理学研究科
　　〒170-8445　東京都豊島区東池袋2-51-4
＊4　東都大学幕張ヒューマンケア学部
　　〒261-0021　千葉県千葉市美浜区ひび野1-1

表1　メタ分析の対象となった BPD への集団精神療法の特徴（McLaughlin et al., 2019 の Table 1 を邦訳）

特徴		中央値	IOR	i
1グループの患者の人数		7	4.25	8
セッション数		28	35	20
セッションの長さ（分）		120	48.75	20
1週間のセッション数		1	0[a]	19

特徴	カテゴリー		i	%
治療のタイプ	STEPPS		2	8.3
	アクセプタンス＆コミットメント		3	12.5
	精神力動療法		2	8.3
	対人関係療法		1	4.2
	感情知能トレーニング		1	4.2
	DBT		14	58.3
	スキーマ焦点化（療法）		1	4.2
リーダーシップ	1人のリーダー		2	6.1
	2人のリーダー		13	39.4
	n.r.（報告なし）or 不明確		18	54.5
マニュアル化	マニュアル化 / アドヒアランスチェックあり		17	70.8
	マニュアル化 / モデルベース / アドヒアランスチェックなし		5	20.8
	モデルベース / マニュアルなし / アドヒアランスチェックなし		1	4.1
	n.r.（報告なし）or 不明確		1	4.1
治療のセッティング	入院		1	4.1
	外来		18	75
	デイホスピタル		1	4.1
	n.r.（報告なし）or 不明確		4	16.7

注）n.r.= 報告なし；IOR= 四分位範囲；i= 分析に含まれた研究数；STEPPS=Systems Training for Emotional Predict-ability and Problem Solving；DBT=Dialectical Behavioral Therapy. Q1（第1四分位数）と Q3（第3四分位数）は 1 に等しい

法（例えば，DBT），通常治療にプラスするタイプの集団精神療法（例えば，アクセスプタンス＆コミットメントセラピー・STEPPS など），その他の集団精神療法のみの効果量を比較した結果，通常治療にプラスするタイプの集団精神療法が最も効果量が大きかった。また，グループの平均人数は5〜10名であったが，10名に近づくほど効果量は下がっていった。今後は，どのような治療構造やグループのプロセスが集団精神療法の効果に影響するかを，検討する必要があると指摘されている。

2．BPD への集団精神療法の比較

集団精神療法の中では DBT が最も行われているが，日本では保険診療適用の範囲で DBT を実施することは負担が大きく，本格的に実践している機関は少ない（井上・古宮，2017）。STEPPS は DBT を実施することが難しい環境においても，より短期間で実施できる治療法として開発された（Black et al., 2004）。パリス（Paris, 2017）も，BPD の精神療法は，STEPPS のような短いものを標準とすべきとしている。

STEPPS と DBT の効果を比較した研究（Botella et al., 2021）では，BPD と診断されたクライアントに STEPPS（27名）と DBT（45名）のいずれかを実施したところ，両者とも BPD 症状の軽減に効果があった。ただし，DBT の方が自傷行為や過食等の行動面の改善が大きかった。その理由としては，DBT（72時間）の方が STEPPS（60時間）より時間が長いこと，STEPPS の方が人数が少なく，重症ではなかったことなどが挙げられていた。DBT は，治療者の集中的なトレーニングが必要なことなどから，まずは STEPPS を実施し，重症のクライアントには DBT を行うなど，実施環境やクライアントの特徴によって使い分け

ることが望ましい。

　筆者らは，日本でも実施がしやすいSTEPPSのマニュアルを邦訳して実践を行っている。以降は，STEPPSの概要および実践上の基本的知識や日本で実践する際の工夫を紹介する。

Ⅲ　STEPPSとは

1．STEPPSの概要

　STEPPSは，BPDに有効とされる認知行動療法を中心に，スキーマ療法や問題解決療法，アクセプタンス＆コミットメントセラピーの要素を組み合わせた治療法である（Black et al., 2004）。感情への対処と行動への対処の二本柱で，全20回からなる。1グループは2名のファシリテーターおよび6～10名のグループメンバーで構成される。週に1回，症状のアセスメントに始まり，リラクセーション，宿題の共有，新たなスキルの学習という流れで行われ，約2時間を要する。伝統的な集団精神療法と比較して，授業のような雰囲気があり，詩や芸術活動，リラクセーションなども利用することが特徴である。STEPPSは，精神科病院，デイケアプログラム，居住型の施設，刑務所等の矯正施設などさまざまな現場で用いられている（Blum et al., 2017）。STEPPSの実施方法の詳細等については寺島（2019），寺島ら（2022）を参照されたい。

2．STEPPSに関するシステマティックレビュー

　エキズら（Ekiz et al., 2022）は，国際誌に掲載されているSTEPPSを実施した研究のシステマティックレビューを行った。STEPPSは，BPD症状，抑うつや不安症状，ネガティブ感情の低減に有効であったが，衝動性と自殺行動については一貫した結果が得られなかった。また，中断率の平均が42.0％と比較的高めであったが，個人精神療法もプラスしていた研究では36.1％と抑えられていた。STEPPSでは，アクセスしやすいように，参加する上での動機づけや治療へのコミットメントについて問題にしない

ことが，中断率が高い理由として挙げられていた。

3．STEPPSの効果がある対象や併存疾患

　STEPPSの効果は，性別や年齢，人種によって違いはなく（Black et al., 2018a），さまざまなBPD症状の中でも特に，疑い深さや慢性的な空虚感，衝動性，不安定な対人関係などに効果がある（Black et al., 2018b）。さらに，STEPPSは，BPDだけではなく，反社会性パーソナリティ障害や双極性障害（Black et al., 2016；Riemann et al., 2021），感情のコントロールが困難な青年期（Schuppert et al., 2009）などにも有効である。筆者らの研究でも，BPDではないが感情のコントロールが困難な大学生に対して，対人関係や感情の不安定さ，衝動性の改善に一定の効果がみられており（大久保他，2019；藤里他，2019），BPDに限らず感情の問題があれば，実施が可能である。

Ⅳ　STEPPSを実施する上での基本的知識

　STEPPSのファシリテーターマニュアル（Blum et al., 2012）に基づき，STEPPSを実施する上での基本的知識や実施に際してのポイントについて述べる。

1．STEPPSを行う目的

　STEPPSでは，BPDのクライアントや専門家チーム，協力する友人や家族のメンバーが，クライアントが抱える困難さについて話し合うための共通言語を持つこと，および，クライアントが障害とうまく付き合うためのスキルを身につけることが目的となる。

2．対象の選択

　STEPPSの実施が適した対象については先述の通りだが，グループを成立させる上ではメンバー間の対立を避ける必要があり，最低限，自分とは異なる意見も間違っているとは限らないと理解できる能力があることが必要となる。ファシリテーターが提示した問題から大きく外

れた内容を話して，話を戻すことができない恐れがある参加者は，STEPPS に参加する準備ができていないと判断される。よって，自己愛傾向が非常に強い人は，STEPPS には合わない可能性が高い。さらに，他のグループメンバーを威圧する恐れのある人も STEPPS には適さない。なお，BPD のクライアントは女性が多いが，男女混合の場合は，少数派となる男性がプレッシャーを感じないよう，2 名以上は男性メンバーが入るよう配慮する。さらに，物質依存や深刻な摂食障害がある場合は，STEPPS の治療効果が得られやすいように，並行して専門的な治療を受けることが推奨される。

3．クライアントの病理や健康さの理解と介入

BPD のクライアント自身や家族，さらには治療者までもが，BPD はクライアント自身の責任や育ち方の問題であり，治りづらい障害というスティグマを持っている。STEPPS では，まず，BPD を「感情強度障害（Emotional Intensity Disorder：EID）」という名称で捉えなおし，その症状に対処するためには，感情の強度を調節するスキルを学べばよいということを強調する。STEPPS では詩や物語などの比喩がよく用いられるが，感情の調節については，ダムの水門に例えられる。感情の調節が上手な人は，適切に水門を開いたり閉じたりできるが，感情の調節が困難な人は，なかなか水門が開かず，これ以上，水が溜められなくなってから急に開けるため，周りを破壊するほどに水があふれ出すようなものだと説明する。この例えは，自分の状態と重ねて理解しやすいようで，「STEPPS で水門の調節の仕方を学びましょう」と伝えると，その後のレッスン参加への動機づけも高まる印象があった。

4．グループプロセスの理解と促進

感情の調節が困難という同じ悩みを抱えた者同士でも，出来事に対する感情，考え，その背後にあるフィルター，そして行動はそれぞれ異

なっている。同じ悩みを持つ者同士が，お互いの価値観や考え方を尊重しながら，各々の体験について共に考えられることが最も重要である。ゆえに，ある特定のメンバーに注目しないように注意することが大きなポイントとなる。そのためには，その回のアジェンダから逸れないように心がけて，ある特定のメンバーが個人の問題や過去のトラウマを話し過ぎないようにする。依存的な注意引き行動があるなら，より適応的な行動の方に注意を払う。筆者らは，あるメンバーが体験を話してくれた際には，他のメンバーにも，その体験についての感想などを話すよう促している。

メンバー同士で対立が起きたときも，ファシリテーターは，その解決に STEPPS のスキルを用いるように勧める。グループメンバーの対立が長引く場合は，グループ以外の時間に扱った方が良い。解決が難しい場合は，次回のグループに別々に参加してもらう。万が一，メンバーに差し迫った自殺の危機が生じたら，すぐにファシリテーター以外の治療者にリファーする。

5．グループを治療的に機能させる工夫（安心，安全感の提供）

グループの安定性とクライアントの安心感のために，同じファシリテーターが 20 週を通して，すべてのレッスンを担当した方がよい。基本的には 2 人いる方が望ましい。また，グループの中で安全であると感じられる 6～7 レッスンくらいまで，メンバー同士で連絡を取り合わないようにしてもらう。BPD の特性上，ある特定のメンバー同士が仲良くなり，小グループ同士の対立が生じることを防ぐためである。ほとんどのセッションにおいて，最初にリラクセーションを行うが，自分がつくった作品やイメージを持ち帰り，いつでもアクセスできる工夫があることもメンバーには好評である。その他，グループ内で感情が不安定になることも考慮して，必要であればいつでも「タイムアウト」を許可する。さらに，グループへの関与度や資料

感情強度障害を持つ人への対応	行動スキル	
◆ 感情強度記録シートのどこ（1〜5）にいますか？ ◆ ワークブックを使いましたか？ ◆ この状況でどのスキルを使うことができますか？　それをどのように使いますか？ ◆ その人がどのスキルを使うべきかわからないときは，リストにあるそれぞれについて尋ねてみてください。	◆ 処方された薬を飲む ◆ リラクセーションを行う ◆ 自己静穏活動を行う ◆ 気晴らし活動をする ◆ 感情強度記録シートを使う ◆ サポートチームメンバーに頼る	◆ バランスのとれた食事をとる ◆ 規則正しい睡眠をとる ◆ 定期的に運動を行う ◆ 安らぐ／楽しい活動をする ◆ 自己破壊的行動を回避する ◆ 対人関係のスキルを使う
感情調整スキル		
◆ 距離をとる：一歩離れる ◆ 言葉にする：それを言葉で表す ◆ 異議を唱える：それについて別の考え方をする ◆ 気晴らしをする：何かに熱中する ◆ 問題に対処する		

図1　レッスン1で配布するスモールスキルカード（Blum et al., 2012 を邦訳）

の理解度が異なるため，いつも自分の体験を積極的に話す人もいれば，話せない人もいることを，メンバーと共有しておくことも重要である。

6．ファシリテーターの役割

　ファシリテーターは，メンバーが他のメンバーからの質問などに答える手助けをし，グループに属していると感じられるよう配慮する。また，個人精神療法のようにメンバーの問題を専門家として解決したいという思いはコントロールするように，とマニュアルでは述べられている。ある特定のメンバーに過度に焦点化することを避けるためであると考えられる。その代わりに，STEPPS では，感情が不安定になったらスキルを用いるという単純なメッセージを何度も繰り返して，スキルの使用を強化することが重要である。

7．グループ外のサポートチームメンバー

　STEPPS では，グループ外の他者もシステムのメンバーとしてグループに参加してもらうことがある。初回に，サポートチームメンバーとして身近な他者（家族や友人など）や個人精神療法の治療者などを選び，EID を持つ人への対応と STEPPS で学ぶスキルが書かれた小さなカードを渡すように促す（図1）。さらに，STEPPS のレッスンに最大2回，サポートチームメンバーを見学に連れてくることもできる。

STEPPS は半年間で終了するため，その後もサポートシステムをより良く機能させるためのプログラムとなっている。チームでアプローチすることで，BPD のクライアントがよく陥る治療者の理想化や価値下げ，関係者間のスプリッティングのリスクを減らすこともできる。

V　日本における STEPPS の実践

　筆者らは感情のコントロールに困難を抱える日本の大学生を対象に STEPPS を行ってきた（大久保他，2019；藤里他，2019）。そこで，BPD ではない大学生に実施する上で困難であった点や，その際の工夫について，レッスンの経過に従って紹介する。記載にあたっては，個人が特定されないように配慮し，原著者のブラム氏によるスーパービジョン（SV）での回答も参照した。

1．現状に気づく（レッスン1〜2）

　レッスン1では，BPD を EID に置き換えることから始める。筆者らの研究では感情の調節に困難を抱える大学生を対象としており，マニュアル内の「障害」という表現に当然ながら抵抗が見られたため，「感情強度による困難」と表現を変更した。さらに，ワークブック内にあった BPD の体験談についても，「説明されている行動のうち当てはまる部分もある」と説明するようにした。その後の参加者からは「確か

ネガティブ／役に立たないフィルター：	ポジティブ／役に立つフィルター：
◆ 情緒的はく奪　　　◆ 服従	◆ 遊ぶことは健康　　　◆ 能力
◆ 見捨てられ　　　　◆ 厳密な基準	◆ 心地よく感じることは　◆ セルフヘルプ
◆ 不信　　　　　　　◆ 権利要求	好ましい目標　　　　◆ 効力感
◆ 欠陥／社会的に必要とされない	◆ 利他主義　　　　　　◆ 境界
◆ 達成の失敗	◆ 思いやり　　　　　　◆ セルフコントロール
◆ 損害や疾病に対する脆弱性	◆ 関係の安定性　　　　◆ 感情マネジメント
◆ 自己犠牲	◆ 信頼
	◆ 社会化
	◆ 自己受容
	◆ 達成

図2　壁に貼るフィルターのポスター（Blum et al., 2012 を邦訳）

にこの部分なら自分にも似たようなことがある」という感想が得られるようになった。

　レッスン2では，ヤング（Young, 1999）のスキーマの概念を，クライアントに分かりやすいようにフィルターと呼びかえて，自らの特徴を捉えることがメインとなる。得点が高かったフィルターを皆に紹介するワークがあるが，まだよく知らない他者に，自分のフィルターについて話すことに抵抗が生じるのではないかと筆者らは心配した。SVでは，必ずしも全員が共有しなくても良いこと，またフィルターは自分を守る側面もあって悪いものではないことを再確認するようにと指導された。実際には，漠然としていた自分の特徴に名前がついて，その共通言語で体験について話ができることを喜ぶメンバーが多い印象がある。その後は，ポスター（図2）を常に壁に貼り，皆で見ながら，あるメンバーの体験談にどのフィルターが関係しているのかと考える。問題を外在化して，他のメンバーも同じことで困っていると認識する作業に，ポスターが重要な役割を果たすと思われる。また，ネガティブな内容ばかりではなく，ポジティブなフィルターを使えている場合も，積極的に共有する。

2．感情に対処するスキル（レッスン3〜12）

　レッスン3以降では，認知再構成法と問題解決技法を丁寧に学んでいく。ここで重要となるのが，図3の感情強度記録シートである。認知行動療法で用いるセルフモニタリングツールで

あるが，感情の激しさを鍋の絵を用いて5段階で表すことが特徴的である。BPDの場合は，感情が急速に激しくなっていき，その過程でも思考や行動が変化していくため，このような形式にすることで，その過程を把握しやすくなっている。レッスン4からは感情，身体感覚，思考，フィルター，行為衝動，行動について記載し，レッスン6からは反証（異議を唱える）が始まる。BPDのクライアントの場合は非常に傷つきやすく，思考の偏りと反証に最初から取り組むと，「批判されている」「私の考え方が間違っている」と感じやすい。そのため，グループに安心していられるようになるまでは，思考について判断をしない。そして，感情強度について理解をし，距離を置くスキルを練習してから，落ち着いて反証に取り組むことが重要である。

　レッスン5以降は，感情強度記録シートについて，希望するメンバーに発表してもらう。初めのころは，自分の体験をグループで発表することをためらうこともあるが，回数を追うごとにむしろ発表時間が足りなくなる。これまでのメンバーからは，感情強度記録シートの共有について，「自分の代わりに異議を唱えてもらえた時，だいぶ楽になった」「（他の参加者が）自分の持っていない発想で，物事を切り取ってくれた」といったような感想が得られた。自分の思考について，異なるフィルターを持つ他のメンバーが「自分だったら，こう考える」と別の考えを示してくれることが役立つようである。

感情強度記録シート

ボーイフレンドが（待ち合わせに）遅れている
出来事: 何が起きた？

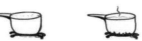

	1	2	3	4	5
感情：何を感じていた？	リラックス 幸せ 穏やか	不安 怒りっぽい いらつく	欲求不満 怒り	カンカンになる 自暴自棄	煮え返るような怒り 見捨てられ 絶望
身体感覚：身体で何を感じた？	身体のリラックス	身体の緊張	胃が落ち着かない 手の震え 歯を食いしばっていた	発汗 吐き気	心臓がドキドキした 震え
思考：何を考えていた？	うまくいっている。私と彼は素晴らしい関係だ！	遅い！彼はなんでこんなことをするの?!	彼はもう帰ってこない。彼は私と別れたいんだ。	彼は誰か他の恋人を見つけたんだ。こんなこと耐えられない！	もう二度と彼氏なんて作らない。みんな私から離れていく。
フィルター：どのフィルターが引き起こされた？	ポジティブ：思いやり，関係の安定性	ネガティブ：見捨てられ	見捨てられ	見捨てられ	見捨てられ 欠陥
行為衝動：何をしたかった？	何か楽しいこと	（仕事中の）彼に電話	彼の職場に行く。	自傷 過量服薬	自傷 （リスト）カット 過量服薬
行動：何をした？	音楽を聴いた 本を読んだ テレビを見た	その場をウロウロした 彼の携帯に連絡した	彼の職場，友人，家族に電話をした	泣きながらカミソリを探した	叫んだ 物を投げた （カミソリで）切った

フィルター：見捨てられ／権利要求／情緒的はく奪／服従／不信／達成の失敗／厳密な基準／障害に対する脆弱性／欠陥／自己犠牲
スキル：距離を置く／言葉にする／異議を唱える／気晴らしする／問題に対処する／自己破壊的行動を避ける

図3 感情強度記録シート（Blum et al., 2012 を邦訳）

3．行動に対処するスキル（レッスン13〜20）

後半は，前半の感情強度記録シートの記録・発表は続けながら，行動を扱う内容となる。より具体的な食事や睡眠，運動などの生活習慣や対人関係などを扱うため，前半の感情を扱う内容よりも取り組みやすい印象があり，実施上の困難はそれほど感じない。一方で，後半になると，中断や欠席が増えることがある。これまでの内容に加わり，さらに宿題が増えることも一因であると思われる。遅刻や欠席への対応として，SVでは，来づらい理由など否定的なことには焦点を当てず，役に立つことや新しい発見があったかをたずねるよう指導された。特に不満はなかったとしても，たずねられれば考え出さなければいけない印象を与えるという回答が腑に落ちた。さらに，完璧主義的なメンバーには，すべて宿題を行えなくてもいいと伝えるとのことであった。

Ⅵ おわりに

BPDのクライアントは，自我同一性に問題を抱えており傷つきやすいため，集団という場で守られながら，同じ問題を抱えるメンバーと一緒に行う集団精神療法が特に有効である。BPDに特化した集団精神療法はいくつかあるが，STEPPSは日本の環境で実施しやすく，チームでアプローチすることでスプリッティングを防ぐこともできる。現在，筆者らの研究グループでは，感情調節に困難を抱える大学生を対象にランダム化比較試験を行い，STEPPSの有効性を検証している。さらに，グループのプロセスが，どのようにSTEPPSの効果に影響するのかについても検討を行っている。今後は，医療現場におけるSTEPPSの実施可能性や有効性の検証が求められる。

文　　献

Black DW & Blum NS（Eds.）（2017）Systems Trainig for Emotional Predictability and Problem Solving for Borderline Personality Disorder：Implementing STEPPS around the globe. Oxford University Press.

Black DW, Blum N, Allen J（2018a）Does response to the STEPPS program differ by sex, age, or race in offenders with borderline personality disorder? Comprehensive Psychiatry, 87 ; 134-137.

Black DW, Blum N, Allen J（2018b）STEPPS treatment programme for borderline personality disorder: Which scale items improve? An item-level analysis. Personality and Mental Health, 12（4）; 345-354.

Black DW, Blum N, Pfohl B et al.（2004）The STEPPS group treatment program for outpatients with borderline personality disorder. Journal of Contemporary Psychotherapy, 34（3）; 193-210.

Black DW, Simsek-Duran F, Blum N et al.（2016）Do people with borderline personality disorder complicated by antisocial personality disorder benefit from the STEPPS treatment program? Personality and Mental Health, 10（3）; 205-215.

Blum N, Bartels N, St. John D et al.（2012）STEPPS : Group treatment program for borderline personality disorder（2nd ed.）. Level One Publishing.

Botella VG, García-Palacios A, Miñana SB et al.（2021）Exploring the effectiveness of dialectical behavior therapy versus systems training for emotional predictability and problem solving in a sample of patients with borderline personality disorder. Journal of Personality Disorders, 35 ; 21-38.

Ekiz E, Alphen SPJ, Ouwens MA et al.（2022）Systems training for emotional predictability and problem solving for borderline personality disorder : A systematic review. Personality and Mental Health, 17（1）; 20-39.

藤里紘子・山田圭介・大久保智紗他（2019）感情調整が困難な学生に対する感情予測と問題解決のためのシステムズトレーニングの実施可能性と有効性．認知療法研究, 12（1）; 46-57.

Horwitz L（2014）Listening with the Fourth Ear: Unconscious dynamics in analytic group psychotherapy. Routledge.（髙橋哲郎監修・権成鉉監訳）（2021）第四の耳で聴く―集団精神療法における無意識ダイナミクス．木立の文庫）

井上真彩子・古宮昇（2017）弁証法的行動療法（DBT）による，スピリチュアルな視点を取り入れた援助事例．大阪経大論集, 68（4）; 143-160.

McLaughlin SPB, Barkowski S, Burlingame GM et al.（2019）Group psychotherapy for borderline personality disorder：A meta-analysis of randomized-controlled trials. Psychotherapy, 56（2）; 260-273.

大久保智紗・寺島瞳・山田圭介他（2019）感情調整が困難な青年に対する「感情予測と問題解決のためのシステムズトレーニング（STEPPS）」短縮版の予備的検討．臨床心理学, 19（4）; 471-476.

Paris J（2017）Stepped Care for Borderline Personality Disorder : Making treatment brief, effective, and accessible. Academic Press.

Riemann G, Chrispijn M, Weisscher N et al.（2021）A feasibility study of the addition of STEPPS in outpatients with bipolar disorder and comorbid borderline personality features : Promises and pitfalls. Frontiers in Psychiatry, 12 ; 725381.

Schuppert HM, Giesen-Bloo J, van Gemert TG et al.（2009）Effectiveness of an emotion regulation group training for adolescents―A randomized controlled pilot study. Clinical Psychology & Psychotherapy, 16（6）; 467-478.

Storebø OJ, Stoffers JM, Völlm, BA et al.（2020）Psychological therapies for people with borderline personality disorder. Cochrane Database of Systematic Reviews, 5（5）; CD012955.

寺島瞳・藤里紘子・大久保智紗他（2019）境界性パーソナリティ障害に対する感情予測と問題解決のためのシステムズトレーニング（STEPPS）．和洋女子大学紀要, 60 ; 73-82.

寺島瞳・大久保 智紗・山田圭介（2022）Systems training for emotional predictability and problem solving for borderline personality disorder（STEPPS）．精神療法, 48（6）; 34-38.

Young JE（1999）Cognitive Therapy for Personality Disorders: A schema-focused approach. Professional Resource Press.（福井至・貝谷久宣・不安・抑うつ臨床研究会監訳（2009）パーソナリティ障害の認知療法―スキーマ・フォーカスト・アプローチ．金剛出版）

Vinogradov S & Yalom ID（1989）Concise Guide to Group Psychotherapy. American Psychiatric Press.（川室優訳（1991）グループサイコセラピー―ヤーロムの集団精神療法の手引き．金剛出版）

孤立していく病，摂食障害の集団精神療法

Toshihiko Nagata

永田　利彦*

I　はじめに

　摂食障害は難治との印象が強く，治療を避ける治療者が多い。それは摂食障害に対する薬物療法はエビデンスに乏しく，入院治療か外来精神療法の二者択一だからである。たとえ入院治療を選択しても，退院すれば無治療でいい訳はなく，究極的には外来精神療法の一択である。しかし，否認が強く，病識が欠如していることも稀ではなく，治療意欲にも乏しいため，外来精神療法は困難の連続である。そこで，集団の力を生かそうとする動きがあった。治療からリハビリテーションへの発想転換において通所作業所が注目されたり，家族会が結成されたりしてきた。集団治療を治療の根幹とする依存症との類似点があげられることも多い。その結果，本特集号でも取り上げられた。

　ところが「肥満恐怖・やせ願望を有する摂食障害」（神経性やせ症と神経性過食症を指す）に対する集団精神療法は困難を伴い（Grenon et al., 2017），欧米のガイドラインもファーストラインとして推奨してない（NICE, 2017, 2020 update）。欧米では「神経症圏を対象とした，自己変革（personal change）をめざした集団

精神療法」（Bernard et al., 2008）がなされているが，それでも歯が立たないのである。

　依存症治療は底つきからハームリダクションへの大転換が果たされつつあり，「孤立の病」との主張が共感を呼んでいるが，摂食障害は反対に「孤立していく病」であることを紹介しつつ，その中で集団精神療法の位置づけを考察する。

II　欧米ガイドラインでの位置づけ

　Grenon ら（2017）は摂食障害のうち主に神経性過食症，むちゃぐい症を対象とした 27 の集団精神療法のランダム化比較試験（そのうち 19 は待機群との比較）を対象としてメタアナリシスを行った。集団精神療法は過食（むちゃぐい）中断率において有意（中等度から高い効果量）に有効であり，過食（むちゃぐい）頻度や摂食障害関連の精神病理の評価尺度得点を有意に減少させたとしている。そして他の精神療法に比べてほぼ同等の効果があり，費用対効果の面で優位であることから，有力な選択肢であると結論している。ところが，内容を見ると，19 の研究がむちゃぐい症を対象としたもので，次いで 10 の研究が神経性過食症を対象としており，その他は特定不能の摂食障害などで，神経性やせ症を含む混合群を対象としたものはあるが，神経性やせ症のみを対象とした研究はなかった（重複があるため，合計が 27 を超えて

＊壱燈会なんば・ながたメンタルクリニック
　〒 542-0076　大阪府大阪市中央区難波 3-5-8
　　　　　　三栄御堂筋ビル 3F

いる)。さらに重要なのは，むちゃぐい症を対象とすると集団精神療法は他の治療に比べて過食（むちゃぐい）頻度減少の効果量が 0.49 と有意に優位であるのに対し，神経性過食症を対象とすると効果量が -0.04 と差がなかっただけではなく，多少劣っていた。メタアナリシスは 5 年以上前のもので一般に古すぎるとされるが，検索の結果，それ以降，このようなメタアナリシスは見つからないのが現状である。

その結果が，欧米のガイドラインにも表れている。最もよく紹介される英国の NICE ガイドライン（NICE, 2017, 2020 update）では，成人の神経性やせ症に対しては個人認知行動療法（CBT-ED），モーズレイモデルによる成人の神経性やせ症治療（Maudsley Anorexia Nervosa Treatment for Adults；MANTRA），専門的な支持的臨床管理（Specialist Supportive Clinical Management；SSCM）を，成人の神経性過食症では認知行動療法的マニュアルを基にしたガイド付きセルフヘルプを第一選択にしている。一方，児童・青年期（NICE ガイドラインでは 17 歳以下）の神経性やせ症，神経性過食症の両方に対しては家族をベースとする治療を第一選択としている。むちゃぐい症に対しては，年齢に関わりなく，認知行動療法を基にしたガイド付きセルフヘルプを第一選択にしている。また第二選択として，提供可能ならば集団精神療法とされる。

一方，日本の現状として，保険医療としての摂食障害を対象とした集団精神療法は採算的に困難である（藤澤他，2022）。薬物依存症，アルコール依存症，ギャンブル依存症では精神科医，または精神科医の指示を受けた看護師，作業療法士，精神保健福祉士，公認心理師から構成される二人以上の者によって実施された場合に依存症集団療法として 300 点から 340 点が算定される。一方で，通院集団精神療法は精神科医および，一人以上の精神保健福祉士または公認心理師などによって行った場合に 270 点が算定される。摂食障害の場合は，この通院集団精

神療法に含まれ，精神科医自身が出席する必要がある上に，点数は低く，到底採算が取れる見込みはない。もっとも鶏が先か卵が先かの問題があるのも確かで，まず，アルコーホリクス・アノニマス（AA），そして日本での断酒会活動など，依存症治療において集団精神療法がどれほど有効であるかの研究報告・実績があり，それが認められ保険点数化された。一方，日本での摂食障害に対する集団精神療法の実践は非常に限られ，広がっていない（岡本，2013；鈴木・武田，2012）。

III 外来精神療法

集団精神療法は，欧米では初期は精神病院での実験的な大グループに始まり，コミュニティ・ミーティング活動を中心とする治療共同体活動に移行していったが，1900 年代の初めから 1940 年代が草創期で，50 年代から 70 年代の半ばにかけて，その全盛を誇った（鈴木・齋藤，1995）。もう一つの流れとして，主として 50 年代初めから，小集団の集団精神療法が発達しだし，現在は小集団精神療法が中心となっている（鈴木・齋藤，1995）。その背景に，神経症圏を対象とするオフィスでの精神分析療法の実践がある。その後，認知行動療法の興隆とともに，認知行動療法的な集団精神療法も費用効果的側面から注目を浴びている。そしてアメリカ集団精神療法学会のガイドライン（Bernard et al., 2008）が示しているのは，ヤーロム（Yalom ID）の教科書同様に神経症圏を対象とした小集団の集団精神療法である。

反対にいうと，まずは，保険診療のカバーが極めて限定的な米国で神経症圏を対象としたオフィスでのセラピー（個人精神療法）が実践されている背景がある。セルフペイ（全額自己負担）であってもクライエントが年単位で治療を続けるのは，治療効果が実感されているからである。また，集団精神療法で集団を形成するには，自院だけではクライエント数が足りないことが多く，周囲の施設からの紹介を得なければ

ならないが（Bernard et al., 2008），それには
セラピーを行っている施設が周囲に十分にある
ことが前提である。このように神経症圏を対象と
した欧米の集団精神療法は自己変革（personal
change, p.471）（Bernard et al., 2008）を目指
す本格的な治療であり，それにはセラピストの
層の厚さ，治療施設数が前提条件である。

　一方，日本の集団精神療法は精神病院におい
て統合失調症の入院患者を対象としたものを中
心に発展してきた（鈴木・齋藤，1995）。その
背景に神経症圏を対象とした外来精神療法はま
だまだ，日本では広がりに欠けているのが現状
である。

　上述のように摂食障害治療では外来精神療法
が重要であるが，神経症圏を対象とした外来精
神療法が限られているなかでは，さらに専門性
を要求される摂食障害外来精神療法までは手が
回らない現状にも頷ける。

Ⅳ　孤立の病

　依存症治療では，集団精神療法が必須であり，
治療の中心である（鈴木・武田，2012）。集団
精神療法は「病気をもつ患者同士が話し合うこ
とで，自分だけの苦しみという考えが崩れ，病
気という現実が受け入れられるようになる」，
「病気が回復する道筋が理解でき，自分が変わ
る責任も理解できるようになる」とされる（鈴
木・武田，2012）。この指摘は摂食障害と依存
症の両方の専門家の言葉であり，それが真実な
らば，摂食障害でも効果的な治療であるだろう
に，広がりに欠けるのはなぜであろうか。

　最近，依存症は「孤立の病」であり，リーガ
ルモデル，すなわち法規制と禁酒，底つきとい
った従来の治療モデルから，動機づけ面接，ハ
ームリダクションへの治療モデルの転換が提案
され（小林，2021；松本，2019），共感を呼ん
でいる。特にこれまでの依存症に対する法規制，
リーガルモデルが欺瞞に満ちた人種差別的なも
のでしかなかったとの著書も出され（Hari,
2015），さらに勢いを増している。依存症の多

くが「小児期逆境体験を有しており」，その結
果「他者不信が増幅し，信頼障害に陥っている
ため，自分一人で楽になる方法を探さざるを得
ない」という「信頼障害仮説」（小林，2021）
が唱えられており，愛着の問題とも捉えられる
（小林，2021）。これを補強するものとして
Rats park，通称「ネズミの楽園」研究が引用
される。それは一匹に孤立させられたネズミは
モルヒネ水消費量が多かったのに，雄雌十数匹
で飼育するとモルヒネ水を飲まなかったのであ
る（松本，2019）。一匹ぼっちのネズミ同様，
人に依存できない「孤立の病」に蝕まれた人を
癒すのは，自分一人で摂取できる薬物や自傷だ
けであり，だからこそ心の杖なのである（小
林，2021；松本，2019）。本特集に依存症の項
があるのでここまでにするが，興味のある方々
は，文末の文献を頼りにさらに孫引きして読み
込んでいただきたい。

Ⅴ　孤立していく病

　象徴的なのが，依存症の専門家が例としてあ
げている，中学の時に神経性やせ症を発症し，
薬物乱用，自傷を繰り返し，「二日後に死にま
す」というメモと共に両親と現れた女子高生で
あることである（小林，2021）。このように，
依存症の現場では，薬物乱用に自傷や摂食障害
を併存している女性の症例が多く，その視点か
ら見ると同様の治療が有効なはずなのに，集団
精神療法が摂食障害に対して効果を発しないの
はなぜであろうか。摂食障害と女性依存症患者
とは精神病理が異なるのである。摂食障害に薬
物乱用を併存している症例の方が，単なる女性
の覚醒剤使用障害の患者より，自傷を行ってい
る割合が有意に高い（Nagata et al., 2003）。そ
のような症例では，摂食障害発症以前から自傷
や自殺未遂を起こしていることが多く（Nagata
et al., 2000），そのことに対する積極的治療が
必須であるが，依存症のような集団療法が有効
とはならない。

　そもそもの診断基準に話が戻るが，摂食障害

には肥満恐怖・やせ願望を有する病型とそうではない病型がある。神経性やせ症，神経性過食症は肥満恐怖・やせ願望を有し，断食・絶食のみならず自己誘発性嘔吐，下剤乱用といった排出行為にいそしみ，体重増加を防いでいる。排出行為や断食傾向が強いと病的に痩せた状態に陥るが（神経性やせ症），過食頻度が多いと体重が正常範囲内にとどまる（神経性過食症）。それでも神経性過食症では，weight suppression と称される，病前体重からの数キロ程度の体重低下を，排出行為によって維持している。

　一方，むちゃぐい症では，通常程度にしか肥満を恐れていないため，食べ過ぎても排出行為を行わず，過体重や肥満に向かう。過食と嘔吐はセットになって生じるように見え，摂食障害の専門家以外からすると，すべてが依存に見えるが，排出行為は苦痛以外何物でもない点，依存と異なる。通称，吐きだこ，正式には，初めて報告した人の名前によりラッセルサインと呼ばれるが，手の人差し指の付け根にたこが形成されることがある。それは数十分，指を突っ込んだぐらいではできない。毎晩，毎晩，夜通しトイレにこもり，何時間も，時には十数時間も吐き続けていることを現している。吐き続けることが，どれほど苦痛であるかを自ら訴えることはないが（太りたくないとは，ずっと訴えるのに），想像を絶する苦痛で，そんなに苦痛なら自身で即時に中止できる点，二日酔いや離脱の比ではない。よく修行と患者に説明するが，快楽を求めるというより，修行と苦痛を求めている。下剤乱用もトイレから何時間も出ることができず，その苦痛は計り知れない。神経性過食症のセルフヘルプマニュアルにも，患者が求めているのはやせであって，決して食物に依存している訳ではないと明確に書かれている（Fairburn, 2013）。その結果，むちゃぐい症には集団精神療法が有効なのに，神経性やせ症，神経性過食症では，集団精神療法は有効ではない（Grenon et al., 2017）。

　摂食障害，特に神経性やせ症，神経性過食症を持続させている中心的な要因として clinical perfectionism（臨床的な完全主義）があげられる。Halmi ら（2005）は，そうそうたる全世界の摂食障害の研究者たちが，家族研究のデータを基に，完全主義こそが摂食障害の最も重要な臨床特徴であると提言している。完全主義は摂食障害発症の危険因子であり，持続因子であり，摂食障害回復後も持続している。この完全主義は自分の限界を超えたところに目標を設定し，常に周囲と自分を比較ばかりしている様子から，「負けず嫌い」と意訳するのが正しいと思っている。だからこそ，待合室で他の摂食障害患者と居合わせると，自分の方が痩せているにもかかわらず，あの患者より私は太っていると訴えるのである。

　「孤立の病」である依存症の場合，安心して依存できる場である集団精神療法が提供されると，人に安心して頼れるようになり，回復するきっかけとなる。他方，摂食障害は，負けず嫌いのために自ら「孤立していく病」である。それは摂食障害患者同士の場合が最も顕著で，負けず嫌いが活性化され，比較しあい孤立していくのである。依存症で元患者が治療の中心なのと対照的である。

　ついでに，依存症臨床において底つきからパラダイムチェンジを起こしている動機づけ面接にも言及しておくと，最近のメタアナリシスでは摂食障害での動機づけ面接の効果量がほぼゼロであり（Fetahi et al., 2022），ほぼ無効との結果であった。依存では物質使用に罪悪感を伴っているが，摂食障害では痩せに達成感を得ており，変化への言葉が自ら発せられることは少ない。

　その結果，集団精神療法は摂食障害治療では個人精神療法を補助する役割にとどまっている（鈴木・武田，2012）。

Ⅵ　着地点

　これまで摂食障害に対する集団精神療法は大学病院で行われたり（岡本，2013），摂食障害と依存症治療の両方を専門とする精神科医，臨

床心理士によって行われていたりするが（鈴木・武田，2012），広がりに欠ける。その内容も認知行動療法を基にしたものが多いが，集団認知行動療法というよりは，集団心理教育に近い内容である（岡本，2013；鈴木・武田，2012）。その場合，クローズなもので，繰り返し行うことができないことから，今まで心理教育を受けたことがない同程度の症例を集める必要があり，現実問題として，それだけで多大な労力を要し，集団精神療法の利点である費用対効果が上がらないばかりか，個別心理教育より，費用対効果が劣る。

　集団精神療法にはその他にミーティングという形式があり，グループを編成する必要がなく，オープンに，いつからでも参加可能であることから入院や作業所などの施設で行いやすい（鈴木・武田，2012）。ただ，そこで話し合われたプライバシーに関することは他の場面では話さないという最低限のルールの確認は必要である（鈴木・武田，2012）。最重症の症例が入院していた米国の摂食障害専門病棟では週に1回，ミーティングの形で集団精神療法が行われていた（永田・切池，1998）。「集団相互関係で患者同士の関係も良くなり，治療場面での特別扱い要求や勝手な行動が減る」とされる（鈴木・武田，2012）。摂食障害専門病棟では入院患者数の三倍以上のスタッフが治療に当たり「特別扱い」の余地はないが，「負けず嫌い」同士で集団生活する殺伐とした雰囲気を和らげる効果が認められた。

Ⅶ　さいごに

　集団精神療法の基盤として人間が集団で暮らすことを好み，また，それなしでは人間が生きられないことがある。石川県輪島市にある共生拠点「輪島カブーレ」は障害者を中心に，親子，高齢者，旅行者が「ごちゃまぜ」に交流し，新たな社会実験として注目を集め，全国から視察が絶えないという（山内，2023）。本来，医療では専門性が重視される。ところがその専門性

に経済的裏付けがない場合，それを実現するのは困難である。摂食障害という「負けず嫌い」，すなわち群れられないクライエントを集団にすることは，高度の専門性を要求されるのに，その経済的裏付けは全くない。ならば，反対に「ごちゃまぜ」な集団，それがデイケアであり，作業所であり，治療ではなく居場所としてなら，それは現実的な解決策と思える。集団精神療法ではその中では種々のパーソナリティが集まることが重要とされる（Bernard et al., 2008）。「世話好き」すなわち caring が存在することが，集団が機能するうえで重要である（Bernard et al., 2008）。そして，「世話好き」がどれほど，世話をしている人にも恩恵のある行為であるかを目撃することが，摂食障害患者が「負けず嫌い」から自由になれる第一歩となる可能性がある。外来治療が治療の根幹である摂食障害臨床において（永田，2022），それが新たな方策の一つとなりうる可能性が秘められている。

文　献

Bernard H, Burlingame G, Flores P et al. (2008) Clinical practice guidelines for group psychotherapy. International Journal of Group Psychotherapy, 58 (4)；455-542.（日本集団精神療法学会監訳（2014）AGPA 集団精神療法実践ガイドライン．創元社）

Fairburn CG (2013) Overcoming Binge Eating：The proven program to learn why you binge and how you can stop, second edition. Guilford Press.（永田利彦監訳，藤本麻起子・江城望訳（2021）過食は治る—過食症の成り立ちの理解と克服プログラム．金剛出版）

Fetahi E, Søgaard AS & Sjögren M (2022) Estimating the effect of motivational interventions in patients with eating disorders：A systematic review and meta-snalysis. Journal of Personalized Medicine, 12 (4)；577.

藤澤大介・田島美幸・田村法子他（2022）本邦における集団精神療法の現状と課題．精神療法，増刊第9号；98-103.

Grenon R, Schwartze D, Hammond N et al. (2017) Group psychotherapy for eating disorders：A meta-analysis. International Journal of Eating Disorders, 50 (9); 997-1013.

Halmi KA, Tozzi F, Thornton LM et al. (2005) The relation among perfectionism, obsessive-compulsive personality disorder and obsessive-compulsive disorder in individuals with eating disorders. International Journal of Eating Disorders, 38 (4); 371-374.

Hari J (2015) Chasing the Scream: The first and last days of the war on drugs. Bloomsbury. (福井昌子訳 (2021) 麻薬と人間 100 年の物語──薬物への認識を変える衝撃の真実. 作品社)

小林桜児 (2021) 依存や自傷の臨床. こころの科学, 216; 80-84.

松本俊彦 (2019) 人はなぜ依存症になるのか──依存症と環境・社会. 日本社会精神医学会雑誌, 28 (1); 44-49.

永田利彦 (2022) 摂食障害の外来治療へのパラダイムチェンジ. 日本摂食障害学会雑誌, 2 (1); 12-18.

Nagata T, Kawarada Y, Kiriike N et al. (2000) Multi-impulsivity of Japanese patients with eating disorders: Primary and secondary impulsivity. Psychiatry Research, 94 (3); 239-250.

永田利彦・切池信夫 (1998) 米国における摂食障害患者の治療の現況：COPE 病棟（ピッツバーグ大学摂食障害専門病棟）での重症患者の治療経験から. 精神医学, 40 (7); 781-785.

Nagata T, Oshima J, Wada A (2003) Repetitive self-mutilation among Japanese eating disorder patients with drug use disorder: Comparison with patients with methamphetamine use disorder. The Journal of Nervous and Mental Disease, 191 (5); 319-323.

NICE (2017, 2020 update) Eating disorders: Recognition and treatment; NICE guideline [NG69]. National Institute for Health and Care Excellence.

岡本百合 (2013) 摂食障害の集団精神療法. 臨床精神医学, 42 (5); 663-668.

鈴木純一・齋藤英二 (1995) 集団精神療法の最近の動向. 精神医学, 37 (10); 1020-1029.

鈴木健二・武田綾 (2012) 集団精神療法. (日本摂食障害学会監修,「摂食障害治療ガイドライン」作成委員会編) 摂食障害治療ガイドライン. pp.109-113. 医学書院.

山内深紗子 (2023) 街の再生へ ごちゃまぜ 交流拠点 お年寄りも子どもも 障害がある人もない人も (1 月 6 日朝刊 2 面). 朝日新聞社.

うつ病の集団精神療法と企業対応までの応用

Yuichiro Tokunaga
Michihiko Matsushita

徳永　雄一郎*，松下　満彦*

I　はじめに

　まず，本原稿を記載するにあたっては，テーマについての企画趣旨にある意見を筆者なりに受けとめて記載することとした。趣旨を読むと，精神医学の社会的役割は拡大にともない，集団精神療法を含む経験を，医療だけでなく企業や学校等のメンタルヘルスにまで広げる貢献が求められる，と理解した。

　そのような視点に立つと，企業でのストレスチェック制度での個人レベルでの活用は進んでいるが，集団分析は不十分と考えられ集団精神療法の社会的な活用が期待される。特に近年は，若年勤労者や新人，ひいては学生といった若年層に自己愛や他罰性が広がり，安易に退職や退学を選択するという，若年層への対応が課題になってきている。精神科の治療については，個人精神療法や薬物療法があるが，社会的変化への対応を考えると集団精神療法の結果を社会に還元する必要性は高いと考えられる。

　社会構造にも大きな変化が起こり，第一次産業の社会から，1990年代後半にはサービス業等の第三次産業への転換が起こりIT革命とも揶揄される急激な変化も加わった。変化は人間自身にも及び，身長も約10cm伸び，平均寿命が60歳台から80歳台と20年近く伸びた。日常生活でも短時間での移動が可能になり，時間の感覚も大きく変化した。同時に，ネットコミュニケーションの普及によって瞬時に画面を通しての対話をも可能にし，人間同士の関係性にも変化が現れてきている。

　このような社会変化の影響を受けて，精神疾患にも変化が見られる。興奮の激しい統合失調症の入院は少なくなっており，双極性障害も同様で双極II型も加わり軽症化傾向にある。うつ病も従来のメランコリー型の減少が起こり，発達障害をもった若年層の増加が指摘され，うつ病との併存が指摘されている。精神疾患が時代の影響を受け変化している事実は，遺伝負因の高い疾患でも社会の影響を受けやすのではないかと考えている。このような精神疾患の軽症化や多様性は，医師の診断や治療方針の判断も難しくしている。専門職の判断が困難であれば，非専門職の対応はさらに難しさが増すだろう。社会の変化を受けて精神科医の役割は，産業医や産業保健師を含めた集団でのチーム意識，さらには人事担当者や上司においても個人だけでなく集団を見る力までもが求められる時代が来たと考えている。

　後に述べるが，Obholzer（1989）は，「個人にも人格があるように，集団にも人格がある。優秀な人材が集まっても優秀な集団になるとは

＊不知火病院
　〒836-0004　福岡県大牟田市手鎌1800

限らない」と指摘しており，組織における集団を見る視点の重要性を指摘している。

　筆者に与えられたテーマはうつ病であるが，うつ病の集団精神療法の実践を通して，勤労者や学校の健全な組織に向けた可能な範囲での提言を示したい。

Ⅱ　うつ病の集団精神療法と不知火病院

1．うつ病の入院治療

　ストレスケア病棟は 1989 年に全開放の病棟で種々のアメニティを重視し，五感を刺激しやすいようにつくられた。うつ病主体のため任意入院の開放処遇で対応するが，約 70％以上に希死念慮が認められる。これまでの入院患者数は 5,915 人（2021 年 12 月末現在）で，双極性障害を除く，うつ病と診断された入院患者が 8 割以上を占め，平均在院日数は 60 〜 70 日で推移している。

　当病棟での入院治療の効果について，奥村（2017）はハミルトン症状評価尺度（以下 HAM-D と記載）を用いて入院時，1 カ月後，退院時を比較した。男性では 24 点－ 9 点－ 5 点，女性は 27 点－ 11 点－ 7 点という結果が出ており，入院 1 カ月で症状は 10 点前後までに回復する。

　治療では薬物療法，個人精神療法のほか，集団精神療法では認知行動療法やソーシャルスキルトレーニング等を取り入れながらの復職支援プログラム，集団作業療法，マインドフルネス（島松，2023），アーユルベーダ等の治療を行っている。毎朝のミーティングとは別に毎週 90 分，医師から助手まで症例のカンファレンスを行っており，筆者もこの 30 年間毎週参加してきた。このような結果を受けて，当院精神保健福祉士の佐藤ら（2017）はうつ病休職者の入院治療と外来治療との比較を行った。その結果，外来では初診から復職支援プログラムを経て職場復帰までに 322 日を要し，入院では症状の回復と復職プログラムを経て 90 日目以降には職場復帰が可能という結果で，外来治療と入院治療では約 200 日の差が出たことになる。

2．集団精神療法からみたうつ病の二面性

　うつ病の集団精神療法を考えるときにスタッフの共通認識に重要な視点が二つある。

　①第一はうつ病の二面性で，几帳面や真面目という言葉とは裏腹に，うつ病の行動様式を規定づけてきた感情の未処理の問題が指摘できる。筆者（徳永，2019）のうつ病家族調査からは，メランコリー型うつ病でも職場では几帳面や真面目，しかし家庭では反対に攻撃的という，職場と家庭での感情が乖離し，二面性が認められた。二面性というバランスの悪い行動を規定してきた要因は抑圧という感情の未処理にあると考えている。感情の抑圧は幼児期から認められ，その結果，治療では“幼児期から続く感情抑圧と治療中にみられやすい患者の攻撃性の理解をチーム全員が深め共有すること”が重要になってきた。

　うつ病に攻撃性はなじまないと思われる方もおられるかもしれないが，冷静に考えると，感情を抑える力が強いと反動としての攻撃性が出やすいことは想像できやすい。このうつ病の予想外の二面性にスタッフは苦労した。治療上で起こる感情の表出は極端な出方になりやすく，逆にベクトルが自己に向かうと自殺に至る構造がある。つまりうつ病の基本病態に人に頼りたいけれど頼れない“依存へのアンビバレンス”があることを示している（Abraham，1911）。このような治療経験から，最近の若年層に攻撃性が多くなってきた変化には違和感はなく，むしろ連続性があると考えている。

　②二つ目は，症状の回復に従って，感情の処理をチーム医療で実践することになる。核になるのはスタッフの情報伝達のありかたと変化する患者の感情の受け止め方の理解になる。

　近年はうつ病も軽症化や多様性といった変化が起こり自己に向き合えない自己愛の強いうつ病が多くなってきている。患者側の未処理の感情によって，医師，スタッフ共に自己の感情が揺すぶられやすいことに直面することも多い。結果として，患者側の本音は医師より他のスタッフ間で展開されることも少なくない。そこで

スタッフが情報を“医師に伝えられるか”が重要になるが，医師に自己愛が強いと，チームカンファレンスや集団治療が有効に機能しにくくなる。自己愛の問題は患者側だけでなく医師も含めたスタッフにも課題となって展開される。それだけに，集団療法のリーダーである医師は特に，自己の感情への認識も必要になってくると，当院の松下（2022）は指摘している。患者側の変化の始まりは作業療法の中で展開されることも多く，陶芸等の作品制作での攻撃的動きなどがその例である。臨床心理士や当院で実施中のカウンセリングナースでの対応では本音の話になりやすく，一見良好にみえる医師との診察内容とは対極的な話になる状況は多くのスタッフが体験されたと思われる。このように，個人や集団での微妙な変化をカンファレンスの中で提示することが求められる。主治医の意見との相違があっても，治療の目的にそって率直に意見を出すことが求められるし，医師側にも異なる意見の中立的な受容が求められる。その意味でも，健全な精神科チームのあり方は，そのまま今日の種々の職場環境にも応用が可能となる。

このように治療は症状の回復だけでなく，再発防止には患者側の自己の行動を規定してきた自己感情への気づきが求められる。一方で，治療を行うスタッフも同様に自己の感情に向き合わざるを得ない。その結果，治療をとおして患者だけでなくスタッフにも人格の成長があることを当院看護師の松尾（2012）と精神保健福祉士の佐藤（2023）は指摘している。

3．うつ病と発達障害との混在

近年，発達の課題が混在するうつ病の治療が課題になっている。2021年の社会精神医学会シンポジウム「発達障害の治療と人格の成長」において小林（2021）は発達障害の基本病態は母子間の依存（甘え）のアンビバレンスという未処理の感情があり，関係性の修正で発達に変化が生じると指摘している。小林は母子ユニットの観察の結果から上記のような結論に達しており，

さらに「発達障害の精神機能の多くは知覚，運動，情動の過程が同時的に機能する」と述べている。一方筆者（徳永，2019）は，かねてより“うつ病は幼児期から抑圧された未処理の感情（依存へのアンビバレス）があり，感情の処理によって行動様式の変化がおこる”と指摘してきた。小林の発達障害の治療論と筆者のおこなってきたうつ病の治療論の類似性は，両病態の原因論に一考の余地があると考えている。うつ病も発達障害の混在したうつ病も再発防止には適応力の向上と人格の発達が必要であると指摘してきたし，小林との意見に大きな相違はないと考えている。

さらに，今日軽症化や多様性が指摘されるなか，不安や抑うつ状態に対しても従来とは異なり，未成熟な不安や，牛島（2011）の言う未完成な抑うつといった反応や症状を呈することが考えられる。また，発達に課題をもつ若年層うつ病では，軽症に見えても多くの身体症状や希死念慮が小学生時代から続いていることが多い。心身の痛みが長期にわたって続いてきた結果，心身の痛みに鈍感になっており，診療場面ではむしろ軽症とも思われかねない対応をする若年層が増えてきていると感じている。このため，今後は身体症状の細かなチェックや治療上の変化にも関心を持つ必要があると思われる。

Ⅲ　再発防止を目的としたうつ病の集団精神療法での攻撃性の受け止めと人格の成長

当院のこれまでのうつ病の再防止を目的とした治療での経験から，未処理の感情が表出された時こそ最も重要な治療の場面という結論に達しており筆者（徳永，2021）もこれまでも述べてきた。治療では，まずスタッフと患者さんとの安心感や安全感が起こり，その後にでてくるうつ病者の攻撃性に遭遇してきた。見方を変えると，長期にわたって安心感のない生活が続いてきていた，とも言えよう。患者さんにとって，スタッフへの安心感が治療の前提になることは，大野（2017）をはじめ多くの精神療法家が指摘してきている。そのため，攻撃的感情の表出こそが再

発防止の重要な点であると判断し，幼児期から続いてきた抑圧の結果としての攻撃性の表出をチームで受け止めてきた。この目的にそってスタッフ教育も苦労の連続であった。スタッフは患者さんの執拗な攻撃に，体調を悪化させる者や，なかには退職する者もあらわれた。スタッフにも怒りの感情が出てきて“誠実に対応しているにもかかわらず，なぜそこまで患者さんから攻撃されないといけないのか”と医師側にスタッフの攻撃が向くこともしばしばであった。しかし，長い間抑えられてきた感情がなぜいま表出されたのかといった，丁寧な患者病理の説明と，攻撃的感情の受け止めの結果として表れる患者の変化が積み重ねられてくると，スタッフ特に看護スタッフも次第に未処理の感情に対応することの重要さと看護者自身の役割の必要性の理解が深まっていった。それだけに，チームリーダーである医師に自己愛や他罰傾向が見られると，集団精神療法は成立しにくくなるであろう。

また，この間に英国タビストックセンターの元副学長，Silove 先生を招聘して直接の教育を10 回ほど受けたことも，チーム力の強化につながった。それは，タビストックセンターでおこなわれていた治療プロジェクトの“介入の表出的－支持的連続体”というものであった。これは患者の治療経過の中で起きたさまざまな反応と多職種の介入について，“受容的な対応”と“明確化や直面化”という対極的な対応を行い，患者の変化を考察していくというものだ。支持的対応とは，周知のとおり「是認，賞賛」といった対応で，治療では看護師がその役割を演じることが多い。表出的対応とは「明確化，直面化，解釈」で，時々刻々と変化する患者さんのこころに対応して，この相反する対応を状況に応じて判断していくことになるが，医師，心理士がその役割を担うことが多い。このため，スタッフは職種の区別なく対等な関係で看護助手も含め円形テーブルでの毎週 90 分の治療検討が行われる。当院看護師の原（2011）は，いつ表出的対応を行うかはチームでの議論が必要

になると指摘している。そこに心理士の細かな分析，作業療法士による診療場面では見られにくい作業場面での動きの変化などを医師に伝えることが求められる。このように細かな変化を確認しながらのカンファレンスを通して，前述したさまざまな集団精神療法が実施される。その結果，入院時には 25 点前後の HAM-D が 1 カ月後には 10 点前後までに回復する。薬物療法に関しては，この間に抗うつ薬等の議論が行われることは少なく，入院時の処方量のまま維持されることが多い。また，1 カ月を過ぎ復職支援プログラムが開始されるが，個別的にはそこで減薬が始まることも少なくない。

このような方法で，患者さんと医療者との安心感の構築や症状の回復を待って，再発防止の目的で，未処理の感情を受け止めながら治療を実施し，適応力の広がりと人格の成長につなげていく。この人格の成長のための集団精神療法の重要性は，今日の社会にも応用可能であると考えている。

Ⅳ　精神科集団療法の企業対応への応用 ──若年層の育成と健全な組織の構築に向けて

1．社会の変化

今日，多くの企業では経営の効率化を迫られ，成果主義を取り入れた人事評価を実施する動きが主流になっている。日本人の集団凝集性の強さは戦国時代のルイス・フロイス以来幾人かが指摘している。終身雇用制や安心できる社会環境の結果，組織への帰属意識が高まり，経済成長や消費活動の拡大につながったと，個人的には判断している。しかし，逆に集団への帰属感が薄まれば，自己防衛が働き個人主義へ向かう流れが必然的に起ってくる。個人主義台頭の結果は他者批判やいじめといった穏やかな人間関係の対局に存在する攻撃性が強まり，その結果，自責感といった自己に向かう感情が弱まってくる。職場や学校でのいじめ，クレーマーやモンスターペアレントといった攻撃性の見えやすい社会現象も現代日本がかかえる必然の流れがあるのかもしれない。今日，うつ病も含め攻

撃的症状の出現は，本来は自分に向かうべき内省が回避され，他者への攻撃へと形を変えていることが多いのではないかと考えている。あえて指摘するならば，他者攻撃という形態を取りながら，日本人全体が外在化という責任転嫁を起こしている，とも言える。もしそうであるならば，日本人という組織集団が健全ではない方向に向かっている可能性を否定できない。その意味でも，もう一度，集団凝集性を復活させるような組織や社会の育成が，健全な労働環境を作るものと考えている。

2．攻撃性に関心を持つ

今日，多くの社会場面で，クレーマーに象徴される攻撃性の出現が増加してきている。医療機関であれ，会社であれクレーマーの少ない健全な組織のためには，まず人間の本質的課題である攻撃性に関心を持つことが求められると考えている。

攻撃性の表われである「いじめ」に関心を持ち，いじめという攻撃の背景にある原因を見つけ出すことが必要になってくる。しかし実は，「いじめ」の定義は非常に難しい。1999 年に第一回「職場のいじめ」国際シンポジウムが英国スタンフォードで開催された。いじめの本を出版していたこともあり，日本からは田中理香先生（スタジオリカクリニック）と筆者が招聘された。期間中，「いじめの定義」に関する専門家会議が一日かけておこなわれ，私たちも議論に参加した。出てきたのは，なんと"定義困難"という結論であった。わかりやすい例えで説明をすると，好感を持っている A 上司から肩をたたかれると"励まし"と理解し，不快感を持つ B 上司から肩をたたかれると"いやな動作"で時には"パワハラ"と認識される，といったようなことである。つまり，肩たたきにも，個人の背景があり，上司の性格，職場の状況等の複数の要因がからんでいるということになる。

この国際シンポジウムに参加したクロフォード（1998）は，職場のいじめに関して以下のように指摘している。"職場のいじめ"は子ども時代のいじめ体験という過去を職場に持ち込み，一緒に働く人たちに，意識的ではなくても自分が感じた辛さをぶつける傾向を示しやすい，と。つまり，いじめの問題に関しては職場内だけでは判断できないことを示している。いじめという攻撃性に関しては，個人の生活史上の流れを理解しなければ，職場で発生しているいじめという攻撃に対応する行動の真の解決にはなりにくい可能性すらある。攻撃性が高まる傾向を示す今日，個々の生活史からの理解がさらに重要性を増してゆくと考えられる。

すべての組織は，職務を遂行することで維持，発展を遂げる。組織に勤務する人にとっても職務が達成されることによって，自己の存在意義を見出すこともできやすい。敵意と恐怖心に満ちた組織では，人間の最も悪い面が表面にあらわれるようになる。逆に他者への思いやりがあって人間味があふれるような組織では，良好な人間関係が育まれ，いじめは許されないので，いじめの広がりは少ない。また，未熟な新入社員が入社してきたとしても，組織は新入社員を大事にして人格を育成するように働くことになる。そして，また次の年に新入社員が入社してきたとしても，組織は育成の方向に働いていく。新入社員の時に大事に育てられた体験は，次の新人も温かく迎えるポジティブな連鎖が起こることになる。

このようにポジティブな連鎖の結果として，会社も人と人との関係性が上手く働き，機能する健全な組織になることを願う。

3．健全な会社組織の診断

最後に，クロフォードと筆者ら（1998）が独自に作成した「組織の健全度のチェックリスト」を記載する。病院や職場組織の健康度の判断に活用いただければ幸いである。

●健全な組織とは
①みんなよく協力してくれる
②問題があると解決に向けて努力する
③それぞれが正直な意見を述べる雰囲気がある
④新しい意見が出やすい

⑤いろいろな変化にも対応しやすい

⑥上司にも問題点を言える雰囲気がある

⑦個人攻撃がおこりにくい

⑧新人にもあたたかい

⑨困難な問題があっても取りくもうとする

⑩規則や建前にこだわり過ぎない

⑪嫌なことがあっても耐える雰囲気がある

⑫いじめが起きにくい

　これら 12 項目の内，7 項目以上が該当すれば，円滑に機能している健全な組織といえる。逆に，点数が低いと組織の機能は低く，トラブルや退職が多い職場になることが予想される。

　ちなみに近年の新入社員は筆者の意見では"入社後は会社のルールに従うことが通じにくい世代"，"若年社員は，傷つき体験が少なく，失敗に弱い"等の課題があるが，その一方で逆に信頼できる人には頼りたいという"個人的一体化願望は強い"と考えている。

　若年層うつ病の臨床経験からは，新入社員や若年層社員に変化が起こる条件は，①自己愛が破壊されない程度の，傷つき体験の必要性と修正体験，②安心感を持てる上司や組織の存在，が必要と考えている。また，個人の問題だけでなく，健全な組織の機能の構築も重要で，Obholizer（1989）は「組織は常に問題をかかえ，うまく機能しにくいという前提が必要である。それだけに，お互いの意見を自由に言い合える雰囲気が重要となる。個人と同様，組織にも人格があり立派な人格者の集団が，立派な組織として機能するわけではない」と述べている。

　社会，個人と時代の変化が著しい現代，精神医学が永年にわたり築いてきた深い理解の蓄積を社会に還元する時がきたことを実感している。

参考文献

Abraham K（1911）下坂幸三・前野光弘・大野美都子訳（1993）アーブラハム論文集―抑うつ・強迫・去勢の精神分析．岩崎学術出版社．

Frances A（2013）Essentials of Psychiatric Diagnosis：Responding to the challenge of DSM-5. Guildford Press.（大野裕・中川敦夫・柳沢圭子訳（2014）精神疾患診断のエッセンス―DSM-5 の上手な使い方．金剛出版）

原恭美（2011）ストレスケア病棟における多職種チーム医療．九州精神保健学会．

小林隆児（2017）自閉症スペクトラムの症状を「関係」から読み解く―関係発達精神病理学の提唱．ミネルヴァ書房．

小林隆児（2021）精神療法によってなぜ発達障碍とされる患者の人格成長が促進されるか．第 39 回日本社会精神医学会．

松尾富佐子（2012）ストレスケア病棟勤務によって得られる看護師の成長．日本社会精神医学会雑誌，21（3）；444.

松下満彦（2022）治療抵抗性うつ病に対する多職種チーム医療．精神科治療学，37（8）；883-888.

村田豊久（2016）新訂自閉症．日本評論社．

Obholzer A & Zaiger RV（2006）The Unconscius at Work：Individual and organizational stress in the human services. Routledge.（武井麻子・榊恵子（2014）組織のストレスとコンサルテーション―対人援助サービスと職場の無意識．金剛出版）

奥村幸祐（2017）うつ病患者の精神症状と身体症状との関連及び変化について．第 14 回日本うつ病学会．

大野裕（2017）保健，医療，福祉，教育にいかす簡易型認知行動療法実践マニュアル．ストレスマネジメントネットワーク．

Sato K, Gotoh L, Matsushita M et al.（2023）Effects of treatment contents on changes in resilience among workers with mood or anxiety disorders. Psychiatry and Clinical Neurosciences, 2（1）.

佐藤圭・徳永雄一郎（2017）プログラムの変遷と集計データから見る医療機関リワークの有用性と課題．日本社会精神医学会雑誌，26（3）；253.

島松まゆみ（2023）ストレスケア病棟におけるマインドフルネスの応用．精神科治療学 38（1）；69-74.

徳永雄一郎・ニール・クロフォード・田中理香（1998）スピッティング！　職場のいじめ．NHK 出版．

徳永雄一郎（2011）「うつ病」支援の広がり．精神科治療学，26（2）；165-171.

徳永雄一郎（2019）うつ病の今日的入院治療とストレスケア病棟．精神科治療学，34（1）；101-106.

徳永雄一郎（2021）人格成長からみた発達障害の偏りを持つうつ病者の治療．日本社会精神医学会．

牛島定信（2011）現代のうつ病をどう考え，対応するか―精神分析の立場から．（神庭重信・内海健編）「うつ」の構造．弘文堂．

慢性統合失調症者を主対象とした フリー・グループの実践

Masayuki Tsukase

塚瀬　将之*

I　はじめに

　統合失調症患者へ集団精神療法は，日本においては病院の入院患者へのアプローチとして発展してきた。主に治療共同体の理念や方法論に基づくコミュニティ・ミーティングが盛んに行われてきた。治療共同体的な治療文化が根付いている病院では現在でも病院全体の至るところでグループ・アプローチが行われ，病棟全体の精神療法的な風土を作り出している。堀川ら（2003）は治療共同体の立場から「いかなる新しい治療プログラムも，わが国に多い伝統的階層秩序に基づく管理・収容中心の精神医療現場に導入したところで効果は期待できない」とし，集団精神療法も「それが機能し得る『場』，あるいは『文化（土壌）』があってこそ，その真価は発揮できる」としている。日本の病院における集団精神療法の導入は，歴史的にこのような精神科病院の変革の試みと相まって歩んできたといっても過言ではない。

　その中で筆者が所属している精神科病院は，個人・集団問わず精神療法にとりわけ積極的な病院というわけではない。吉松和哉先生と入院病棟や外来で小グループを始めたことが筆者の統合失調症者を対象に含む集団精神療法実践の

最初の経験であった。吉松先生，筆者含め心理師2名をスタッフとして病棟あるいは外来の患者の中から対象者を選別し，セミ・クローズドの形でグループを始めたが，長くは続かなかった。最終的には止むを得ない事情があって，中断することになったが，病院としての「日常臨床」から少し距離を置いてグループを形成し，一定数の集団精神療法に適したメンバーを継続的に集めることの潜在的な難しさが常につきまとっていた。

　さまざまな現場において実践家の置かれている状況は異なり，それぞれの置かれている現状における「日常臨床」が存在するが，グループワークや病棟活動など集団での活動は行われていても，集団力動をみていく，そしてそれを患者の力動的な理解や精神療法的な関わりに活かしていくようなアプローチが「日常臨床」に十分浸透している現場は決して多くはないだろう。上述のように，筆者の場合も同様であった。だが，それでは多くの人の「日常臨床」の現場では集団精神療法は有効に働かないのであろうか。病院全体という範囲で見ればたいしたことはなくとも，グループが機能できるだけの場や土壌を「日常臨床」の中で出来る限りの範囲で作り上げ，グループを実践し続けていくことに意味はないのであろうか。もちろん，こういった現場で実践できるグループは，理想的な集団精神

＊医療法人 式場病院
　〒272-0827 千葉県市川市国府台 6-1-14

療法という形態をとることが難しいことも少なくない。そんな中，筆者は開放病棟で統合失調症を主たる対象としたグループをなんとかやれないかと模索し，作り上げてきた。

　本稿では，まず統合失調症の集団精神療法における主要なアプローチについて概観し，その上で，統合失調症を対象とした小集団精神療法に関して筆者が基本的な態度と考えているものについて述べる。そこから，筆者が実践しているグループを紹介し，筆者なりの理解と解説を加えていくこととしたい。

Ⅱ　統合失調症の小集団精神療法の主要アプローチ

　ここでは統合失調症患者の小集団精神療法に焦点をあて，その主要アプローチを概観する。統合失調症患者に対する小集団精神療法の立場や技法については，小谷（1995）やカナス（Kanas, 1996）で整理，詳述されている。本稿でもこれを参照しつつ主要なアプローチを概観する。

1．教育的アプローチ

　1905 年に始まったプラット（Platt JH）による「結核患者学級」に起源をもつ，慢性患者への集団を用いたアプローチを統合失調症の患者に適用するアプローチがラゼル（Lazel EW）やマーシュ（Marsh LC）によって導入されたことに始まる立場であり，最も歴史的に古いアプローチとされる。この立場では，統合失調症の生物学的な側面に焦点をあて，症状や疾病の影響からくる現実的な問題への対処を患者が学習していくことを目標としている。一般に教授的な方法が用いられ，セッションは構造化され，その中で講義，討論，助言，問題解決方法の学習などがされ，セッション外の宿題などが課される場合もある。マニュアル等に基づいた標準化された方法が用いられ，導入，実施のしやすい方式である。現代的には，SST やグループで行われる IMR などさまざまな認知行動療法的なグループ・アプローチや精神科リハビリテーションにおけるグループ・アプローチがここに含まれるだろう。

2．精神力動的アプローチ

　精神分析理論を統合失調症患者の集団精神療法に適用しようとする試みは，シルダー（Schilder, 1939）に始まり，それに続いたセムラッド（Semrad, 1948），ロートン（Lawton, 1950），ピニー（Pinney, 1956）によってその後の基礎が形成された。カーンバーグ（Kernberg, 1976）によって自我機能の修正発達論が対象関係論的に再構成され，その理論的な基盤をもとにカイベル（Kibel, 1991）の「治療的分裂」を促す技法論などが生み出されていった。

　この立場は，統合失調症患者の先天的な生物学的要因を重視しつつも，その病理を早期の心理的発達の問題と関連づけて捉えることに特徴がある。すなわち，早期発達における葛藤や欠損が統合失調症患者の心理的な基盤の脆弱性を形成し，それが彼らに特徴的な症状や問題へとつながっていると考える。そのため，治療は，グループにおける相互の支持的な交流，所属感の体験，自由で安全な表出や表現の体験，対象恒常性の体験等を通して，患者の自我機能を改善し，基底的な問題は抱えながらも同一性感覚をより確かなものとして維持していくことを援助していくことに方向づけられる。グループにおいて患者は自由な発話を求められるが，そこでセラピストは受動的に背景に退くのではなく，むしろ彼らの安全な表出や表現の自律的な展開を促すべく，積極的で支持的な励ましの姿勢で，話題の探索や提供も行っていく。このようにこの立場では治療の機序はグループにおける体験そのものに置かれている。

　なお，精神力動的なアプローチには，グループ・アナリシス（Foulkes, 1964）や対象関係集団精神療法（Ganzarain, 1989）等も含まれるが，これらについては他稿に譲ることとしたい。

3. 対人関係アプローチ

　フランク（Frank J）とその同僚たちによって始められたアプローチとされ，ヤーロム（Yalom, 1983）やカナス（Kanas, 1996）に代表されるアプローチである。この立場は，統合失調症患者の対人関係的な側面，すなわち，患者の社会的な孤立と他者と関わることへの困難に焦点をあてている。そのため，治療ではグループにおける「今ここ」での相互交流の体験によって他者とのかかわりを学び，患者が社会的なスキルを発達させていくことが目標となる。セラピストは積極的でオープンな姿勢で患者と関わり，グループにおいて患者たちが対人関係における問題について話し合うことやグループメンバー同士の相互交流を促していく。そのプロセスを促進していくため，セッションは一定の構造化がされ，構造化された対人関係エクササイズを用いる方法（Yalom, 1983）やテーマ設定型討論を用いる方法（Kanas, 1996）などがある。

III　統合失調症の集団精神療法における治療者の基本的な態度

　統合失調症の集団精神療法において理論的な立場を越えて共通しているのは，治療者の積極的で支持的な態度である。個々の患者に対してセラピストが「一貫して関心を持たれ支持される体験」（小谷，1995）を提供することがグループ展開の起点となる。筆者の経験でも，統合失調症患者のグループでは，論理的な文脈からは逸脱したようなさまざまな発言がバラバラに飛び交うこともあれば，ある程度一貫した話題の流れの中に突如としてその文脈を無視したような発言が飛び交うことなど，こちらには予想できないような発言の展開が毎回のように生じる。その一つ一つの動きに対して，単に自然なメンバーの発話に任せるだけでなく，積極的に支持的に関わることは重要な基本的態度と考える。鈴木（1980）は統合失調症の集団精神療法を総説する中で，日本人の小集団精神療法においてグループ内の圧力を十分に意識し分散させ

る必要があると述べ，グループ内の圧力ということに言及した。治療者の積極性はグループの圧力の高まりを抑え，「話の論理はつながらないが自由にいられ，口が開ける」風土（小谷，1995）を形成していくことに貢献するものと考えている。

IV　実践例

　ここで筆者が10年ほど行ってきている実践の一端を紹介したい。

1. グループの紹介

頻度と時間：週1回45分

対象：当該病棟に入院している患者で，参加を希望して当日集まった患者。参加人数は，その時々や病棟の入院患者数に影響され，人数は一定しない。8名〜12名程度で推移することが多く，3名〜5名程度が毎回参加する患者である。グループの半数以上は統合失調症患者であるが，そこに他の病態の患者が加わる。

スタッフ：メイン・セラピストとして筆者と，コ・セラピストとして病棟看護師が1名入っている。コ・セラピストは毎週異なるスタッフが務める。

場所：病棟のナースステーション前のオープンスペースに椅子を円状に並べて行っている。

形式：フリー・グループ方式（Pinney & Slipp, 1982）。曜日と時間が決まっており，そこに参加を希望する患者が集まる形式である。

　ストーン（Stone, 1996）は，毎回セッションに参加する3〜4名をコア・メンバーとしてとらえ，より頻度の低い参加あるいは不規則な参加をする患者を周辺メンバーととらえる視点を提示している。筆者のグループもそれに準じた視点を取り入れ，患者を2層に分けて認識している。ただし，ストーン（Stone, 1996）は参加に関する契約を行い，契約した頻度（毎週，2週に1回以下あるいは不定期）で継続的に参加している患者を分けているが，筆者のグループには

事前契約はなく，参加状況とグループ内で当該メンバーが果たす役割のあり様に応じて，ストーン（Stone, 1996）の視点を準じた認識を取り入れていった。その認識からみると，筆者の実践しているグループは，コア・メンバーである慢性の統合失調症患者の同質性をベースに異質性が織り交ざったグループであると言えよう。

2．グループの目的

患者の洞察を第一義的な狙いとはしておらず，安全にグループに参加できること，安全な表出・表現の機会を作ること，グループにおいて所属感の体験を得ることといった「グループ体験そのもの」（Kanas, 1996）を目的として実践している。

3．基本技法とリーダーシップ

基本的な技法としてはピニー（Pinney, 1994）のメイトリックス相互作用アプローチに基づく小谷（1995, 1998）のモザイク・メイトリックス技法を用いてカイベル（Kibel, 1991）による治療的分裂を促進し個々の患者をコンテインする個人介入を軸としている。

具体的には，統合失調症を中心とした慢性的患者のグループであることから，支持的で積極的な態度で，話題の探索や提供，メンバーの発言一つ一つに積極的な関心を示すこと，グループ参加への積極的な励まし等も行う。基本的な技法原理は小集団精神療法の原理に基づいているものの，メンバーの参加人数に応じてリーダーシップは中サイズにおけるリーダーシップのあり方を柔軟に織り交ぜ（Loeser, 1957），より治療者側が積極的に自発的に発言していくことも行っている。

4．グループの展開過程について

ここでは筆者のグループの最初の 3 年ほどの経過について提示する。

グループの立ち上げ当初は，個々の患者の自由な発言の促しとそれにセラピストが関心を示すという一連のやりとりを繰り返し，治療的な風土（土壌）の形成に取り組んでいった。慢性患者特有のブツ切れの発言の一つ一つを，グループに参加しているその個人の今その瞬間の体験の表出としてコンテインしていくプロセスの一方で，他の病態のメンバーはサブ・グループを組んで病棟生活の不便さとその改善を求める話題を度々あげ，欲求不満が解決されなければ意味がないとスタッフに即時の解決を求めるような突き上げの展開がしばしば生じた。代わる代わる参加する看護スタッフに対して特に矛先が向くことが多く，グループへの参加を躊躇する気持ちがスタッフの中にも生じていた。だが，そのうち，こういったメンバーのグループの趣旨を問う発言に対して，コア・メンバーたちは，「こういう病気はこもってると話せなくなっていっちゃう。だから話す場を作ってるんだろう」「話すことそのものがストレス解消になる」「この場はみんなで顔を合わせるだけでも意味がある」「顔を合わせて How are you ? でいいんだよ」と話すようになっていった。そして，こういった病棟生活上の不満についてはコア・メンバーが若年層の患者を教え諭すという展開も生じた。この展開が新規の若年のメンバーが入るたびにメンバーが入れ替わりながらも何度も展開していった。

1 年が経過し 2 年目に入っていくと，開始 1 年目までの展開が繰り返されつつも，一定期間参加を継続してきたコア・メンバーが存在感を示すようになり，論理や文脈のつながらない個々人の発話の中に，徐々に社会からの偏見の話や日頃の頭の中で考えていること，自分自身について困っていることなど，より個人的な事柄を話すようになり，それが少しずつグループで共有して話せる話題となってきた。あくまでそれは間歇的に生じる展開であり，個々人がバラバラに表出をしていく初期過程的な様相の合間にふと話され共有されるテーマが浮かび上がってくるようになっていった。

3 年目になると，参加を継続しているコア・

メンバーの存在が毎回メンバーの変動するグループの凝集性の基盤となっていった。コア・メンバーとしての慢性患者と周辺患者という構図がより明確になり，参加したメンバー間の自発的な相互作用が増え，グループの自律的な展開がコア・メンバーを中心に生じるようになってきた。慢性的な病的体験に悩まされながらの長期入院という状況の中で「先行きの見えない」辛さや「退院したい」こと，「家族に自分のことをわかってもらいたい」想いなどが率直に語られる展開が生じ，まるでそれはグループという場の中でコア・メンバー同士が互いに励まし合っているかのようであった。コア・メンバーが「この病棟ではみんな家族なんだ」と明確に言葉にすることもあった。そして，それとともに，「病的体験と今置かれている環境とにどう対処していくかがテーマだ」と自らのテーマが主体的に表現され，「静かに暮らしていきながら病気が治ったらいいなって思っている」「病気で気分に波がある。静かにしていて良くなっていくのを待っている」と自らの将来に向けての願いも表現されたりするようになった。しかし，こういった展開もある一定の期間続いて，そこからまた新たに初期過程的な様相に戻っていくなど，周辺メンバーを中心としたメンバーの入れ替わりも伴いながら，ある程度の周期でグループ発達の展開過程を行きつ戻りつ繰り返す流れがその後も続いていった。

5．グループ・プロセスについて

　初期の過程にあるように，グループは統合失調症の患者たちとより少数の他の病態の患者のサブ・グループに分かれており，サブ・グループから発せられたテーマがグループ全体を覆ってしまうような展開が生じた。慢性統合失調症の集団力動の特徴として集団の自律的形成能力の弱さや凝集性を育てるグループ発達の低さ（小谷他，1993）が指摘されているが，他の病態の患者の力動の影響もあり，グループが安定した基盤を形成することは容易ではなかった。

その中でも，筆者はサブ・グループから発されるテーマに終始することで集団の圧力が高まらないように，テーマに合わせるよう発話を求める形ではなく，今その場での統合失調症患者の表出・表現を促す介入をし続けた。それが2年目に入り，「話の論理はつながらないが自由にいられ，口が開ける」風土（小谷，1995）をベースとして慢性患者からのテーマが時折形作られる展開を生んでいったと考えられる。それは客観的なプロセスとしてはバラバラなプロセスが時にまとまるという展開に過ぎなかったが，この時期の患者の発言は，患者たちにとってのグループが「グループ体験そのもの」（Kanas，1996）に方向づけられたことを表現した重要なものと考えられる。そこから，3年目以降は一定のまとまった自律的な展開を生み，所属感とささやかな希望を伴った発言へとつながっていった。長期の入院治療という社会とは一線を画した中で長期間過ごしている患者が自らをグループ（ここでは病棟という言葉が使われているが）の構成員であるという自覚だけでなくグループという環境そのものをほど良く安全な居場所と位置づけることができるようになり，そこから患者の中に未来に向けてのささやかな希望が芽生えていった。もちろんこれらはそのままずっとグループ展開の中で保持され続けるものではなく，ある程度築かれてはまた一から構築していく過程を繰り返す。その反復の中で統合失調症患者のグループにおける対象恒常性の体験が徐々に内在化へと至り，「同一性感覚をより確かなものへと育てる」（小谷，1995）ことにつながっていくのだろうと考えられる。

6．フリー・グループによる実践の特徴

　フリー・グループは，継続グループでありながら，毎回新しいグループでもある。そのため，毎回のグループの序盤は，統合失調症患者のグループにおける安全感の取り戻しや確認が必要となる。セラピストは継続的にグループに参加している患者であっても，毎回一から関わるよ

うなスタンスで安全感の保障をすべく積極的に
グループに関わっていく姿勢が必要となる。小
谷（2014）は統合失調症の集団精神療法におい
ては彼の集団精神療法過程論（小谷，1998）で
いうところの「形成期が勝負といっても過言で
はない」としている。そういった勝負を毎回の
ように要することは本グループにおいては構造
上避けられない特徴といえる。

　一方，継続的なグループでもあることから，
毎回参加している患者は前回から引き続く継続
的なプロセスの影響も受けている。そういった
継続的な参加患者の層と，その回から新たにプ
ロセスを辿る新規に参加してきた患者や不定期
に参加している患者の 2 層が必ず存在している。
特に病態の異なる患者が新たに参加してきた場
合には，統合失調症の同質的なダイナミクスに
どのようにその患者が適応していけるかにも気
を配り関わっていくことがセラピストには求め
られる。このように，毎回新たなグループであ
りながらも継続的なグループでもあるというこ
の 2 側面を把握し，グループ・プロセスに関わ
っていくことが必要となる。

　なお，本稿では十分に述べられていないが，
複層的な視点をもってコア・メンバーとその周
辺患者のグループ・プロセスを耕し続けること
で，コア・メンバーと周辺患者の交流を生み，
新たな展開をもたらす糸口となることが多々見
受けられる。これがフリー・グループならでは
の味わい深い特徴であろう。

V　おわりに

　統合失調症者に対する集団精神療法の効果は
そのアプローチの方法を問わず，有効性は歴史
的にも実証的にも認められている（西村他，
1995；Orfanos et al., 2015）。問題は集団精神
療法が必ずしも浸透しているとはいえない日本
の臨床状況の中で，いかに日常臨床の中で実行
可能なグループを立ち上げ，グループを維持し
ていけるかであろう。そのための臨床訓練はも
ちろんのこと，これまでもさまざまなところで

も論じられているように，病棟でグループを立
ち上げ，維持していくには，小谷（2014）のい
うリエゾン外交が重要な要件となる。筆者自身
もグループを立ち上げる際，および初期過程に
おいては特に積極的に病棟と関わり，病棟看護
師に筆者に親しんでもらうことはもちろんのこ
と，グループ内外の心理的な分析や介入での貢
献など一定の機能を果たせるよう心掛けて関わ
り続けた。それは当然，現在でも続けている。
日常臨床の現場において，グループは臨床訓練
と実践にとどまらないさまざまな取り組みに支
えられ維持されている。そのことを忘れずに
日々の日常臨床に今後も励んでいきたい。

　なお，今回紹介させていただいた筆者の実践
事例は，2016 年に開催された日本集団精神療
法学会第 33 回大会での「精神科慢性疾患の力
動的集団精神療法の会」の中で検討していただ
いたことがある。「精神科慢性疾患の力動的集
団精神療法の会」の活動は『力動的集団精神療
法—精神科慢性疾患へのアプローチ』（高橋他，
2010）と題してまとめられ出版されている。
筆者のような実践以外にも，本稿では紹介しき
れなかったグループ・アナリシスや対象関係論
的集団精神療法など，さまざまな力動的なグル
ープの理論と実践がまとめられているため，こ
のテーマに関心をお持ちの方にはぜひ一読をお
すすめしたい。

文　献

Foulkes SH（1964）Therapeutic Group Analysis.
　Karnac Books.
Ganzarain R（1989）Object Relations Group
　Psychotherapy：The group as an object, a tool,
　and a training base. International Universities
　Press.（高橋哲郎監訳／岡野憲一郎・館哲朗・福
　井敏他訳（1996）対象関係集団精神療法—対象・
　道具・訓練の基盤としてのグループ．岩崎学術
　出版社）
堀川公平・堀川百合子（2003）集団精神療法．精神
　科臨床サービス，3（1）；65-67.
Kanas N（1996）Group Therapy for Schizophren-
　ic Patients. American Psychiatric Press.

Kernberg OF（1976）Object-Relations Therapy and Clinical Psychoanalysis. Aronson.（前田重治監訳（1983）対象関係論とその臨床. 岩崎学術出版社）

Kibel HD（1991）The therapeutic use of splitting; The role of the mother-group in therapeutic differentiation and practicing. In：Tuttman S（Ed.）Psychoanalytic Group Theory and Therapy：Essays in honor of saul seheidlinger. pp.113-132. International Universities Press.

小谷英文（1995）精神分裂病を中心とした慢性的精神障害者の集団精神療法―基本枠組みと技法基礎. 集団精神療法, 11（2）；127-137.

小谷英文（1998）小集団精神療法の臨床的基礎. 集団精神療法, 14（1）；20-30.

小谷英文（2014）集団精神療法の進歩―引きこもりからトップリーダーまで. 金剛出版.

小谷英文・小沢良子・安部能成（1993）慢性分裂病患者に対する期間制限集団精神療法―技法構成と効果の検討. 集団精神療法, 9（1）；48-56.

Loeser LH（1957）Some aspect of group dynamics. International Journal of Group Psychotherapy, 7（1）；5-19.（キッセン M 編著／佐治守夫・都留春夫・小谷英文訳（1996）集団精神療法の理論―集団力学と精神分析学の統合. 誠信書房）

西村馨・西川昌宏・小谷英文他（1995）集団精神療法効果の実証的研究の成果. 集団精神療法, 11（2）；147-153.

Orfanos S, Banks C, Priebe S（2015）Are group psychotherapeutic treatments effective for patients with schizophrenia?：A systematic review and meta-analysis. Psychotherapy and Psychosomatics, 84（4）；241-249.

Pinney EL（1994）The matrix-interactive approach for group psychotherapy. International Forum of Group Psychotherapy, 3（3）；7-10.

Pinney EL & Slipp S（1982）Glossary of Group and Family Therapy. Brunner/Mazel.

Stone W（1996）Group Psychotherapy for People with Chronic Mental Illness. Guilford.

鈴木純一（1980）分裂病の集団精神療法―文献的展望を含めて. 季刊精神療法, 6（4）；332-337.

高橋哲郎・野島一彦・権成鉉・太田裕一編（2010）力動的集団精神療法―精神科慢性疾患へのアプローチ. 金剛出版.

Yalom ID（1983）Inpatient Group Psychotherapy. Basic Books.（山口隆・小谷英文監訳（1987）入院集団精神療法. へるす出版）

依存症・嗜癖の集団精神療法のすすめ方

Hitoshi Tanabe

田辺　等[*1, *2]

I　はじめに──依存症・嗜癖の集団活用の治療プログラム

　わが国では近年の依存症関連施策により，専門的治療体制をもつ「依存症治療拠点機関」や依存症治療を行える「依存症専門医療機関」が都道府県で指定されてきた。依存症の治療は1963 年に国立療養所久里浜病院に専門病棟ができ，ARP（アルコール・リハビリテーション・プログラム）の治療体系が広まった。ARP は集団で行うものが多く，「集団認知行動療法」「入院者短期グループ」「アンガーマネジメントグループ」「SST グループ」「自助グループ紹介ミーティング」「病棟全体ミーティング」などや，「心理ミーティング（大越，2017）」「集団療法」など呼称が多様な言語的集団精神療法がある。国の依存症研修ではテキスト使用型の集団認知行動療法が標準治療だが，これは集団の力動やメンバーの心理相互作用には注目しない。本稿では，集団のこころの動きやメンバーの心理的相互作用を活用する言語的集団精神療法を対象に述べる。以下では従来の依存症概念のアルコール・薬物の依存症と，そ

＊1　北仁会旭山病院
　〒 064-0946　北海道札幌市中央区双子山 4-3-33
＊2　札幌こころの診療所
　〒 060-0051　北海道札幌市中央区南 1 条東 2-6
　　　　　　　大通りバスセンタービル

れと同様の病態と認められるギャンブル障害（DSM-5）を対象とし，一括して「依存症・嗜癖」と表記した。また本稿は拙著（『ギャンブル症の回復支援─アディクションへのグループの活用』日本評論社，2022）の第 11 章，第 12 章を基礎資料としている。

II　取り組みの前提としての依存症・嗜癖の理解

1．病態の基本的理解

　依存症・嗜癖は医療者でも誤解があるので病態理解の基本を確認する。この病態の中核に，酒，薬物，ギャンブル使用のコントロール障害（loss of self-control）がある。飲酒，薬物摂取，ギャンブル行動で脳の報酬系部位のドーパミン神経系が快感や興奮を反復体験してきた結果，強烈な欲求（＝渇望 craving）が生じやすい脳機能になっている。多大な悪影響のある現実を知っても，些細な契機で渇望が生じるので，「少しだけ」「今度はコントロールできる」など，再使用の合理化，否認の心理機制が生じやすい。一方，使用の結果には「慣れ」（＝神経順応）ができ，より多大な刺激を求める。心理社会的問題は悪化し，自己中心思考，問題の否認，虚言・偽装が増え，親子，同胞，夫婦の破綻も起きる。職業上のトラブルや失職，交通違反，薬物使用犯罪，借金，経済犯罪なども生じうる。

また抑うつ，自傷，自殺など深刻な心理問題も起きる。

２．治療の課題

　回復のためには，まずは「酒・薬物・ギャンブルをやめる」課題に取り組む必要がある。なぜなら依存・嗜癖対象を使用しながら「継続的治療に参加し，自らの病態と心理社会的問題に向き合い，心身の健康を得る」ことは困難だからである。「依存・嗜癖の対象を使用しない，対象を手放すことができるようになる」という治療課題がグループの最初の共通目標になる。

　他方，留意すべきことは，成育歴，年齢，職業体験，家族構成や家族体験はそれぞれ異なり，依存・嗜癖対象に取り込まれる前の人生経路，いきさつ，心の問題には個別性があることである。

　すなわち依存・嗜癖対象の使用が止まっていく中で，向き合うべき心理的課題には，それぞれの個別性がある。幼少期の心的外傷を扱う必要性が高い人もいるし，青年期での職業的アイデンティティ未確立が課題の人もいる。夫婦関係に向き合うべき課題がある人もいる。

　回復は依存・嗜癖対象を「手放す」ことからしか始まらないが，依存・嗜癖対象から脱却していくときに取り組むべき心理的問題，修復すべき人間関係，人生の課題には個性がある。治療グループは"やめる方法の集団講習会"ではない。「アディクション対象を断つことは，回復に絶対的に必要な課題であるが，アディクション対象を手放して，『その人らしい生き方をできるようになる』ことが回復である」（田辺，2022）

Ⅲ　依存症・嗜癖の集団精神療法の治療構造

１．治療グループを作る

１）メンバーの組織化

　外来患者のみか，入院患者のみか，混合かを決める。アルコール，薬物，ギャンブルのメンバーの混合か，単一性を保つかも決める。混合では共通性と異質性を理解した運営がいる。サ

ブグループ化も起きるので，今，このグループで（語られていない）何が起きているか，移り変わるグループダイナミクスを理解することが求められる。

　また，メンバーを固定したクローズトグループとするか，随時受け容れ，出入りも自由のオープンなグループにするか，などを決める。

　参加には本人の希望と個人治療担当者の推薦が必要で，グループ担当者は候補者にグループの意義を説明し，参加の動機や意志を確認する。

２）セッション時間と時間帯，頻度，期間

　依存症・嗜癖のメンバーは，60～90分，できれば週1回，少なくとも月2回の実施が必要である。

３）グループのサイズ

　当事者は少なくとも3人，多くても15人程度にする。依存症・嗜癖の当事者が7，8人で，スタッフが1，2名のサイズは心理的問題を扱いやすい。自由発言グループでメンバーが15人を超えると運営が難しくなる。他方，集団心理教育や集団認知行動療法的な運営では20名以上もありえる。ちなみに集団精神療法の始まりといわれるプラット（Pratt JH）の結核患者教室は25名定員の集団心理教育的なものであった（Pratt，1907）。

４）場所と環境

　雑音がない，室温などの問題がないスペースを確保する。長時間の対話療法なので椅子は座り心地の良いものを使う。実施時間に電話や呼び出しがないようにする。環境，バウンダリーを確かにしておくことはグループの安定につながる。呼び出しが多い場合，担当以外の職員が（無意識にでも）グループの意義を認めたくない可能性もある。

　以上が基本だが，グループサイズや頻度は医療機関や利用者の状況で柔軟に考える。入院病棟やデイケアなら週1～2回も可能だが，外来では週1回または隔週や月2回が順守されやすい。自助グループの併用は推奨する。

2．グループ運営の基本的三型式

依存症・嗜癖のグループのすすめ方は主に三型式がある。

1）自由発言（自由連想）ミーティング

自由な連想で話し合う。他に，認知行動療法や学習会のプログラムがある場合は，脳機能や対処行動などの素材の学習はそこで扱い，もっぱら心理的なものを扱う。

2）テーマミーティング

メンバー提案のテーマや，スタッフが治療的意図で用意したテーマを自由に話す。初心のスタッフも取り組みやすい。筆者もアルコール依存症者治療の最初の数年はテーマを定めた。AA の Big Book に収載された体験談や AA 作成の副読本「Living Sober（邦訳『どうやって飲まないでいるか』）」からテーマを作った。ちなみに認知行動療法のテキストは Living Sober の内容が多く含まれている。

3）スピーカーズミーティング

1，2 名のスピーカーが自分の回復過程での体験を自由に 20 分ほど語る。それを聴いて感じたこと考えたこと，自分との比較など言いたいことを全体のグループで話し合う。

この形式では，酒・薬物・ギャンブルを一定期間抑制できたメンバーが，なぜ自分は依存・嗜癖対象に嵌ったのか，それらは自分に何をもたらしたのか，人生を振り返る。嵌った契機，生い立ちとの関係など，言わば依存症・嗜癖の人生の「マイストーリー」を語る。スピーチの準備で，いろいろな気付きを得ることができ，当日のフィードバックからも自信をつける。

以上の三型式があるが，自助グループでは，例会は「テーマミーティング」，セミナー，アニバーサリー，バースディミーティング（酒・薬物・ギャンブルをやめて 1 年，2 年などを祝う）などは「スピーカーズミーティング」で行う。

「自由発言ミーティング」は主に専門家が実施している。今，ここのメンバーが抱える問題が表現され，それをすぐに扱える自由さ，面白さがある。集団精神療法としてレヴューすると，各局面での集団力動や，メンバー間の相互作用，メンバー個人の心理への理解が深まり，介入の在り方も振り返ることができる。

Ⅳ　自由発言ミーティングの運営

グループ担当者が医師であれ，心理士，ソーシャルワーカー，看護師であれ，以下では全て「グループセラピスト（以下，GT とする）」とする。

1．始め方

GT は先に座り，メンバーも自由に席をとる。GT の席との距離に心理的な距離が表現される場合もあり，座席選択の変化がメンバーの心理変化を表すこともある。

最初に「ここは自分の○○には問題がある（ないしは○○依存症である）と考え，立ち直るため『○○をやめていきたい』と考えた人が集まっています」と場を説明し，約束事も簡単に説明する。「決して良いことの発表会ではない，失敗したことや恥ずかしい話でも率直に自分の体験や気持ちを何でも言葉にしてほしい。今日ここで話されたことは外部に持ち出さないし，外で蒸し返さない約束を守ってほしい。時間は○○までの○○分」などが約束事の説明になる。

ニューカマー（新参加者）への配慮として，最初，簡単に声かけする。筆者はアイスブレイクの巡回発言はやらず，「どなたからでも，どのようなことでも，どうぞ話してください」と始める。開始時や初参加の時の緊張は当然あるが，緊張をスタッフが取り除くアイスブレイクより，緊張して参加したメンバーが他メンバーから配慮を得たり，相互作用を体験したりして，終了時に安心感，やり終えた荷下ろし感を体験するのも良いと思う。

2．進行

最初 1 ～ 2 分程度の沈黙がある。慣れないメ

ンバーが，緊張から真っ先に過剰な自己開示を
する時がある。既にそのような経験をしたメン
バーは気持ちを理解でき，やさしく受けとめる。
GTは「初めての人が頑張って発言したのを聴
いて，どう考えた（感じた）？」などと投げ掛
け，次の流れを期待する。終了前に「最初，頑
張って話して疲れすぎないかと思ったけど……
最後まで参加できたね。感想はいかが？」など
と水を向け，落ち着いた後の感想を得るような
対応をする。

　通常，GTの投げ掛けや目線にメンバーは反
応して発言しだす。自助グループメンバーは早
めに発言してくれる。ただし自助グループは自
分の体験を話し，「他人の棚卸はしない」「意見
や批判を控える」との約束事がある。メンバー
間の対立を防ぐ工夫だが，GTは「ここは，他
の人の発言で考えたこと感じたことを話して良
い場」であると浸透させる。緊張で発言できな
い人を許容しつつ，「今の話を聴いてどう感じ
た？」程度の投げ掛けで徐々に慣れてもらう。

3．焦点化
　GTの投げ掛けや介入は，基本的には神経症
圏レベルの人への対応である。

　個人の病理の力動的な解釈をセッションで扱
う時に留意すべきことは，メンバーが受け止め
にくい介入や解釈などでのacting outは，依
存・嗜癖対象の再乱用となる可能性があること
である。

　個人の課題に焦点をあてたい場合も，グルー
プ全体で考えるようにする。力動的に理論づけ
られそうな解釈は，「こういうこと（解釈内容）
がありうる？　どうだろうか？」と一旦グルー
プに投げ掛け，グループで問題を抱える。他の
メンバーから全く別の受け止めや解釈がなされ
るかもしれない。メンバーのやりとりを重ね，
グループ全体で言葉を紡いでいくという感じで
ある。

　GTは多様な見解を認めて良いし，「そうか，
そう簡単に言い切れないのかね」などと，自ら

「撤収」して無理をしなくてもよい。

　他方で，依存症領域の理論，例えば家族シス
テム論的見方からの定説（Black, 1981）など
は，GTが「一般にこんなことが言われてきた
けど，今の話題であてはまる？」と心理教育的
に提示することもある。

　時にメンバーがとるべき行動の「正解」を
GTに求める時がある。その時のグループ全体
の力動は，専門家に答えを求める依存的なもの
になっている。そのダイナミクスの中で「解答
役」を安易に引き受けない。当事者集団は，治
療者・支援者に依存的な構えをとりやすいが，
依存・嗜癖対象を手放し，自分の生き方を考え
ていく主体になっていく場，そのプロセスを提
供するのが治療グループである。GTは，例え
ば「あなたは，どう考え，どう体験してきた？」
など問題提起者や他のメンバーに発言を求め，
グループで受けとめて吟味する空気を作る。す
ると，経験談や思い出発言から提案めいたフィ
ードバックが出たりする。違うメンバーが「自
分の場合」の自己分析で問題を発展させ，新た
な話題提供者になることもある。

　深刻な暗い話題，例えば自殺企図や犯罪の話
などが出たら，回避せずに取り上げる。沈黙は，
その話題への怖れの時もあるが，「似た体験は
あるが，今，この場で，どう振る舞ってよいか
わからない」ということもある。まずは「大事
な問題だと思う」「今の話をどう感じた？　誰
か発言してみて」などと扱う。同じ体験はなく
ても，それに近い体験，時には抑圧されていた
記憶が想起されて話が続いたりする。GTは
「なるほど，そうか」と了解しながら聴く。「正
解」をGTが与える構造ではない。今，ここの
時空間で，メンバーが焦点の話題に反応し，心
理的に掘り下げて考える。自分なりの答えを模
索し，誰かの答えに納得したり，納得できない
まま次のセッションまで抱えたりする。この集
団の現実検討のプロセスで，一つでも自分の腑
に落ちる言葉に出会えるとよい。「グループ全
体での現実検討，現実吟味が深みをまし，メン

バーが新たな認識にいたる」（田辺，2022）セッションには達成感がある。

4．終わり方

　時間によって終了するのが基本。治療者目線でのまとめをして終えることはしていない。

　メンバーが 10 人以上の大きいサイズなら，メンバーの一言の感想を go around して終了する方法も良い。GT は観察しながら関与し，沈黙の参加者の内面を想像しているが，理解が正当でないこともある。一言感想で，予想にない反応が内部でおきていたと分かるケースもある。反発中の人も把握できるし，このセッションで初めて否認の鎧を脱いだと分かる発言もある。最後は「時間が来たので終了します。また集まりましょう。言い足りない人は，次回，たくさん発言してください」とシンプルに終えている。

V　集団の治療的な作用と
依存症・嗜癖グループで反復するサブテーマ

1．集団精神療法の治療的要素について

　Corsini と Rosenberg（1955）は集団精神療法の 300 以上の論文のレヴューから，①受容 Acceptance，②普遍化 Universalization，③現実吟味 Reality testing，④愛他 Altruism（他の人の役に立つ），⑤転移 Transference（GT や他のメンバーへの情緒的愛着），⑥他を見て学ぶ Spectator Therapy，⑦相互作用 Interaction，⑧知性化 Intellectualization（知的に整理でき，理解しやすくなる），⑨吐き出し効果 Ventilation（日常で話せない感情や思いを聴いてもらう）などを集団の治療機序（Mechanisms）とした。

　他方で Yalom と Leszcz（2005）は神経症圏の小グループのメンバーの調査研究から治療要因（Therapeutic Factors）をまとめた。これらは Corsini の治療機序と重なるものも多いが，「凝集性 Cohesiveness」，「対人学習 Interpersonal Learning」「実存的因子 Existential Factor」「希望のもたらし Instillation of Hope」な

どの要因も指摘している。

　メンバーは，グループで体験や感情を分かち合い，病態理解や回復に役立つ考えや心がけを吸収していくが，自由発言の話題は多様に行き来する。筆者らは長期の実践の業務記録から，自由な対話でも反復出現するサブテーマがあり，回復に貢献していると考えた（田辺，2013；舘巌，2018）。それら 6 つのサブテーマの治療的意義と，セッションで作用する集団精神療法的要素について述べる。以下で，Corsini と Rosenberg の「治療機序」，Yalom の「治療要因」をまとめて言うときは「集団療法的要素」とした。

2．反復出現するサブテーマと集団療法的要素
1）依存症・嗜癖病理の理解

　グループでは武勇伝のように「ひどい体験」が話される。酒や薬物，ギャンブルのために，通常は考えられない考えや行動に至った。止める努力をいろいろしたが，やめられない。止めようと思うが，実はまだやりたい，飲みたい，矛盾した自分がいるなど，依存症・嗜癖の病理が知識ではなく，行動，体験で理解される。どのような酷い話題も咎められない。他メンバーが「自分もやった，やった」とむしろ盛りあがる。「受容」と「普遍化」である。想像を超える酷い体験を聴き，他を見て学ぶ Spectator Therapy（Corsini & Rosenberg, 1955）の体験となるメンバーもいる。

2）対人関係の理解

　依存症・嗜癖の病理は，メンバーの言動を自己中心的にさせる。誰もが，虚言や偽装，暴言，暴力などで，家族や重要な人間関係を傷付けたり失ったりした。「当時は親の気持ちはわからなかった」「傷つけた娘に今は何と言えばよいか」などと過去を語ると，その酷い振る舞いは咎められず，頷きの中で静かに「受容」される。問題の根深さがシェアされ，むしろ「凝集性」が高まり，仲間感覚を生む。今後の課題の自覚が促され，修正しがたい，やむを得ない事実と

して背負うしかない覚悟（実存的因子 Existential Factor）となる（Yalom & Leszcz, 2005）。

また人間関係が苦手な発達障害傾向の人の逃避策が依存・嗜癖であったと気づくこともある。結婚後に子どもの問題や性的問題が生じ，夫婦として向き合えないことの回避策であったケースもある。他者の体験を聴くなかで目をそらしていた自分の人間関係の問題を考えだす契機になる。

3）やめる方法・再燃の予防策

ビギナーメンバーは「どうすれば止められるのか？」と他のメンバーに尋ねることが多い。体験的助言がビギナーに役立つと，助言したメンバーは他者の役に立つ体験（Altruism）になる。

一方で「治る病気ではない」「とにかく通う，続けるだけ」「便利な対処策はない」などと安易な求めに厳しい直面化がおきることもある。しかし，その厳しさがビギナーの心に響き，先行くメンバーの考えの深さを「モデルとして取りこむ（Identification）」こともある（Yalom & Leszcz, 2005）。

4）依存・嗜癖対象を求めた自分への自己洞察

「なぜ依存・嗜癖の対象と結びついた？　何を望んだ？　何が苦しかった？」。他者の話を聴きながら考え，連想して語る。自分の体験を話すことは，自分自身の在り方を考えることになる。過去を語ると新たに気づくこともある。親世代の依存症や暴力の問題，児童期の逆境的体験，長い孤独の経験。考えないように否認していたものもある。孤独感からの救いや癒しを依存・嗜癖対象に求め，それは，かりそめの救済にはなったが，逆に孤立を深めた。自分を振り返っての内省に満ちた発言には，深い共感がうまれる。「なるほど，なるほど」という他者理解は，一転して自分の問題を理解する契機となる。他のメンバーの言葉から，自分を語る言葉を見出し，自分のこころのうちがより明瞭になってくる。

5）生き直しの人生の意義

依存・嗜癖対象を使わない生き方になり，生活の穏やかさを経験している喜びや，生活の進め方や考え方が堅実になったことが報告される。夫婦や親子の関係修復のエピソード，ささやかな満足感も話される。この温かみがグループで共有されると，「希望のもたらし（Instillation of Hope）」（Yalom & Leszcz, 2005）が生じ，グループへの愛着も高まる。

ただ，グループには，今まさに正反対の悲惨な状況のメンバーがいる可能性もある。大失敗はいつでも起きうる。その点を忘れないで，もしあれば，そのことに蓋をせずに取り上げる。「どうにもならない現実の受け入れ（Existential Factor）」（Yalom & Leszcz, 2005）は，グループ全体で扱うことが大切である。

6）他を思いやる発言

ビギナーや年若いメンバー，深刻な状況のメンバーには，安定したメンバーや経験の長いメンバーから思いやりの発言やアドバイスがある。功を奏すると，他者を助ける，役に立つ経験（Altruism）になるが，有効でないこともある。有効にならないときこそ，GT の出番であり，グループ全体で考え，集団での現実吟味が深まるように進める。

VI　おわりに
——依存症・嗜癖に，なぜ集団精神療法なのか

アルコール依存症の心理療法の難しさに関して，かつてユング（Jung CG）が，アルコホリックは通常の心理療法では回復が難しく，spiritual なものによってしか回復できないと，当事者の質問に答えたという（Alcoholics Anonymous, 1939）。

しかし，まさにそのような時期に，AA（Alcoholics Anonymous）はグループミーティングを重ね，アルコール依存症の回復者を多数輩出した。ユングの指摘は敗北宣言ではなく，この病態への「個人心理療法の限界」を指摘したのであり，慧眼であったと筆者は思う。

AA のグループでも，集団精神療法のグループでも，セッションでは同じようなことが起き

ている。それは「今，目の前にいるメンバーの発言を聴き，その内容を理解しながら自分を重ねていく。すなわち『他者理解⇔自己理解』という相互作用のプロセスがあり，そのプロセスは受容的で凝集性の高い集団力動によって支えられて進む」（田辺，2018）ということである。

この過程で厄介な心理機制である「否認」という“こころの鎧”をメンバーは自ら脱ぐようになる。そうなればセッションでの凝集性，分かち合いの体験がより味わい深く作用してくる。ますます疾病受容が進み，依存症・嗜癖問題の当事者としての identity が定まってくる。このような時に，スピーカーズミーティングがあって，そのスピーカーを引き受けると回復の安定に効果がある。

かつて斎藤は，なぜアルコール依存症では，“集団”の精神療法が良いのかについて，①仲間との交流での長年の孤立の打破，②“もたれかかり”と危険な行動化の回避，③自助グループへの導入，④安心して当事者でいられる，⑤個人療法より経済的，の5点をメリットとした（斎藤，1982）。

筆者はかつて治療者側のメリットについて，①依存症・嗜癖の難しい患者に90分で10人以上対応できる，②否認の機制に有効，③「感情的反応」「逆転移」が起きにくい，④グループでの分かち合いはメンバーにも職員にも楽しいし分かりやすい，の4点をあげた（田辺，2018）。

最後の項目について言えば，実は，われわれ治療スタッフは，病気の概念や症状は知っていても，病気や障害を抱えて生きることの本当の大変さを知っていない。メンバーの話には，依存症・嗜癖で心理社会的問題が悪化していく酷さも，強迫的に依存・嗜癖対象を求める凄まじさもある。抱腹絶倒のエピソードもある。それらのリアルな話を聞きながら，依存症・嗜癖の対象を手放し，生き方を変えようとするメンバーを見ると自然にリスペクトできるようになる。待てるようにもなる。「病気を治して患者を救う」という治療者側の強迫的救済願望，メシアコンプレックスからも解放されていく。これもまた依存症・嗜癖の集団精神療法の良さであると思う。

文　献

Alcoholics Anonymous（1939）Alcoholics Anonymous. Works Publishing Company.（AA 日本出版局訳編（2000）アルコホーリクス・アノニマス―無名のアルコホーリクたち　日本語翻訳改訂版. AA 日本ゼネラルサービスオフィス）

Black C（1981）It will never Happen to Me ! Growing up with addiction as youngers, adolescents, adults. Claudia Inc.（斎藤学監訳（1989）私は親のようにならない―アルコホリックの子供たち. 誠信書房）

Corsini RJ & Rosenberg R（1955）Mechanism of group psychotherapy : Process and dynamics. Journal of Abnormal and Social Psychology, 51（3）; 406-411.

大越拓郎（2017）アルコール依存症者の入院小グループ.（藤信子・西村馨・樋掛忠彦編著）集団精神療法の実践事例 30 ―グループ臨床の多様な展開. 創元社.

Pratt JH（1907）The class method of treating consumption in the homes of the poor. Journal of the American Medical Association, 49（9）; 755-759.

斎藤学（1982）入院による集団精神療法の実際.（斎藤学・高木敏編）アルコール臨床ハンドブック. 金剛出版.

田辺等（2013）嗜癖（アディクション）の心理療法としての集団精神療法. 日本アルコール関連問題学会雑誌, 15（1）; 11-13.

田辺等（2018）行動嗜癖とその治療―ギャンブル障害を中心に. 日本社会精神医学会雑誌, 27（4）; 285-292.

田辺等（2022）ギャンブル症の回復支援―アディクションへのグループの活用. 日本評論社.

舘厳晶子（2018）北海道立精神保健福祉センターにおけるギャンブル依存症当事者グループ支援. 平成 30 年（2018）年度 精神保健福祉センター年報 51 号（50 周年記念号）, 51; 49-51.

Yalom ID & Leszcz M（2005）The Theory and Practice of Group Psychotherapy 5 th Edition. Basic Books.

重度認知症デイケアにおける集団精神療法

Kanako Sejima

勢島　奏子*

I　はじめに

　あるセッションの途中で，Aが唐突に一人で歌い出し，思うままに朗々と歌い続ける。

B「一人で楽しそうにしてるわね」

C「ああやって歌ってると，うるさいってまた言われちゃうんじゃない」

D「叩きたいくらいイライラする。場所を考えて歌えばいいのに」

E「一人で歌える度胸があって羨ましい」

F「あの方，歌が上手いのになんで最後まで歌わないの」

　一旦歌を休止していたAが，再び歌い出す。

G「（溜まりかねた様子で）みんな，話をするためにここに寄っとる（＝集まっている）とでしょうが！みんな言いきらんでおるじゃないの！人が真剣に話しているのに，なんでそんな歌が出ると。あんたバカやろうが。人からバカって思われろう！」

A「誰が」

G「あなたがよ！みんなバカって思っとるよ！」

A「頭が悪かったら学校もね，行けないけど。私は学校も，もうずっといいところを出てたからね，なんでもわかりますわ」

G「学校とか関係ないと！」

A「おっちゃらかちゃんちゃん♪」

H「（Aには）言ってもわからんよ。放っとくのがいい」

G「言わんとわからんよ！」

I「（Aを）わかってやらんと仕方がないじゃないの」

C「本当は会社でもないから，ここでは自由にするのがいい。でも（人が）いっぱいいるからね」

J「歌は人の楽しみ。生きている時に，楽しむのがいい」

K「イライラする。ずっと我慢している」

C「黙って聞いていたけど，一生懸命注意されることに，（Aは）自分が悪かったとごめんなさいの気持ちがない。いい学校，とか言って，上から見て責任逃れをしている。歌を歌って逃げている」

　これは，重度認知症デイケアにおけるグループの中で起きる場面の要約描写（#113）である。自由連想に基づく言語的設定のセッション中に，自由に歌い出した個人の行動について，今この場にいてどう感じ考えるのか，メンバーたちの多様な言葉が重なる。当の本人Aも交えて，時に怒声も混じる喧嘩のような雰囲気もあるのだが，メンバーの誰かがここに「喧嘩はやめよう」などと言い出すと，Gが「これは喧嘩なん

＊医療法人すずらん会　たろうクリニック
　〒813-0043　福岡県福岡市東区名島1丁目1-31

かではない。意見交換だ」とすぐに返す。この時間の推移をコンダクターは身構えながら見守る。その一方で、ある感慨も持っている。このグループは、「もの言わぬ老人たち」から、目の前で起きることに活発な意見交換（G さんの発言を尊重したい）をする「今を生きる人たち」になっていったのだ、と。

2020 年、明けてまもなくからの新型コロナウイルス感染症の拡大により、地域では介護施設居住者を中心に、高齢者らが面会や外出といった対人交流を厳しく制限される状況が生じた。その長期化による影響は、認知症を伴う人々に一層に強く及んだ印象がある（石井，2020）。彼らは「感染対策がしっかりできない」と周囲からみなされやすく、感染拡大初期の混乱時期には、介護施設の個室内に必要以上の期間単独で留められる状況も少なからず周辺で生じた。これらの状況は、「もの言わぬ老人たち」を着々と作り出していったように見受ける。「もの言わぬ」とは、厳しい制限がなされる現状に黙して従うということ、そして、この制限によりみるみる萎むように心身機能の衰えを呈し（Kazawa et al., 2022）、実際に発語数も発語頻度も減っていった現実的経過の両方の意を含む。「もの言わぬ老人たち」になりゆく変化とその速さを目の当たりにした衝撃が、この認知症グループの立ち上げの強い動機となっている。グループを対面開催する感染リスクの懸念と、感染対策の大義の元に大変なことが起きているという危機感とがせめぎ合う中での開始であった。

II　グループの背景・目的・設定・経過

当院は、自宅や施設居住の認知症の方への看取りも含めた 24 時間対応の訪問診療を行う強化型在宅医療機関で、筆者の所属する重度認知症デイケアも併設する。デイケア部門への積極的な初診導入となるのは、進行した認知機能障害に伴う精神症状（周辺症状／ BPSD）の程度が強く、そのために本人・家族や施設介護者が困惑・疲弊しているケースが主となる。精神科入院の必要性判断が差し迫るケースも一定数含まれ、精神症状を緩和しケア負担を軽減して、入院になれば伴う環境変化や隔離・拘束などの行動制限の可能性を最小限にすることがデイケアの重要な施設目的の一つとしてスタッフらに共有されている。デイケアの日常では、行動観察による薬物療法と、体操、認知機能訓練、音楽療法、作業療法など中核症状の進行抑制や周辺症状の安定に効果があるとされる、いくつものグループワークが適宜行われている。

未知の感染症に対する恐れが高まった感染第 1 波の数カ月の間は、各介護施設・家族らと相談の上、3 分の 2 以上の通所者が通所を控えることとなったが、休所中の人々の軒並みの変化（体重減少・歩行速度の低下・意欲や自発性の減少など）は、オンラインでのフォローの画面越しにもまもなく明らかとなった。スタッフらと話し合いを重ね、感染第 1 波が収束した 2020 年 6 月より「社会的交流が急速に減じた状況においても精神的・言語的交流の場を持続的に確保する」ことを目的に掲げ、グループを開始した。コロナ禍における対面グループは継続にも困難が付きまとうが、当院の場合は、グループ維持のための課題はデイケア環境の維持の課題と概ね重なるものであった。コロナ禍で日常的となった消毒・換気環境の徹底や相応に厳しいゲートコントロールに併せ、認知症の認知特性に合わせた情報伝達による認知症当事者の主体的な感染対策意識の醸成や、各感染の波のピーク予測をもとに個人別に計画する利用頻度の増減調整など、どれも到底ひと手間では済まない環境準備を担保に、幸いにしてグループを継続することができた。

設定は、週 1 回 50 分間（#108 より現行。それ以前は 40 分間）、最大 25 名のその日のデイケア来所者全員がデイケアホールで席順自由に車座となり、思い浮かぶことを言葉にする。コンダクターの「どなたからでもどんなことからでもどうぞ」との声で始まり、時間がくれば終

了が告げられる。終了後40分ほどのレビューミーティングをスタッフが行う。コンダクターを精神科医師（筆者），コ・コンダクターを精神保健福祉士・作業療法士の2名，ほか看護・介護職らが適宜補助に入る。参加者は，平均年齢83.7歳，介護度3〜5の高齢者らで，大半が重度の認知機能障害（HDS-R平均：6.3／30，MMSE平均：8.0／30）とそれに伴う周辺症状を持つ（デイケア部門の初診時NPI平均：31.9）。また，加齢や疾患に伴う聴力や構音・滑舌の問題に加えて，マスク着用によるコミュニケーションの難しさも伴う。臨機応変に傍らにつき「補聴器」「マイク」「通訳」など代理機能を果たすスタッフの働きは非常に大きい。

　試行錯誤のうち，次第に個人の発話や相互会話が増え，歌や踊りの自然発生という現象と並行して，場で共有される話題は広がり深まっていった。グループは，祭や宴，集会や防空壕の中など過去の共同体体験が再現される場，認知症に伴う症状を抱えあう場などとしても機能するようになり，集団の力により再び社会に開かれてゆくような個々の心的過程にも驚かされた。グループ外での変化としても，向精神薬減量やリハビリ促進への寄与が観察されるケースも生じている。

Ⅲ　認知症の人たちとの集団精神療法の実際

　この認知症グループにおける個人の変化を，個人間，個人と集団間の相互作用の視点も踏まえながら以下に記す。

【臨床素材】

　太郎（仮名）は，混合型認知症の80代男性である。身寄りのない独居生活が維持困難となり，X−5年に現在の介護施設へ入居した。認知機能障害は重度で（HDS-R：5／30，MMSE：7／30），施設での暴言暴力・介護抵抗・易怒性・脱抑制・意欲低下が日常的に顕著であり（NPI：30），X−2年より当院重度認知症デイケアへ通所開始となった。太郎はX年のグループ初回 #1 より参加を続けていたが，稀に顔を上げることがあってもほぼ無反応で，首を垂れて傾眠がちに過ごすことがほとんどだった（#1-22）。

　冒頭のメンバーAのように，セッション中に個人が唐突に歌い出すことはこのグループでは珍しくないのだが，そのような歌の時間が太郎の変化の契機となった。#23では，あるメンバーによって歌い出された歌〜♪逃げた女房にゃ未練はないがお乳欲しがるこの子がかわいい♪〜（『浪曲子守歌（1963）』）を，数名が一緒に唱する時間が生じた。その歌をその場で初めて聴くコンダクターは，湧いてきた個人的な連想を場に伝え，数名が各々共感的な相槌で反応した。その後，太郎と度々視線が合うことに気づいたコンダクターがセッション終盤にその旨を指摘すると，太郎は低い声で一言，「子どものことを思い出しました」（#23）。翌回では，「ここで言うようなことではない」と場を意識する様子もありながら，過去を悔いる気持ちを自ら表出した。「対人面で苦労して，奥さんにひどいことを言って嫌がられた」「もっと違う道があったのかもしれない」。初めての自己開示以降，表情柔和に他メンバーの話を待ち受ける様子が増え，また，終了後に一人で涙する姿も見られた（#38-39）。#38では，新参の女性メンバーがグループに温かく華やかに迎え入れられたが，彼女が「初めて夫の両親に会う時に作っていった餃子が全く手をつけられないまま姑に捨てられた」エピソードを場に伝えると，嫁として「いつも泣いていた」「つらく悲しかった」「苦労した」体験や感情がありありと他メンバーらから共感的に提された。#39では，あるメンバーが花見に行けない残念な気持ちを示したことから，花見や祭の再現が歌の斉唱と共に賑やかに続いた。いずれの回でも太郎は，終了後に戻った自席で静かに涙を流しており，近づき声をかけると，回想が深まった様子で「思い出したんですよ。忘れようとしてたのに。情けない自分（#38）」「祭に行ってました。家族で（#39）」と呟いた。グループで話したく

なったら話すよう促すと，太郎は頷いた。

　この頃より太郎は，日常的な笑顔や冗談が増えてきた印象があるが，グループの中でも言語的・情緒的に交流し始める。胃ろうのあるメンバーLの体調を気遣う他メンバーの発言をきっかけに，胃ろう増設の是非・死の迎え方についての議論が続いた際には，「Lは可哀想」という発言が出たことに，「可哀想なんかじゃないですよ。（Lは）精一杯生きているように見える。可哀想なんかではない」と太郎が珍しく強く反応し，数名から拍手が生じた（#41）。また，新型コロナワクチンに関する情報を驚くほど正確に提供するメンバーの話に皆が聞き入る時間が生じた際には，ワクチンの接種希望を表す者が相次ぐ中，太郎は淡々と「コロナになればそれは寿命。死ぬ時は皆一緒。自分は打つ必要がない」と述べた。別のメンバーがすぐに「自分だけでなく人にうつさないようにするのも大事。自分はワクチンを受ける必要がある」と反応し，それに数名が賛同した。太郎は不機嫌になることもなく，「ここでの皆さんの意見を重々聞いて対処するのがいいんじゃないでしょうか」と穏やかに応じた（#43）。

　他メンバーたちが呈する体験や情動を感受するうちに，かつての家族関係に根差していた自己も賦活されてゆく。パン屋を営んでいたメンバーの話から，今ここで何を食べたいかなど食の話題が沸騰した際に「美味しいものは神様にお供え。後で子どもたちに分けた」と話が出ると，太郎「神様は後まわしでいい。子どもが喜ぶと親は嬉しい。以心伝心」（#44）。歌上手な母親が心から自慢だったと話すメンバーの話から，両親の話題となった際には，太郎は「母親に感謝はない。厳しかった」「親父は怖かった。喋りたくても喋れず。あまり変なことを言っても怒られるでしょうが」と忌々しそうに述べた。コンダクターが，太郎の両親は今でもどこかから厳しく見ているのだろうか，と尋ねると，太郎は頷き「親を思い浮かべると後悔ばかり」と涙ぐんだ（#46）。#62では，作業療法で編んだ三つ編みからの連想で「私の娘はどうしてる？」と言い出す女性メンバーがいたが，「ここには歌いたい人がいっぱいいる！」と唐突に叫び出した別のメンバーに呼応するように，彼女は「娘のために歌うわ。〜♪雨，雨，ふれふれ母さんが♪〜」と歌い出した。共に歌うよう促された太郎は「ここで歌うのは怖いです」としばらく躊躇ったのちに，「下手は下手なりに。愛する娘のために歌おうと思います」と毅然と歌い出した。〜♪雨，雨，ふれふれ母さんが♪〜　太郎に合わせ，大きな斉唱の輪となった。『あめふり』の歌の歌詞展開を思い浮かべたコンダクターは，親である太郎が娘に傘をさしかけ歩く姿と，親の傘の中で安心感を得た子どものようにグループに力づけられた太郎が他者に傘をさしかける姿を連想した。そしてその後の#64では，グループの中を所在なく歩き回る女性メンバーに優しく視線を合わせ，「大丈夫，大丈夫，大丈夫」と慰めようとする太郎の姿が見られたのだった。

　これまで見られなかった他者を積極的に気遣う様子は，その後#68でも顕在化した。「空襲で命がけだった」と話し出したメンバーに，太郎は「命がけの話を聞きたい」と促した。「毎晩死に物狂いで避難した。私と母は小さな兄弟たちを守らなければならなかった。男の人がおらず母は本当に強かった」と繰り返される熱のこもった話を，太郎は感じ入った様子で聞き，涙した。数名が同様の体験の回想を深めて発言する中，ある男性メンバーMが「うちも出兵して親父がいなかった。母が自分と弟をずっと守っていた」と話すと，太郎は「Mさんのお母さんは偉いね。父と母のことが蘇ってきます」と応じた。Mは太郎に礼を述べ「そうですね，偉いですよね」と言うとそこから言葉に詰まり，ぽたぽたと落涙した。しばらくの場の沈黙の後に，お母さんに伝えたいことが何か，とコンダクターが促すと，Mは「いや，もう……ありがとう，ですよね」と述べ，再び沈黙した後に「男はいなかったけど，あの，**太郎さ**

んのお父さんがね，僕たちを守ってくれてたんです」と続けた。Mに受容的な態度を示す太郎に対して，その場でMからの転移感情のようなものが向けられたと理解したコンダクターが「お父さん代わりのような方が，Mさん家族の近くにいて，助けてくれていたんですね」と受けると，Mは「そうです，そうです，みんなで泣きましたね，それがありがたくて，ありがたくて」と落涙し続けた。太郎はそれを黙って聴いていた。

　その後の太郎は，「（介護を受けるのは）恥ずかしいけど，丁寧にやってもらってありがたい」（#87），あるいは，涙しながら「あいつ（自分の両親の介護をした妻）は悪いやつじゃなかった」（#89）等，他者への感謝を述べることが増えた。また，再度両親の話になった際には穏やかに「うちの親父は，優しかったですよ」（#85）と述べるなど，内的対象としての親像の緩やかな変化も伺わせた。このようなグループ内での太郎の変化が，グループ外での適応に影響を及ぼさないわけはなく，精神症状や行動評価としての改善（NPI：－9点，N式老年：＋4点），および向精神薬の漸減調整も可能になっていった。異なる複数の職場間の多職種の人間が関わることの多い認知症ケアの場で，このような個人の変化がそのまま全体的な課題解決に直結する訳ではないのであるが，太郎の対応に長年困ってきた施設管理者から寄せられた次のような報告には，希望が感じられた（#75〜76頃の時期であった）。「とても驚いたことがある。入所して初めて太郎さんがきちんと挨拶された。『皆さんと仲良くやっていきたいです。どうぞ今年も宜しくお願いします』という新年の挨拶だった。私たちももう少し努力していきたいと思う」。

Ⅳ 老年期の認知症グループとしての特徴

　認知症グループに特徴的な点の幾つかを考察を加えながら，以下に述べたい。

1．セッション中の歌や踊りの発生

　冒頭，および【臨床素材】の#23や#62で記したように，このグループには自然発生する歌（時に踊り）の時間があり，集団や個人にとってさまざまな役割を持つ。その始まりは，グループ開始時期に生じた，言語か歌かの対立場面（#2）に遡る。#2では，言葉の断片を手繰り寄せるように過去の親子関係を訥々と話し出したあるメンバーをさえぎって，別のメンバーが「昔のことをくどくど掘り返さんで，老人は歌ってゲームして毎日明るく楽しくしてればいい」と言い放ち，一人で放歌した。その場面の緊張が記憶に鮮明なコンダクターにとっては，歌がグループの言語的設定を潜在的に脅かし得るもの，あるいは何らかの抵抗の現れ，といった理解は根強い。しかし，このグループで生じる歌の時間への信頼が体験的に得られるにつれ，歌の場面ごとにその役割を柔軟に検討することが，言語機能を減じつつある老年期認知症のグループプロセスへの理解の幅を豊かに拓くとも考えるようになった。

　一人の歌い出しからその場で斉唱や踊りの輪に即興で繋がるような場面では，プレイフルな雰囲気と共に，凝集の促進効果が生じる。普段は言語的交流が少ない失語症状や最重度の認知症の参加者ら，新しい参加者らの参入も進むことがある。このような凝集が，「あのダンスホールでもう一度踊りたい」「あの祭にまた行きたい」など自由に表出されるようになった（しかし，叶いづらい）コロナ禍の認知症高齢者の願望を緩衝する「中間領域 intermediate area」（Winnicott, 1971）のような機能を果たすこともある。また，頻繁に大声を出すメンバーなどスケープゴート化された対象により，崩壊のリスクに晒されそうなグループを守るように働くこともある。

　一方，冒頭の場面のように，個人の歌が集団に歌としては同調されないことも当然ある。歌う行為がどのように個人や集団に反応されるのか，注意深く推移を見てゆくコンダクターの中

立的態度は，メンバーのほど良い受け皿になるようである。「ここは言葉で話す場である」といった場の設定を敢えて伝え直す介入が，集団からの排除の動きに加担するのかどうかにも意識的になる必要がある（相田，2006）。冒頭の場面でのメンバーたちの会話は，今この場で歌う行為をどう感じ考えるか，というコンダクターの促しに応じて出てきたものであった。相田（2014）は，治療構造について「『境界』は頑なに守る『約束や規則』のようにしてあらかじめあるのではなく，仮に境界を壊すことがあったら，その事態をめぐって，感じ，考え，話し合うものとしてある」と指摘し，それこそが精神療法的営みであるとした。その意味において，言語のセッション中に歌い出す行為そのものについて，グループの中で話し合われる認知症の進行した人たちとの場は，精神療法的になり得ていると考えることはできるだろうか。

2．スタッフの特徴的な役割

　冒頭の会話や【臨床素材】の太郎の言葉は，本人たちが直接集団に投じたものもあるが，実際にはその多くが，臨機応変に傍につくスタッフ（コ・コンダクターら，時にコンダクターも含む）による「補聴器」「マイク」「通訳」などの代用機能を介したものである。介在するのが機械ではなく人間であるため，各メンバーとスタッフで形成する小さなサブグループがグループ内に常在多発している状態と言えなくはない。しかし，メンバーの傍らでスタッフが果たす役割についての表現として，より正確を期すれば，サイコドラマにおける「補助自我（auxiliary ego）」やウィニコット（Winnicott, 1971）の言う「鏡としての役割（mirror-role）」が当てはまるのかもしれない。普段は集団の場で発話する機会も稀で，自身の情緒・感覚機能や記憶をうまく使えず，頑なな言動を呈することが常態のメンバーにとっては，今ここで起きている状況や周囲の感応の様子がスタッフを介して実況され，再び動きだす自身の感情や思考を形づ

け，許容できるタイミングで集団に向け代弁してもらえるという働きは大きい。「お母さんの影に隠れてたけどもう大丈夫」とあるメンバーがある時口にしたように，スタッフのさまざまな補助に委ねきった時期を経て，他者との再交流に自ら踏み出す様子が見られる。

　また，単語の再認はできても再生は困難であったり，文脈に沿った発話が自力では難しい傾向にあるメンバーの場合は，セッション中に生じた何らかの発語をスタッフが受容し，スタッフ自身の思考や体験を用いながら何が伝えられたかを毎度考える。言葉を重ねてメンバー本人に返し，本人が受け入れられる妥当な内容であるかを確かめながら，時に手応えがあれば集団に開いてゆく。乳幼児の前言語を受けとめる母親の「もの思い（reverie）」（Bion, 1962）にも通じる働きが折々に良く機能してゆくと，グループの中では，不思議なほどに集団内の文脈を感知した疎通性の良い会話が少しずつ増えてゆく。

3．老年期心性の表れ

　「1．」で述べた歌や踊りによる凝集の高まりが前座となって，日常には表現されにくい体験や感情——例えば，後悔，寂しさなど——が，集団の中にはこぼれ出てくることがある。それらは普遍的感情でありながら人生の各段階に応じた特有の要素があり，同じ時代背景を過ごしてきた者同士で分かち合えるものは一層に大きいだろう（Yalom, 1995）。老いの深まりや死に向かう不安などと共に，集団の中には老年期固有の感情体験が個人各々のタイミングで滑り込み，同年代の集団にしみじみとした空気として受容されることがある。観察に基づく私見に過ぎないが，「寂しい」「寂しかった」「あの時の私は随分寂しかったようだ」などこのグループの場に，それぞれのやり方で個人が呟ける頃には，その方や周囲が困ってきた認知症に伴って表立つ症状が，多少なりと緩和していることが少なくないように思う。

V　おわりに

　コロナ禍に迫られるように，老年期認知症の人たちとのグループを開始した。進行した認知症の人たちとの精神療法的試みはそもそも成立するのか，周辺症状の悪化や混乱など本人や周囲に反作用をもたらすことにはならないのか，などの懸念も開始前後には尽きなかったのだが，山中（1991）や黒川（2005）らの重度認知症の人たちとの精神療法の先駆的な仕事にも励まされた。グループの中では，メンバー各々の日常の様子からすれば想像もつかないことが生じる。個人と集団が相互に影響を与え合いながらの変化に驚かされ続けている。当初は，その驚きのたび，認知症の人たちの心的世界の潜在的豊かさを見誤っていたという忸怩たる思いが湧いたが，集団精神療法という方法だからこそ叶う広がりや深まりであると今では認識される。本稿で，グループの実践において筆者の感じる面白さと可能性への期待が，伝わるところがあれば幸甚である。

文　献

相田信男（2006）実践・精神分析的精神療法―個人療法そして集団療法．金剛出版．

相田信男（2014）精神分析学会から学んだこと―特に「境界」．精神分析研究，58（3）；205-218．

Bion W（1962）Learning from Experience. Heineman Medical Books.（福本修訳（1999）精神分析の方法Ⅰ．法政大学出版局）

石井伸弥（2020）広島大学大学院医系科学研究科［研究成果］新型コロナウィルス感染症の拡大により，認知症の人の症状悪化と家族の介護負担増の実態を明らかに―全国945施設・介護支援専門員751人のオンライン調査結果．

Kazawa K, Kubo T, Akishita M, Ishii S（2022）Long-term impact of the COVID-19 pandemic on facility- and home-dwelling people with dementia: Perspectives from professionals involved in dementia care. Geriatrics & Gerontology International, 22；832-838．https://doi.org/10.1111/ggi.14465

黒川由紀子（2005）回想法：高齢者の心理療法．誠信書房．

Yalom ID（1995）The Theory and Practice of Group Psychotherapy（4th ed.）. Basic Books.（中久喜雅文・川室優監訳（2012）ヤーロム　グループサイコセラピー―理論と実践．西村書店）

山中泰裕（1991）老いのソウロロギー．有斐閣．

Winnicott DW（1971）Playing and Reality. Tavistock Publications Ltd.（橋本雅雄訳（1979）遊ぶことと現実．岩崎学術出版社）

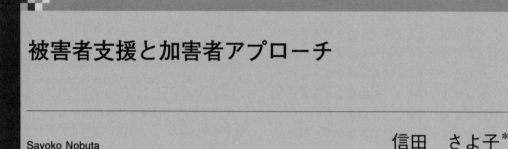

被害者支援と加害者アプローチ

Sayoko Nobuta

信田　さよ子*

I　はじめに

　家族関係において「暴力」という言葉が用いられるようになったのは，2000 年の虐待防止法，2001 年の DV 防止法制定がきっかけとなっている。さらにさかのぼること 1995 年に，国連世界女性会議が北京で開催され，親密な関係にある男性から女性への暴力をドメスティック・バイオレンスと呼び，その根絶を宣言として採択したのだった。本大会には，日本からも多くの草の根的アクティビストの女性たちが参加していた。彼女たちは 80 年代半ばから暴力被害の女性の民間シェルターを開設したり，セクハラという言葉を用いて防止のムーブメントを起こしたりした。彼女たちが北京から帰国後，夫から妻への暴力がドメスティック・バイオレンス（DV）と呼ばれることを日本の現場に伝えたのである。私もそれを伝えられたひとりだった。そして，すぐさまそれをクライエント（来談者）の女性たちに伝えたのである。「それは暴力であり，DV なのです」と。このことは，それまでのカウンセリングに決定的な影響を与えた。名前ができることで，それは明らかな実態を伴う暴力であると共有できるようになったからである。

＊原宿カウンセリングセンター
　〒 151-0051　東京都渋谷区千駄ヶ谷 3-32-2
　　　　　　　北参道ウイングビル 3 階

II　フォレンジックなアプローチ

　しかしそのことは，臨床・援助活動にとってもっと別の大きな意味をもたらしたことが，今となってわかる。それまで心理学的，精神分析的，精神医学的モデルでとらえられていた事象が，暴力と定義されることで犯罪化され，そこに司法的視点（フォレンジックモデル）が参入することになったのである。

　司法モデルには，さまざまな特徴がある。しかしもっとも重要な点は「正義」（Justice）という視点が投入されたことであろう。暴力という言葉にそれは含意されている。

　暴力＝悪＝犯罪なのであり，そこには加害者と被害者という二極化された存在が想定される。心理学や精神医学は，科学であることは言うまでもない。科学とは倫理的裏打ちがされているとはいえ，司法との境界は明確に措定されてきた。明治以来の精神医学と司法の関係をたどればそれは明らかである。

　現在に至るまで，例えば医療観察法病棟をめぐっても，その存立基盤は絶えず政治的な流れの影響を受けざるを得なかった。2001 年に起きた宅間守事件と精神鑑定，その後の早過ぎる死刑執行などが好例である。

Ⅲ　アディクションと家族の暴力

私の臨床活動のフィールドは 1970 年代からアルコール依存症に始まり，80 年代に入るとアディクション一般に広がった。実は家族の暴力とアディクションとは分かちがたい関係にある。

1980 年代の日本では，1970 年代末から注目された子どもから親への暴力が「家庭内暴力」と呼ばれ，それ以外には暴力はないと考えられていた。夫から妻への暴力に早期から関心を示したのは，アディクションにかかわる専門家たちだった。齋藤学を中心とした地域精神保健を巻き込んだ実践・研究の動きは依存症家族における被害（アダルト・チルドレンやバタードウーマン）に 80 年代末から注目していた。『アディクションと家族』誌第 11 巻 3 号は「夫の暴力とバタードウーマン」を特集している。アディクションにおいては，問題行動を起こす本人と周囲の家族とは「治療協力」関係というより，むしろ利益相反的関係を呈する。酒を飲みたい本人とやめさせたい家族は対立したし，酒に酔って暴力をふるう男性は珍しくなかった。女性の依存症者が注目されるようになると，彼女たちの暴力被害も浮かび上がった。このようにアディクション臨床の援助者は，日本でもっとも早期に DV や虐待に注目した人たちだったのである。カナダでも DV 加害者プログラム実施団体の多くがアディクション臨床経験者であるように，アディクションは犯罪や社会病理と密接につながっており，司法的（フォレンジック）な視点を内包しているのである。

Ⅳ　フェミニズムと家族の暴力

もう一つが家族の暴力とフェミニズムとの関連である。

90 年代に入ると，アディクション関係者とフェミニスト的ムーブメントは一部で連携し，民間シェルターである AWS（Abused Women's Shelter）の設置などにつながっていった。

藤沢周平の描く世界においても女性に対する暴力や殺害が登場するし，小津安二郎の映画にも，與那覇（2011）が描いているように男性たちの激しい妻への打擲場面が登場する。ただ当時はそれが「暴力」「犯罪」「許されないこと」ととらえられていなかっただけである。それが暴力として，正義（Justice）という視点を含めてとらえられるようになったのは，第二波フェミニズムの発展が大きい。

日本における第二波フェミニズムの影響は，1980 年代に顕著になった。フェミニストカウンセリングが河野貴代美によって導入され，上野千鶴子らによる女性学の発展が生まれた。アメリカと同様に，このような変化は，性暴力や男性から女性（夫から妻）への暴力を告発し被害者を支援するムーブメントとして表面化した。この場合の暴力とは，対等な個人間で起きる一般的な暴力ではなく，力における不平等（非対称的）な構造を基盤とする「構造的暴力」を意味している。

Ⅴ　メンズリブと非暴力

そのような女性たちの動きに呼応して男性というカテゴリーの揺らぎが生まれ，関西の研究者を含む男性たちによって 1980 年代には男性学が誕生した。渡辺恒夫の『脱男性の時代―アンドロジナスをめざす文明学』（1986）をはじめとして，1996 年には伊藤公男『男性学入門』，中村正『「男らしさ」からの自由』（1996）が相次いで出版された。1991 年にカナダの 3 人の男性から始まったホワイトリボン運動もこれらに影響を与えている。中村彰は 1991 年に「メンズリブ研究会」を立ち上げた。このような研究・実践のムーブメントの中心となった活動が「男性のための非暴力ワークショップ」である。この流れは日本の DV 加害者プログラムの系譜においては欠かせない役割を果たしている。男らしさを問い直し，男性自身の生きづらさと向き合うことと DV 加害とを接合させた実践は，学ぶべき点も多い。その後も中村正は DV 加害男性に関してプログラムを実践しながら，多く

の論考を著している。

　アメリカやカナダで展開されるようになった裁判所命令による DV 加害者プログラムは各州ごとの基準にのっとった厳密なものであるが，それらは日本の DV 加害者へのアプローチに直接間接に影響を与えることになった。

　関西を中心としたメンズリブ・男性学の動きとは別に，1997 年に草柳和之は DV 加害者へのアプローチを開始した。1999 年には『ドメスティック・バイオレンス―男性加害者の暴力克服の試み』を著し，「加害者臨床」という言葉を提案し，その後も心理臨床家として独自の理論・方法を展開している。そこにはアメリカでのプログラム実践の影響をみてとることができる。また彼の出発点に斎藤学との接触が影響していたことも注目すべきだろう。

　DV 防止法が成立した翌年の 2002 年，山口のり子が一般社団法人「アウェア」を立ち上げ DV 加害者プログラムを開始した。カリフォルニア州認定のプログラムに準拠した内容は，週 1 回全 52 回以上の参加を義務付けるプログラムである。日本でこのような長期にわたる明確なプログラムを実施したのはアウェアが最初であろう。またカウンセリングや治療という言葉を斥け，被害当事者による加害者教育を謳っている点は大きな特徴である。

Ⅵ　専門家の立場は分かれる

　DV という言葉は，親密圏・家族・私的空間におけるパートナーとの関係において，単なる夫婦ゲンカや衝突といった「お互いさま」ではなく，異性（夫）の構造的優位性による暴力を犯罪としたのである。そこには被害者こそ「正義」であるという判断が含意されるようになったのである。

　一方で臨床心理学は「正義」という司法・フォレンジックなパラダイムではなく，心・こころといった内的世界を対象とする。父が母を殴るのを子どもが見るという事態を，DV 目撃ととらえれば，面前 DV という虐待となり介入が

要請される。子どものこころの問題，母のこころの問題ではなく，暴力という司法モデルの適用と考えることもできる。それは，従来の臨床心理学・精神分析の精神内界における転移概念や援助者・治療者の中立性といった前提を大きく変えることになるだろう。

　子どもが親にふるうという「あってはならない」行為に対しては，1970 年代からいち早く「家庭内暴力」と名付け，多くの援助者が子どもを病理化して取り組んできたが，親から子，夫から妻へという，力において優位にある者の暴力は正当化され，時にはされた側（被害者）に問題があるとされてきたのである。

　2000 年代に入り，わが国でも DV や虐待などの家族内暴力に取り組まざるを得なくなり，心理職をはじめとするこころの専門家は何ができるかを遅まきながら考えざるを得なくなったのである。

　さて，現状において援助者の姿勢は 3 つに分かれつつあるのではないか。

①暴力行使そのものの犯罪性を告発する立場
　→⑦：被害者支援，⑦：加害者プログラム
②暴力の被害を病理化・個人化することで，従来の専門性の中に取り込んでいく
　→トラウマ概念と PTSD（レジリエンス）
③暴力そのものから距離をとり，自らの治療援助の対象としない

　①は，主としてフェミニスト的立場を指す。家族・夫婦における非対称的権力性を前提として，その不平等性と構造的暴力のつながりを指摘し，加害者処罰と被害者支援を徹底する方向性である。もともと DV という言葉そのものがフェミニストたちの被害者救済・支援活動の成果であったし，制度化されたとは言え日本の被害者支援の中心的担い手はフェミニスト的なアクティビストたちである。DV の民間シェルターの中心的担い手は 60 代以上の女性であり，不十分な補助金のもとで意気に感じて頑張る彼

女たちによって支えられている。彼女たちにとっては⑦しか存在せず，①はむしろ否定されてきたことを強調したい。

ストーカー被害はしばしば悲惨な殺人事件として報道されるが，警察の関与のもと，加害者から逃げて姿を隠すという対応は有効である。しかし家族の暴力はどうだろう。DVのように逃げて隠れる，改姓して生活保護を受けて生き直すという方法しかないのだろうか。日本のDV被害者支援の多くがこのような方法論しか持たないことは，家族解体こそがDVの解決であるということを意味しないだろうか。極論すれば，DV加害者へのアプローチは，まわりまわって家族解体を防ぐ（家族擁護）につながるかもしれない。

多くのDV被害者支援員たちは，加害者は変わらない・アプローチは無駄だという20世紀末の信念をそのまま維持しているため，加害者へのアプローチを忌避し，とにかく逃げることだけを勧めがちだったのだ。

加害者へのプログラム提供とそこに至るまでのプロセス形成，参加後のコミュニティベースによるフォローアップといったシステム構築によって，加害者の暴力の再発は一定程度防止でき，何より被害者の安心・安全も回復できるだろう。また面前DVのようなこどもへの心理虐待的影響も防げるに違いない。逃げて別れるという最終手段だけが唯一の道とされていることは，換言すれば多くのDV加害者を放置していることになる。加害者へのアプローチこそ，家族の解体，次世代の子どもへの影響を防ぐもっとも有効な実践ではないだろうか。

日本において，家族の暴力はもちろんのこと，各種ハラスメントへの対応においても，専門家の関与は被害者保護，被害者ケアに終始している。虐待をはじめとして，被害者の生命危機を防ぐことが援助の第一義的目的であることはいうまでもない。しかし膨大な数の被害者と同じ数の加害者が存在することを忘れてはならない。加害者の変容こそが被害を防ぎ減少させるため

に必要なのであり。何より加害者は被害者に対する責任を果たさなければならないのだ。

多くの心理専門家や精神医療関係者が加害者へのアプローチにそれほど積極的ではないのは，縦割り行政の弊害を表しているだろう。加害者は司法機関に任せればいい，自分たちは専門外だと考えがちなのかもしれない。しかし，被害者を真に支援・ケアするためには，加害者へのアプローチは必須であり，省庁横断的な発想，かかわり，弁護士や外部機関と緊密な連携を伴わなければならない。筆者は長年のアディクション臨床の経験からそのような現実と向き合い続けてきたが，それによって家族が崩壊を免れた事例は多い。では加害者へのアプローチとはどのようなものか詳述しよう。

プログラムの具体的内容ではなく，実施に際しての基本的立場は次のようなものである。

Ⅶ　グループの力の活用と尊重し合う雰囲気作り

参加者にはプログラムの第一回目に資料が綴じられたファイルが配布される。毎回それを持参し宿題を提出するという学習的雰囲気醸成の装置は重要である。ファシリテーターを中心に円形になって座り，発言は基本的には順番に回し，それらを背後のホワイトボードに板書する。この放射状の関係性が中心であり，参加者同士の相互作用を促進することはない。もちろん途中で自発的意見や質問を発するメンバーもいるが，全員の視線はあくまでもファシリテーターに向けられる。参加者の共通項は「加害者」というラベル・ネーミングであり，その否定的な意味合いゆえに参加者どうしのつながりに関してはそれほど積極的な姿勢は見られない。カナダで実施されていたプログラムを参与観察した際に，参加者は終了後それこそ「蜘蛛の子を散らす」ようにいっせいに帰っていった。それに驚かされたことを思い出す。とはいうものの，参加者間の競争意識やすでに何クールも参加しているアドバンス的メンバーとビギナーとの習

熟度の違いは重要である。ファシリテーターは参加者の層をどのように生かしていくかを瞬時に判断しなければならない。また被害者支援の一環であり，責任をとるためという一定の目的・方向性に参加者を導いていくという点で，広義の集団療法とは一線を画すのである。

1．加害者の被害感情

　彼らの多くは被害感情を色濃く抱いているが，毎回のワークをとおしてそれを自発的動機に変化させるためには質問の仕方が重要となる。「どのようにしたらそれが可能になると思いますか」「それはあなたとパートナーとの関係をよくするのに役立つでしょうか」といった質問の仕方は，動機づけ面接法（Motivational Interviewing）に基づいている。幼児期の経験が現在の行動に本質的影響を与えていると言う加害者への解釈ではなく，あくまで彼らの認知（Belief ＝信念）と行動をターゲットとする。原因論ではなく，何を変えられるのか，変化を妨げているのは何かを明確にする。そして重要なことは，「彼らの暴力は否定するが人格は尊重する」という姿勢に基づき，彼らのプログラム参加を歓迎し，努力を肯定するというファシリテーターの態度である。処罰的態度が強まることで，参加者がドロップアウトすることは最も避けなければならない。加害者逮捕，裁判所命令による強制参加の制度がなく，自発的参加者を対象とせざるを得ない日本の状況において，とにかく彼らが1クール参加し通すように工夫をし続けている。幸いにも，筆者らの実施するプログラムのドロップアウト率はゼロに近い。

2．責任の二重性と情報公開の片務性

　あらゆる臨床活動，援助活動において参加者（クライエント）のプライバシーを保護することは基本的倫理である。プログラム参加者がファシリテーターとの関係において発言したこと，ふるまった行為についてはグループ外の人には非公開を原則とされるべきだろう。しかしなが

ら加害者プログラムの第一義的目的は「被害者の安全確保」であり，目の前にいない被害者が真のクライエントなのだ。したがって守られるべき情報の優先順位は，被害者であるパートナーが優位となる。もしDV再発の危険性があれば，守秘義務より被害者の安全を優先してそのことをパートナーに告げることもありうる。いわば「ねじれ」ともいうべき情報公開における片務性を，ファシリテーターは十二分に自覚する必要があり，プログラム開始前の契約時にそのことは参加者たちに一応の了解を得ておく必要がある。カナダのトロントでDV加害者更生プログラム参与観察の機会を得たが，ファシリテーターが強調していた言葉がある。「このプログラムの真の参加者はあなたたちのパートナーだ。パートナーがバルコニーの上からあなたたちを見ていると思って参加してほしい」。ここまで明快に筆者らは伝えることはないが，ファシリテーターとして目の前の参加者だけでなく，彼らのパートナーの安全・安心に対しても責任があることを示した発言だろう。

　そもそもDV加害者プログラムは，1970年代末のアメリカで被害者支援にかかわる人たちが，逃げるだけでは不十分だ，加害者こそ変わるべきだとして開始したものである。「被害者支援の一環としての加害者プログラム」という原点を強調したい。

3．被害者の病理化・医療化

　DVにおけるフェミニスト的視点，正義の強調に対する忌避感などに拒否感を抱く援助者は少なくない。被害に注目し，そこに病理や疾病的側面を見出すという方向性も生まれるだろう。PTSD概念の定着，そしてICD-11において複雑性PTSD（CPTSD）が診断名として加わったことはそれに拍車をかけるかもしれない。魚が泳いでいるときには何もしないで，捕獲されて料理するときだけかかわるという態度にも似ている。実際に暴力が起きている場面にはかかわらず，ごく一部の診察室やカウンセリングの

部屋に登場した人だけを対象として、そこに診断に値する兆候を見つけるのである。

これは DV のみならず、虐待にも見られる傾向である。わが国において、子どもの虐待防止をうたった学会が登場したころは、被害当事者や PSW、臨床心理士、精神科医など多職種が入り混じり、自助グループのメンバーも協力した研修会や分科会などが企画されたのである。しかし昨今の学会は、科学性やエビデンス中心の傾向が強まり、小児科医などを中心としたものに変貌しつつあるのを感じるのは私だけだろうか。

その際にいくつかのキーワードが用いられる。一つはレジリエンスである。これは PTSD などのトラウマ被害を重視する研究から生まれたものである。トラウマに支配され尽くさない、そこから回復するための力を強調するために用いられるようになったのである。これは転用されて企業における働き方、メンタルヘルスの中心概念として重用されるようになっている。うつにならず、メンタルを健康に維持していくための概念としてである。

これは暴力の被害者ケアからの発展形としてもとらえられよう。しかしどのような言葉にも、裏側にひそむ危険性がある。つまりトラウマを受けた兵士が再び戦場に戻れるための言葉として活用される危険性である。打たれ強さは、ある種の鈍感さ、非人間性にもつながるからである。

4. トラウマとレジリエンス

1995 年の阪神淡路大震災が日本におけるトラウマ元年となった。多くの人たちが日常用語で用いるほど身近になったこの言葉についてはすでに述べた。ここではレジリエンスという概念について述べたい。

この概念についてはさまざまな定義があり、用いられる領域によって異なる側面が強調されているようだ。

もともとは精神障害に対する復元力のことを指しており、ラター（Rutter, 1985）によれば「深刻な危険性にもかかわらず、適応的な機能を維持しようとする現象」と定義された。その後、（Grotberg, 1999）は「逆境に直面し、それを克服し、その経験によって強化される、また変容される普遍的は人の許容力」と定義した。また「困難あるいは脅威的な状況にもかかわらず、うまく適応する過程、能力、あるいは結果」（Masten et al., 1990）といった具体に多様に定義をされながら今日に至っている。

日本でこの言葉が関心を集めるようになったのは、2000 年代に入ってからでありさまざまな研究が行われ、2010 年までに概念として普及した。

1995 年から一気に広がったトラウマ概念に対応するように用いられる点も注目したい。精神的な「心の傷」としていわば被害が強調されたことによって、そこからの回復の困難さも注目されることになった。そうなると被害者に責任はなく、加害者に対する責任を問うという一種の司法的犯罪モデルに回収されがちになる。

しかしながら多くの援助者は現場で「同じ経験をしてもそれほど影響を受けないで、日常に容易に復帰できる被害者」と深く影響されて治療を要するまでに至る被害者と出会うことになる。この両者を分かつものは何かという疑問に対して、レジリエンスという概念が必要となったのである。

もう一つは、トラウマ概念についてまわる世代間連鎖説である。特に虐待に関しては虐待されて育った人は自分の子どもを虐待する、という運命論にも似た連鎖説が世間に広まったという経緯がある。AC（アダルト・チルドレン）概念も、この連鎖説に加担したことは否定できないだろう。

しかし私も含めて多くの専門家は、筆舌に尽くしがたい虐待を受けて育った人が、結婚して平和な子育てをし、温かな家族を形成しているという多くの事例に出会う。このような違いは何か、それが明確になれば、連鎖を防止できるのではないかと考えたのである。このような世

代を超えた親子関係の理解においても，レジリエンスという概念が注目されるようになったのである。

言うなれば，トラウマ概念の強烈なインパクトに対する反作用として，レジリエンスという概念に注目が集まったと考えられる。

しかしこの言葉は，相互作用を前提としているにもかかわらず，個人化される危険性もある。現実的に，産業界や自己啓発本などでも「逆境を乗り越える」「マイナスをプラスに転じる」といった個人の努力を奨励するキー概念として，レジリエンスが用いられるようになったのである。ストレスへの耐性や逆境に立ち向かえる能力は，企業社会の中で効率的にタフに生きるためには必須であろうし，それがレジリエンスと読み換えられたのも，そもそも個人化する傾向性を孕んでいたからではないか。

5．レジスタンス

被害者という言葉が持つ二項対立的な弊害は，加害者＝悪であり，被害者は無垢でケアが必要という単純化である。現実的にはそのようなことはなく，被害者たちは日々その環境の中で「抵抗」（レジスタンス）を行っているのだ。それを援助者や治療者たちは，しばしば見逃したり，誤解したりする。言葉の重要性はその点にあることは言うまでもない。被害者とはレジスタンスを行っている人たちだと認識しなければならない。

一つの例として，被害者の抵抗について考えるための資料を引用しよう。これはカナダアルバータ州のカルガリーのシェルターで使用されているプログラムの翻訳である。

（Calgary women's emergency shelterより高橋改変）

〜〜〜〜〜〜〜〜〜〜〜〜〜〜〜〜〜

人はひどい扱われ方をしたとき，常にその暴力を軽減し，予防したり止めたりしようと，いろいな方法で試みます。これを被害者の抵抗と言います。目に見える行動だけではなく，考えることでも抵抗を試み，自尊心を守ろうとします。

もしあなたが，

● 彼女を孤立させる振る舞いをしたら⇒他者との関係性を取り戻し，大好きな人たちとの良い思い出を思い出そうとします。

● 彼女を侮辱する言葉を言ったら⇒自分のプライドや自尊心を保つために，あえて立ち向かったり，侮辱を気にしていないかのように振る舞います。

● もし彼女をあなたの思い通りにさせようとしたら⇒あなたのしてほしいことを大げさにして見せたり，気づかれないようにあなたのしてほしいことと反対のことをします。

● もし，彼女にお前のせいで暴力になったと言うならば⇒あなただけが自分の暴力に責任を取れる人だと自分自身に言い聞かせます。

● もし，暴力について言い訳をしようとしたら⇒暴力は良くない，言い訳はできないと怒ったり，あなたのやったことを日記に記して自分には責任がないことを証明しようとします。

● あなたが暴力をしたことを隠そうとしたら⇒あなたの言葉を拒否して受け入れないようにします。

● もしあなたが，突然キレたら⇒あなたの行動の予測が可能な範囲でのみ関わるか，彼女自身もあなたの予測がつかない行動を選ぶようになります。

被害者の抵抗は分かり難く，あなたを含め，周囲の人たちは勝手なラベルを貼って，被害者がおかしいと考えます。

そして，その抵抗を乗り越える力でさらに押さえつけようとするかもしれません。

彼女は感情を現さなくなるかもしれない⇒人とのかかわりを避けている，感情表出できない人だ

彼女はあなたが彼女にしてほしいことをあえてしなくなるかもしれない⇒受け身攻撃的な態度は問題だ。非協力的な妻だ

彼女は感情を麻痺させることで自分を守るかもしれない⇒彼女は解離性障害だ

〜〜〜〜〜〜〜〜〜〜〜〜〜〜〜〜〜

加害・被害のパラダイムは硬直化した被害者像（無力でイノセントな）を生み出したが，レジリエンスの提起する被害者の能動性に，もっと積極性を持たせたのがレジスタンスである。「抵抗」と訳されるが，それは援助者たちによって定義されることで構成される。

被害者の言動をレジスタンスという枠組みでとらえると，異なる相貌が立ち現れる。これは被害者を定義する援助者の姿勢を問うものであり，それによって被害者は自らの力を自覚し，新たな自体に立ち向かっていく勇気を得ることができるのだ。

Ⅷ　おわりに

加害者プログラムと被害者支援について歴史的経過に重点を置いて述べてきた。グループにおける実際に関しては関連書を読んでいただきたい。このような構成になったのは，わが国におけるDV対策が諸外国と比しても遅々として進んでいないからだ。

DV被害者支援と加害者プログラムは車の両輪であるべきなのに，まだ片方すらまともに機能していない実状を知っていただきたいと思った。

今後の加害者臨床の発展のために本稿が参考になれば幸いである。

文　献

Grotberg EH（1999）Tapping Your Inner Strength. How to find the resilience to deal with anything. New Harbinger Publications.

伊藤公男（1996）男性学入門．作品社．

草柳和之（1999）ドメスティック・バイオレンス―男性加害者の暴力克服の試み（岩波ブックレット）．岩波書店．

Masten AS, Best KM & Garmezy N（1990）Resilience and Development：Contributions from the study of children who overcome adversity. Development and Psychopathology, 2；425-444.

中村正（1996）「男らしさ」からの自由―模索する男たちのアメリカ（かもがわブックレット）．かもがわ出版．

Rutter M（1985）Resilience in the face of adversity：Protective factors and resistance to psychiatric disorder. The British Journal of Psychiatry, 147；598-611.

渡辺恒夫（1986）脱男性の時代―アンドロジナスをめざす文明学．勁草書房．

與那覇潤（2011）帝国の残影　兵士・小津安二郎の昭和史（文春学藝ライブラリー）．文藝春秋．

精神療法　増刊第 10 号 2023

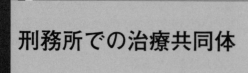

刑務所での治療共同体

Mayumi Mouri

毛利　真弓*

I　刑務所内治療共同体

1．治療共同体とは

　治療共同体（Therapeutic Community：以下，TC とする）は，1940 年代のイギリスの精神医療領域にて精神科医たちが始めた取り組みと，1950 年代のアメリカにおいて依存症当事者たちが始めた取り組みという二つの起源を持ち，互いに影響を与えたり独自に発展を遂げたりしてきた（毛利，2019）。定義はさまざまであるが，英国王立精神医学院内にある TC の認証団体は「治療共同体は，社会的および集団的プロセスの治療上の価値を活用できるよう計画された環境を指す。それは，多様で寛容でしかし安全な環境の中における，公平かつ民主的な集団生活である。対人関係と感情的な問題はオープンに議論され，メンバーは信頼関係を形成する。相互フィードバックは，メンバーが自分の問題に直面し，対人行動の認識を高めるのを助ける」（Community of Communities, 2021）としている。刑務所内 TC は，子どもに対する TC や学習障害がある人の TC などと並んで，特定の環境における TC として開始・発展してきた。

　TC が通常のグループワーク（特に司法領域におけるグループワーク）と違うのは，①権威

＊同志社大学心理学部
　〒 610-0394　京都府京田辺市多々羅都谷 1-3

的存在が要支援者に何かを教えたり指導したりするのではなく，スタッフも一人のメンバーとして参加することが意識されていること（自身の感情や体験をスタッフやメンバーに開示したり直面化を受けたりすることがある），②特定の心理療法そのものというよりは「その中で心理療法のモデルを適用できるような入れ物（container）」（Warren et al., 2003）であり，何を中に入れていようが（つまりどんな心理療法・治療機序を想定していようが），メンバー・スタッフ両方が自分たちの治療的なコミュニティの維持に対して主体的に関与することが意識されていることである。言うのは簡単だが，これらを実行するのはなかなか難しい。また，病院や刑務所といった全制的組織の中で行う場合は，「平等」「対等」「民主的」というパラダイムはなじみにくく，組織内外からの反発も引き起こしやすいのも現実である。刑務所内 TC は，まさしくそうした問題に直面しながら維持・発展してきた。

2．海外における刑務所内 TC

　イギリスにおける刑務所内 TC は，1962 年にグレンドン刑務所で開始した。内部的にはうまく運営されていたものの，1980 年代の厳罰化の風潮や景気後退，そして「クライエントを過度に選び受刑者管理などの点で問題がある」

との行刑局（刑務所を管轄している，ある意味味方のはずの組織）から批判により，内務省勧告がなされるなどした。1990年代にはグレンドン刑務所の出所者の再犯率が低いことが実証されたこと，勧告がうまくいっていると評価されたこと，サイコパシーなど最も深刻で難しい犯罪者にTC治療が有効であると政府から評価されたことである程度評価を立て直した。一方で，一部では，受刑者と向き合うスタッフのスキル低下からネガティブな行動を取り扱えなくなり，受刑者がミーティングに参加しなくなる事態が起こり閉鎖となった刑務所もあった。このように淘汰をされながら2017年時点でイギリス国内では16の刑務所内TCが運営されている（Pearce & Haigh, 2017）。

アメリカの刑務所内TCは1969年にマリオン連邦刑務所で精神科医によって始められ他の連邦刑務所にも広がった。しかしこちらも，受刑者がスタッフにも直面化するTCのやり方に一部のスタッフが引け腰になり受刑者がTCをコントロールするようになってしまったこと，TCの参加者だけ受刑者が特別扱いされていることに対して内部の批判を買ったこと，また薬物の売買やTC参加の権利が売買される腐敗が起きたことなどが原因で批判の対象になり1970年代に衰退した（Wexler & Love, 1994）。しかし1980年代に入ると，連邦政府の失敗を糧に当事者たちが運営するTC団体が州刑務所内でTCを実践し，研究者と連携して再犯率低下のエビデンスを示したり，クロストレーニングを行ったり，プログラムのコントロールを失わないように留意する，TCの基準を決めるなどさまざまな工夫をし，それが成功した。アメリカは予算配分によるプログラムの増減が激しく正確な数は把握できないが，今も多くの刑務所内TCが健在である。

3．歴史から学ぶ留意点
海外での刑務所内TCの実践における失敗は，内的・外的な問題対処への教訓を示唆している。

1）上位の意思決定機関や世論の理解を得るために努力し続けることと効果を発信すること

英米両者のTCとも，当初は順調に進んだものの，すぐに逆風が吹いた。疑念を抱くかもしれない人たちに対し，TCの方法をとることがなぜ必要か，どのような効果があるのかを示し続ける努力や対話や発信が重要である。そして，税金で運営している刑務所にとって費用対効果は重要である。英米どちらの刑務所も，処遇効果（再犯率低下）を示すことが存続の大きなポイントとなった。

2）刑務所内の他のスタッフからの理解を得るべく職員とも対話・交流を行う

TCは，意思決定をメンバーに委ね，自身でコミュニティの管理に責任を持つよう促す構造がTC以外のスタッフから正しく理解されず，特別扱い／優遇されているとか，十分に管理されていないとして批判の的になることがある。さまざまな背景や価値観を持つ職員を一つにすることはできないが，TCスタッフが他の職種の前提としていることを学び，かつTCが何を目指しているかを語る機会を持つことで，理解不足による批判を避けることができる。

3）フィデリティ（統合性）を保つためのスタッフの研修とリクルート

スタッフがスキル低下を起こしたり，受刑者たちが違反を行ったりするなどはHollin（1995）が指摘した，「プログラムの統合性を脅かす3つの可能性」のいずれかが起きたためであり，常にモニタリングを要する事柄である。

①プログラムドリフト：介入の狙いや目的を見失い，強調する部分がシフトする
②プログラム逆行：マネジャーやセラピースタッフ，グループの行動がアプローチを弱体化させるものになる
③プログラム不服従：実践家が自分の都合でプログラムを省略・変更したり，新しい方法を取り入れたりして，何世代にもわたる間に，元とは違うものになる

TC スタッフは，それぞれの職種（心理士，福祉士等）が持つ専門性に加え，集団やコミュニティを見て扱うスキルと，TC とは何かをよく知って TC が形骸化しないようにする「TC への熱意」も必要になる。TC に関心を持ち，その手法になじむスタッフをリクルートした上で，さらにフィデリティ（統合性）維持の教育を推進することが効果的である。

4．日本の刑務所の処遇と刑務所内治療共同体

　刑務所における教育的な介入は「改善指導」と呼ばれ，（治療）教育的な介入に関する一定の素地はある。非常にざっくりとした説明になるが，多くの刑務所では，主として心理専門職や教育専門職や刑務官の一部，民間の処遇カウンセラーが，罪種や問題性（薬物依存，暴力団，生命犯，就労支援，窃盗，飲酒等）でくくられた 8 ～ 12 名程度のメンバーをグループの時に別の部屋に集め，おおむね週 1 回 12 回（3 カ月）程度のグループワークを行うのが基本形である（ただし，性犯罪者再犯指導はリスクに応じて手厚く指導している例外があるほか，施設ごとの工夫でさまざまな形式でのプログラムが実践されている）。心理や福祉や教育の職員は面接やグループなど用事があるときだけ受刑者と顔を合わせる程度であり密な関係を築くことは前提とされていない。また，何年にもわたる刑期の中で，こうした介入を受けるのは（一部例外を除いて）ごくわずかな期間であり，学んだことを社会内で実践する前に学習の効果が消えていくことも稀ではない。

　さらに刑務所内では，自由を制限された環境（自由刑なので当然ではあるのだが）と徹底的に管理された環境の中で受刑者独自の文化ができる。早く入所した順や犯罪の種別で上下関係を決め，強いものが弱いものを搾取したりいじめたりする。必然的にその環境でサバイバルすることが当面の目的になっていき，変化や未来への希望について考えている心の余裕はない。実際のところ，スタッフも「サバイバル」が課題になることもある。仕事はミスなくできて当然で失敗すれば批判や異動，何かあれば組織の問題ではなく個人の失態として叱責や攻撃を受け，ピリピリしたスタッフ同士の人間関係に心をさいなまれる。対人支援の現場では，よく起きる問題である。

　どの場所でも最初から治療的な環境などないが，刑務所内で TC を始めるときは，マイナスからのスタートであり，上記の①支援者との物理的・心理的距離感，②刑務所文化との折り合い，そして裏テーマとして，③支援者自身がさまざまな刑務所の論理や雰囲気に飲み込まれたり迎合しすぎたりせず TC のマインドを保ち続けられるかどうか，がクリアすべき課題となる。

II　実践：準備と計画

　日本の刑務所内 TC は，2008 年に開所した PFI 手法を用いた官民協働刑務所「島根あさひ社会復帰促進センターにおいて，2009 年 2 月に開始した。

1．理解を得る努力

　法務省の担当部署との話し合いでは，「受刑者というのは放っておけば悪いことをする，関わらせれば喧嘩するか悪いことを話すかですよ」という趣旨のことを何度も言われ，性善説と性悪説で戦うような様相の時もあった。頭で理解してもらうより早かったのは，TC の理念や手法を理解してもらうため法務省職員にグループを体験してもらう時間を取ったことである。法務省の担当者は若輩者の私とも根気強く話し合いを続けてくれたが，その中で筆者自身も，刑務所が大事にしていること，譲れないことについても学び，どこで折り合いをつけられるのかを考えることができた。I 3 1）の TC の理念を理解してもらうこと，I 3 2）のクロストレーニングに似たことがこのプロセスの中でできた面もあったように思う。

2．名称の工夫と理念

TC の定訳は治療共同体であるが，筆者らの刑務所では「回復共同体」と呼ぶこととした。治療という日本語が持つ「治す／直す」イメージよりも，自他を傷つける行動を脱学習し，新しい生き方を身につける「回復」の方がイメージにも合っていたからである。認知行動療法の用語として「認知の歪み」という言葉を使った際，「俺たちが歪んでいるというのか！」と怒り出した受刑者がいた。笑い話ではあるが，言葉が与える印象は大きく，名称には理念と想いを込める必要があることを示唆している。

また，「回復共同体の8つの伝統」という理念を作った。これは TC メンバーたちと共有する理念であり，例えば「私たちの唯一の目的は，犯罪によって生じた自他の傷を回復させ，人間的に成長することである」などである。理念は机上の空論のようでいて，実は非常に重要で，迷ったときに指針となり，個々の職員は多様でも，一つの理念だけは共有している状態を保てる。これは I 3 3）で触れた，統合性を脅かす行動を多少なりとも抑止するために重要である。

III　運営

1．担当スタッフ

時期によりメンバーの入れ替わりはあるものの，基本的には4名の専門職（心理士，福祉士）が TC のグループ担当であり，工場を担当する刑務官1名が彼らの生活の指導等を行った。

2．対象の選択

選定基準は，①本人の希望があること，②6カ月以上の刑期が残っていること，③IQ（法務省内の集団知能検査）70以上，④プログラム受講に支障をもたらす精神疾患が見られないことであり，その中から最終的にスタッフが面接して選定した。ユニットの物理的な定員は58名であり，3カ月に1回，対象となる全受刑者に広報して選定し，毎回10人～15人程度を追加するセミクローズドの方式を取った。構成が偏らないよう，罪種や年齢は幅が出るように意図して選定を行った。

滞在可能期間は最大2年とした。本来は出所直前まで学び続ける構造としたかったが，多くの人が受講できるようにしたいというニーズとの折り合いをつけ，期限を設定した。

3．内容

TC の活動は週約12時間であり，2つのグループに分かれて行うテキストを使用した3時間×3日／週のグループと，コミュニティ全体が集まって行うユニットミーティングとで組まれている。ユニットミーティングでは，日々の連絡事項のようなことに加え，全員でユニット内の人間関係や出来事について話し合うべき議題がある時にはそのことを，何もない時にはスタッフが現在，メンバーたちに必要であると思う内容でのレクチャーやグループワークを行い，時に外部からゲストをお呼びしさまざまな講義や交流を行った。

テキストは，アメリカの治療共同体「アミティ」からテキストを購入し，翻訳して3冊を使用した。内容はそれぞれ，① TC の理念と基本的前提について学ぶもの，②過去の被害や加害，自身の感情について掘り下げるもの，③自身の家族関係とこれまでの歩みについて触れるものである。並行して，認知行動療法やグッドライフモデルという犯罪行動変化の理論を盛り込んだオリジナルのテキストも使用した。内容の詳細は毛利（2011，2014，2016，2018a）を参照されたい。

4．係活動

コミュニティを意識する視野やコミュニティの中で果たせる責任を広げていってもらうため，3カ月ごとにステップを進む係活動〈学ぶ役割の新メンバー→新メンバーをサポートする垣外役→コミュニティ全体を管理する生活管理係→グループリーダーを受刑者自身で務めるカリキュラム係→コミュニティ全体に目を向け寄与す

る OB（のちに Grow Mate と改称）〉を設けた。やれる人がずっとやることでコミュニティを維持するのではなく，全員が必ず挑戦しそこで成長することに重点を置いている。また係同士で話し合うことによって，葛藤や軋轢を乗り越える体験をすることも意図している。これ以外にも，ユニットの中で，2〜3 名のまとめ役を互選し，全員で意思決定する際の司会役や，ユニット内でトラブルが生じている場合のスタッフとの対策の話し合いを行う役割も設けた。受刑者が受刑者を管理したり助言したりするのは危険（けんかに発展して両者とも懲罰になる）もあり，通常受刑者に任せるような役割ではないのだが，社会人経験も豊富な成人受刑者たちは，上手に解決や話し合いに導いてくれることも多かった。

Ⅳ　グループの動きと　メンバー・スタッフの成長

1．安定までの苦労

　最初は文字通りカオスであった。まだスタッフも手探りの中，TC が何かも知らないのに集まってきたメンバーたちで，これまでに人生で経験したことがない，自己開示や話し合いを始めたのであるから当然である。それぞれがそれまでの生活や刑務所内生活で身につけた行動様式を発揮し，不信に満ちて必ず椅子を縁から外して遠くに座る人，何かというと怒鳴りけんかをふっかける人（自分の感情に触れるのが怖く，それを悟られまいと怒りで反応する），刑務所や体制の文句を言い続けることで自己防衛する人などいろいろな反応があった。スタッフとして工夫したことをかっこよく書きたいが，ほどんど無我夢中だったの一言につきる。それでも最初のメンバーで核になる人たちは出てきてくれて，徐々にその後の雰囲気を作っていってくれた。

2．大量の違反者・腐敗

　TC 開始後 1 年半ほどで，十数人のメンバーが違反行為（図書の不正交換など）で調査・懲罰になり抜けることがあった。大量の違反者が出たことについて，メンバー主導で，「ちゃんと考え直そう」という声が出て，初期メンバーが全員が集まるユニットミーティングで司会進行を務め，違反を見て見ぬふりをしていた自分たちがいけなかったと反省し，自分たちでこの文化をつぶしてはいけない，TC の理念をもっと自分たちで伝えていかないといけない，などの話し合いが行われた。その後も多くの危機は訪れたが，多くの場合，こうしたメンバーが必ず出てきて，全員を巻き込んでグループを良い方向にもっていってくれた。

3．犯罪並行行動（Offence paralleling behavior：OPB）とその扱い

　グループ内や生活場面で本人が持っている問題性が表れてくるが，加害者処遇では，それらの問題の機制が実際に罪を犯した時に類似している場合に「犯罪並行行動：OPB」（Jones, 1997）と呼ぶ。例えば母親からの拒否を経験し女性に対する緊張や怒り，妄想的な思考を持つようになって女性パートナーに暴力をふるった加害者が，グループ／ TC の場面で女性スタッフに要求を断られ，同じように緊張や怒り，妄想的な思考を刺激され，スタッフに攻撃的に振る舞うような場合を指す。Shuker（2013）は，「TC の基本の形式である関係性，役割，責任は，避けがたく犯罪に関連した連鎖と再上演へと導く」と述べ，TC が OPB を引き出しやすい環境であることを指摘している。これらは関係性が密になりにくい，グループの時だけ集まって回数限定で行うプログラムではあまり起きにくい。犯罪並行行動への対処はさまざまで，他のメンバーがそれに気づき，時に見守り，時機を見て直面化してくれることが多かった。そして仲間からの働きかけが一番響くものである。その他，女性への敵意が女性職員に向けられた場合は他の男性スタッフが介入したり，権威や男性への感情が刺激された OPB には女性民間スタッフが話を聞くなど，スタッフが分断されな

いようにすることに気を配りながら本人が自分に起きていることを自覚できるように工夫した。

4．スタッフも人間，メンバーも人間，すべてを成長の糧に

　上記のさまざまなトラブル一つ一つで深く悩み対策を考え，失敗も重ねたが，それらすべてがスタッフである筆者自身の成長を促してくれたと感じている。葛藤や失敗が成長を生むのはメンバーたちもまたしかりである。TC が開始して 4 ～ 5 年たった際に，どの時期のメンバーに再犯が多いかな，とざっと確認したことがある。不思議なことに TC で違反や人間関係の軋轢など何らかのトラブルがあった時期の人ほど再犯が少なかった。葛藤し，それに耐え，他者と対話し，乗り越えることは，どんな新しいことを学ぶより人の成長を促すのかもしれない。

V　グループ外での工夫と努力

1．スタッフミーティング，関係職員との会議とチーム作り

　TC では，週に 1 回スタッフで情報共有のためのミーティングを 1 ～ 1.5 時間ほど行った。また，中堅幹部の刑務官も含めた会議（TC 会議）を月 1 回程度行い，各メンバーの情報の共有や，新規メンバー選定時の話し合いを行った。会議はいかにも「会議」であり対等に話し合うという雰囲気とは違ったが，TC スタッフが誰をどう見ていて，どのように介入しようとしているのか／したのかとその結果を報告できる場があることで，TC の理念やスタッフの振る舞いの意図を理解してもらう機会とした。

2．外部の理解を得るためにしたこと

　海外の刑務所内 TC の失敗と対策を教訓とし，広く理解を求めることにも留意し，学会等での発表の他，治療共同体の試みについて講演などしに行くチャンスがあればできる限り応じるようにした。また，TC を卒業した人たちが増えてきたころからは，社会内で，定期的にシンポ

ジウムを行い，出所者に協力してもらってその変化のプロセスについて語ってもらうこともした。最も影響力があったのは，TC を 6 年以上も追いかけた坂上香監督の映画「プリズン・サークル」が 2020 年 1 月に完成し，多くの人が視覚的に TC のプロセスを共有できたことである。ちなみに，映画は思わぬ副産物を生んだ。映画を見た人の中に「島根あさひで働きたい」と就職・転職してきてくれた人がいたことである。広報は熱意あるスタッフを招いてくる良い循環も生んだ。2018 年には，同じ島根あさひ社会復帰支援センターで TC を受講していない人よりも受講した人の方が刑務所再入所率が約半分であること，また再犯してしまったとしても長く社会にとどまっていたことをデータで示すこともできた（毛利，2018b）。

Ⅵ　最後に：できたこととできなかったこと

　海外の失敗例を見ながら対策を練り，日本初の刑務所内 TC を立ち上げ，2016 年に筆者が退職した後も，多くのスタッフが真摯に TC の仕事にやりがいを感じ立派に維持・運営されている。一時期は，TC を他のユニットに拡大するという話が出たとも聞いており，失敗もあったが，苦労したことや工夫したことが評価されているのだとも感じている。

　一方，気を付けていてもうまく対処できなかったのは，TC 以外のスタッフと協働することであった。筆者の強引な性格の問題が大きかったことは自覚しているが，それでもやはり「大変な仕事押し付けて自分（たち）だけ勝手なことをしている」という批判を受け，「自分の功績のために発表や講演をして受刑者を利用している」という見方をされた。職員組織を安心・安全な場所にできなかったことについては，力不足であり自身の問題が露呈したと痛感している。とはいえあとに続くスタッフたちは，おそらく筆者を反面教師にしてくれていると思うし，実際に仲良くやっているようである。元凶であったかもしれない自分が言うのもなんだが，葛

藤やストレスを経て，スタッフ組織も強くなっ
ていてくれることを願うばかりである。

文　献

Community of communities（2021）Community of communities process document.（https://www.rcpsych.ac.uk/docs/default-source/improving-care/ccqi/quality-networks/therapeutic-communities-c-of-c/community-of-communities-process-document3ab29c806271423d88045a1eb8b938a1.pdf?sfvrsn=2c3de1c_2）（2022 年 2 月 26 日取得）

Hollin CR（1995）The meaning and implications of 'programme integrity'. In : McGuire J（Ed.）What Works : Reducing reoffending : Guideline from reseach and practice, pp.195-208. John Wiley & Sons.

Jones L（1997）Developing Models for Managing Treatment Integrity and Efficacy in a Prison Based TC: The Max Glatt Centre. In : Cullen E, Jones L & Woodward R（Eds.）Therapeutic Communities for Offenders, pp.121-157. John Wiley & Sons.

毛利真弓（2011）受刑者のトラウマ反応とのその対応：刑務所内治療共同体での実践．トラウマティック・ストレス，9（1）；86-91.

毛利真弓（2014）加害行動の背景にある被虐待体験をどのように扱うか？　A刑務所内治療共同体の試みから．心理臨床学研究，31（6）；960-969.

毛利真弓（2016）語りの場と犯罪行動からの離脱．（藤岡淳子編著）治療共同体実践ガイド．金剛出版．

毛利真弓（2018a）刑務所内治療共同体の可能性と課題．集団精神療法，31（1）；37-45.

毛利真弓（2018b）刑務所治療共同体の再入所低下効果—傾向スコアによる交絡調整を用いた検証．犯罪心理学研究，56（1）；29-46.

毛利真弓（2019）治療共同体の理念と歴史．（藤岡淳子編）治療共同体実践ガイド―トラウマティックな共同体から回復の共同体へ．金剛出版．

Pearce S & Haigh R（2017）The Theory and Practice of Democratic Therapeutic Community Treatment. Essica Kingsley Publishers.

Warren F, Preedy-Fayers K & McGauley G et al.（2003）Review of treatments for severe personality disorder. Home office Online Report 30/03.（https://webarchive.nationalarchives.gov.uk/ukgwa/20110218141511/http://rds.homeoffice.gov.uk/rds/pdfs2/rdsolr3003.pdf）（2023 年 2 月 26 日取得）

Wexler HK & Love CT（1994）Therapeutic Communities in Prison. National Institute on Drug Abuse reserch monograph 144. Therapeutic Community：Advances in Reserch and Application, 181-208.

Shuker R（2013）Treating Offenders in a Therapeutic Community. In : LA Craig, Dixon L & Gannon TA（Eds.）What Works in Offender Rehabilitation:An evidence-based approach to assessment and treatment, pp.340-358. Wiley Blackwell.

組織コンサルテーションとグループ

Asako Takei

武井　麻子*

I　はじめに

今年，ワインバーグ（Weinberg H）らによる『オンラインセラピーの理論と実際』[注1] が邦訳されるにあたり，推薦文を依頼されて書くことになった。オンラインでグループなどとんでもないと思っていたのが，嘘のようである。COVID-19（以下，コロナという）のせいで，今や私も長年続けている二つの体験グループ[注2]をZoomで行っている。大学でも講義や実習をオンラインでやっていたし，会議やミーティング，面談に私的なチャットなど，インターネットを使わない日はないと言ってもよいほどである。

上記の本には，web会議システムを用いたもの以外にも電話やメールを用いたものなど，多様なオンラインセラピーが紹介されており，対面での方法と比較してのメリットやデメリット，留意点などが論じられている。対象も個人，家族，グループなどさまざまである。

意外だったのは，この本の最後のセクションに「リモートでの組織コンサルテーション」が採り上げられていたことである。ワインバーグはこのセクションについて，「心理学的治療と同じカテゴリーに含まれるような古典的ではな

い，革新的なもの」と述べており，採り上げた理由として，第一に「組織におけるグループの仕事の方が臨床実践におけるグループセラピーよりはるかに普及していること」，第二に「組織では一般にチームの仕事における対人関係的側面の重要性が軽視される傾向があり，遠隔での場合にはとりわけその傾向が強く，組織でのオンラインの仕事における対人関係面を軽視しないようにすることが本書の課題の一つである」ことと記している。

第一の理由には驚いたが，米国ではとくにこの30年の間に精神療法が精神科での治療法として用いられなくなり，医師ではないセラピストによる夫婦・家族・人間関係のセラピー，キャリアカウンセリング，ポジティブ心理学や自己啓発，ニューエイジのエネルギー・ヒーリングやライフ・コーチングなどにとって代わられつつある（Ruffalo, 2021）と聞くので，逆にそうしたセラピーやプログラムを提供する組織や団体が，専門家のコンサルテーションを必要とするようになっているのかもしれない。

注1) 2019年にWeinberg HとRolnick Aの編著で出版された "Theory and Practice of Online Therapy"。近々，『オンラインセラピーの理論と実際』として創元社より出版予定。

注2) 体験グループとは，精神療法の専門家や対人援助職のトレーニングとサポートを目的として行われ，実際にグループでの相互交流の体験を通して，グループや自分自身について理解を深めていく。単発のもの，継続して行われるものなど，さまざまである。

＊ Office-Asako
〒170-0013　東京都豊島区駒込 6-6-23
　　　　　　東京集団精神療法研究所内

長年グループを行ってきた身からすると，組織のコンサルテーションに集団精神療法の視点，理論，技法が大いに役立つと考えるのはごく自然なことに思える。数年前に私が「ケアラーのためのコンサルテーション・ルーム」として個人事務所を立ち上げてまもなく，コンサルタント会社の経営者から相談を受けたことがあった。「顧客に素晴らしい提案をしても，どうして顧客はそれを聞き入れようとしないのか，そのわけが知りたい」というのである。いくら素晴らしい計画であっても，人間は理屈どおりには行動しないのである。そのあたりを理解するには，個人だけでなく，集団としての組織の無意識のダイナミクスを知る必要がある。そこで私も，この集団精神療法の特集で組織コンサルテーションを採り上げることにした。

II　組織コンサルテーションの方法と理論

　組織コンサルテーションにもさまざまな考え方や方法がある。米国には，T グループやアクションリサーチの方法を編み出し，グループダイナミクス研究所を創設したクルト・レヴィン（Lewin KZ）[注3]以来の伝統もあり，人間関係や感情に注目した組織運営についての研究者が多く存在する[注4]。感情知性や EQ といった概念もいち早くビジネスの分野で注目されており，精神医療の世界よりビジネス業界のほうが人間関係や感情の重要性を理解しているように思えるほどである。

　集団精神療法と密接につながるコンサルテーションとしては，イヴォンヌ・アガザリアン（Agazarian YM）の「システム・センタード・アプローチ」がある。これは，レヴィンの「場の

理論」，フォン・ベルタランフィー（Ludwig von Bertalanffy）の「一般システム理論」など，さまざまな理論を統合した，組織と人をそれぞれ一つのシステムと考える「リビング・ヒューマン・システムズ理論」に基づく方法である。緻密なプロトコルに従い，企業や学校，対人援助サービス機関などで広く行われているという。日本でも『組織と個人を同時に助けるコンサルテーション』（Gantt & Agazarian, 2005 ／ 2018）が出版されており，とくに意識的にサブグループを活用する機能的サブグルーピングの方法などは興味深い。

　もう一つは，英国のタヴィストック人間関係研究所で 1980 年に始まった「組織コンサルテーションワークショップ」で生まれた方法である。この研究所の母体であるタヴィストッククリニックは 1920 年に創設され，第一次世界大戦に従軍し今でいう PTSD を発症した兵士たちの治療や予防に関する研究，治療者の養成などを行っていた。第二次世界大戦中からビオン（Bion WR）やボウルビー（Bowlby J）など，多くのタヴィストックメンバーであった精神科医が軍に入り，さまざまな改革に携わった。治療共同体が生まれたのもその活動からであった。

　「組織コンサルテーションワークショップ」は，主に対人援助サービスにかかわる組織の問題をグループの観点から分析し，解決の方法を探ろうとするものである。そのテキストである『組織のストレスとコンサルテーション──対人援助サービスと職場の無意識』（Obholzer & Zagier, 1994 ／ 2014）[注5]を，私は長らく大学院のテキストとして使っていて翻訳も手掛けたので，本稿ではこの本を導きの糸として，タヴィストックの組織コンサルテーションの理論と方法を次に詳しく見ていくことにする。

注3）レヴィンは，タヴィストッククリニックともつながりがあった。タヴィストック人間関係研究所の機関誌 "Human Relations" は，彼のグループダイナミクス研究所との連携で創刊された。

注4）例えば，「心理的安全性」が日本でも注目されているハーバードビジネススクールのエミリー・C・エドモンドソンや『プロセス・コンサルテーション』のエドガー・シャイン，組織に政治学の「ソーシャル・キャピタル」の概念を適用した IBM ナレッジ・マネジメント研究所のドン・コーエンなど。

注5）この本で紹介されている事例には，タヴィストックがかかわっている「グループ関係カンファレンス（Group Relations Conference）」での事例も含まれている。これは，何かを知的に理解するためのプログラムではなく，さまざまなグループを体験することから学ぶプログラムである。

III　タヴィストックの
組織コンサルテーションの理論と方法

タヴィストックの組織コンサルテーションが注目するのは，組織における意識的なダイナミクスと無意識的なダイナミクスの相互作用である。これは，ビオンの作業グループと基本的想定グループ[注6]の考え方を基本としている（Bion, 1961）。これはグループの活動の二側面を表すもので，前者では，メンバーは合理的・現実的に課題達成に向け，進んで協力していく。後者では，現実に直面するときの痛みを避けるために目的達成を妨げようとする力が働いて，メンバーたちは無意識のうちに混沌を引き起こしてしまうのである。

タヴィストックでは，この二つのグループの相互作用を見るために，組織を社会システムとしてとらえてフィールドワークやアクションリサーチなどの社会科学的方法を用いて検証する一方，組織生活における無意識のプロセスについては精神分析的に見ていこうとする。ビオンの他に，メラニー・クライン（Klein M）の対象関係論，開放システム理論の三つが理論的な柱としてあげられており，治療共同体の考え方や実践と共通するところが多い。

1．ケアの仕事のストレスと感情労働

ではなぜ，組織のコンサルテーションに無意識のダイナミクスの理解が必要なのだろうか。それは，その組織が苦しみの中にある人々にケアを提供するというタスクをもつからであり，それには必然的に不安と苦痛，混乱がつきまとう。そこで，その不安を防衛するように組織や仕事のやり方やスタッフの人間関係が無意識に形づくられていき，やがてそれが組織のタスクを遂行するために最適な方法とみなされてしま

うようになる。ところが，往々にしてそれは仕事のストレスを減らすよりも，かえって悪化させてしまうことになる（Obholzer & Roberts, 1994／2014, p.285）。

ケアを提供する職場における不安と組織的防衛についての研究の先駆けとなったのは，タヴィストック人間関係研究所の設立メンバーの一人，イザベル・メンジーズ（Menzies I）である。彼女は看護師の高い離職率の理由を探るためにロンドンの総合病院でフィールドワークを行い，看護師たちが高いストレスを経験していることに気づいた。それは患者との接触がもたらす不安によるものであり，習慣的に患者を名前ではなく疾患名や病室番号で呼ぶ脱人格化や業務中心の傾向が不安への防衛として機能していること，さらに軍隊に例えられるような強固な上下関係，一律のユニフォームや厳しい規律などを特徴とする看護部組織の構造や文化が，看護師たちの不安への組織的防衛として形作られていることなどを彼女は明らかにした（Menzies, 1959）。

この研究はオブホルツァーらのコンサルテーションのテキストでも取り上げられているが，私が最初に知ったのは英国の看護研究者であるパム・スミスの『感情労働としての看護』（Smith, 1992／2000）を通してであった[注7]。スミスはこの著書のもとになった看護学生を対象とした研究でロンドンの King's College で PhD を取得後，感情労働研究の第一人者とされる米国の社会学者ホックシールドのもとで1年間過ごし，この本を書き上げた。

感情労働が求められる職業には，①対面あるいは声による顧客との接触[注8]が不可欠である。②従事者は，他人の中に何らかの感情変化を起こさせなければならない。③雇用者は，研修や管理体制を通じて従事者の感情活動をある程度

注6）Basic Assumption（BA）は基本的想定以外に，基本仮定とも訳されている。どのようなグループにも見られる傾向性で，依存，闘争／逃避，対の形成（ペアリング）の三つの想定／仮定が無意識のうちに働いている。

注7）英国で出版されたのは，スミスの本が1992年に対して，オブホルツァーの本が1994年と前者が2年早い。

注8）最近では，メールやSNSなどでの「文字（テキスト）」による接触も加えられている。

支配する，という特徴がある（Hochschild, 1983／2000, p.170）。だが，看護の場合，対象である患者との直接的な身体接触もよくあり，メンジーズはそれが引き起こす性的なファンタジーも不安の原因の一つとなっていると述べている。実際，ケアの場ではセクシャルハラスメントがしばしば問題となるが，そこまではいかないまでも看護師も患者も当惑するような場面は日常的にあり，見えないストレスとなっている。

　さらに，死の恐怖や痛みに直面し，耐え難い不安と無力を体験している患者は，その不安をやわらげ，痛みを癒してくれる人として看護師にすべての欲求を満たしてくれる"理想の母親"のファンタジーを投影しがちである。そのため，看護師には"作り物"ではない"本物の"優しさ，気配り，献身が求められ，その働きは"無償の愛"や"無私の心"と称賛されることもある。

　本来，感情労働では感情に商品としての価値があるものなのだが，看護師の優しさや思いやりといった感情は個々の資質に備わる"自然な"ものとみなされ，金銭的な対価の対象とは考えられないのである。その代わり，"感謝"や"称賛"が対価として与えられたとしても，看護師はそれさえも——少なくともあからさまには——求めてはならないと教育される。そうした点で，看護は特殊な感情労働なのである[注9]。

2．感情労働と感情の容器になるということ

　タヴィストックの組織コンサルテーションでの重要な概念の一つは，ビオンが提唱した投影同一化の「容器（コンテイナー）－内容（コンテインド）」モデルである[注10]。この原型は，生後間もない赤ん坊と母親との間に生じる言葉によらないコミュニケーションである。赤ん坊は自分の中に苦痛な感覚を覚えると泣きだす。

すると，母親は，その泣き声から子どもがお腹を空かせているのか，おむつを替えてほしいのか，ただ構ってほしいのかを聞きわけ，適切に応答してその苦痛を和らげようとする。ビオンはこのような相互交流的な無意識のコミュニケーションについて，赤ん坊が自分の中の苦痛な感情＝内容（コンテインド）を自分から切り離し，母親＝容器（コンテイナー）の中に流し込み，母親の中に同じ感情を掻き立てることで伝えようとするという説明モデルをつくったのである。赤ん坊の感情の容器となった母親は，赤ん坊の痛みを自分の痛みとして感じ取り（コンテインし），おっぱいを与えてみたり，おむつを替えてみたり，それでも泣き止まなければあやしてみたりする。ケアによってその痛みをやわらげて赤ん坊に返すのである。もちろん余裕がなければ，正しく反応することができないこともあるが，このやりとりを通して赤ん坊の人格が形成されていく。

　患者となる人には，トラウマを体験したために言葉が機能せず，この無意識のコミュニケーションを通してしか感情や欲求を伝えられない人が多いのである。それこそが，「苦しみの中にある人々にケアを提供するという仕事には，必然的に不安と苦痛，混乱がつきまとう」理由なのである。トラウマを負った人を援助する人やその場面を見たり，話を聞いたりした人に生じる「共感疲労（二次的外傷性ストレス）」も，この患者からの感情の容器になった結果と考えることができる。

3．組織が感情の容器となるとき

　個人ばかりでなく，組織が患者の感情の容器となることもある。オブホルツァーらの本には

注9）ホックシールドは，すべての看護師が感情労働者というわけではないという。感情労働には雇用者から指導監督されるという条件があるからである。自己管理の場合はこの条件を満たさない。

注10）「容器－内容」モデルは，タヴィストックの他のプログラムでも重要なキー概念として使われている。たとえば，児童心理療法部門で開発されたトレーニングのための「ワーク・ディスカッション・セミナー」もその一つである。『ワーク・ディスカッション—心理療法の届かぬ過酷な現場で生き残る方法とその実践』（Bradley & Rustin, 2008／2015）を参照されたい。なお，「内容－容器」モデルと表記されることもある。

次のような事例が紹介されている。

　　コンサルテーションのためにある薬物依存症のクリニックに呼ばれたコンサルタントが最初に感じたのは，強烈な恐怖であった。何十人もの職員が次々に集まってきて，じっと自分を見つめているように感じて圧倒されたのである。その後，話を聞くうちにようやく落ち着いて状況が見えて来ると，この体験が彼にクリニックが抱えている深刻な問題を伝えていたことが理解できるようになった。スタッフは増え続ける薬物依存症者を抱えて孤立無援と感じており，やる気を失っていたのだった。

　最初にコンサルタントが感じた圧倒的な孤立無援感と恐怖は，クリニックの職員から流し込まれた感情と考えられる。それは同時に，薬物依存の入所者たちが抱えていて，かつ否認している感情であり，それが職員に流し込まれたものでもあった。このように，組織コンサルテーションでは，コンサルタント自身も感情の容器となるため，自分を観察することが不可欠である。そこからその場がどういう状況なのかを理解することが出来るのである。

4．結合価（ヴァレンシー）
　上の事例のような状況下で，コンサルタントが大勢の職員を前に無力感に打ちのめされるのか，それとも奮い立つのかは，コンサルタント自身の過去の経験や性格などによっても異なってくる。ビオンは，人には特定の防衛の仕方に結びつきやすい結合価（ヴァレンシー）というものがあり，それがグループ内での反応や人とのかかわり方に表れてくるという（Obholzer & Roberts, 1994／2014, p.62）。チームが葛藤を抱えたとき，結合価の違うメンバーが異なる反応をして分裂が生じたり，スケープゴートの役割を負う者が出てきたりする。また，職種によっても結合価が異なり，職種間葛藤のもととなることもある。

そんなとき，目の前の単純な対立構造ばかりに目を奪われてしまうと，現実からどんどん離れていくことになる。根本的な問題に直面しないかぎり，問題解決は難しいのである。しかし，その作業は痛みを伴うために，混沌としてなかなか進まないものなのである。そうしたときこそ，無意識のコミュニケーションへの感度をもった組織コンサルタントのトレーニングされた外部者としての視点が生かされるのである。

Ⅳ　グループ・コンサルテーションとしての事例検討会と体験グループ

　私の知る限り，日本にはビジネス界以外で組織コンサルテーションを専門にしている人はいないように思う。では，どうすれば組織の問題について取り組む機会が得られるのだろうか。
　一つには，事例検討会や体験グループがそうした機会になりうるだろう。最近も，ある事例検討会で，病棟スタッフの問題事例が紹介されたことがあった。そのスタッフの行為は単純に言って服務規程違反だったのだが，上司である紹介者はそのスタッフに注意することが怖くてできないと言い，そこで議論は行き詰ってしまった。問題はそのスタッフ個人にあるというより，そのスタッフと上司との間にあるようだった。そこで，障壁となっている「怖い」という感情に焦点を当てて，何か「怖い」ことがその病棟にないかと質問したところ，少し前までその病棟がコロナ病棟になっていたことが分かった。そこから，コロナでいかに怖い思いをしたかが語られ，さらにコロナ病棟からもとの病棟に戻った際に，病棟の機能変更が行われたという話が出てきた。コロナ病棟になったのも，病棟の機能変更も，経営上の理由からであり，病院も新たな管理者を外部から招き入れたばかりであった。その病棟自体がコロナでかつてない恐怖を味わわされた上に，利益至上主義の組織の思惑に振り回され，スタッフは孤立無援の状況にあったのである。
　体験グループでも "Here & Now" が原則と

されているが，長く続けていると職場や家庭の問題などが持ち込まれることがあり，即席の事例検討会やコンサルテーションになることもよくある。そこからほかのメンバーの体験が語られることもあり，一律に "There & Then" の話だからと排除しない方がよいように思う。

V　おわりに

本稿で紹介した組織ダイナミクス研究の開拓者メンジーズは，晩年になっても精神障害者のためのリハビリテーション病棟で，毎週スタッフグループのコンサルタントを務めていた。当初は自分たちの経験を振り返ることに不信感や抵抗感を抱いていたスタッフも，やがて安心して自分たちが対処しなければならない暴力やその他の問題についてオープンに話せるようになり，「スタッフが自分のことを話すようになると，病棟はより生き生きとし，患者もより人間らしくなった」と彼女は述べていたという（Dartington, 2008）。

日本でもこうした実践を広げていきたいと考えているが，どうやって実現するかは今後に委ねられている。日本集団精神療法学会では，グループサイコセラピストおよびスーパーバイザーの認定システムを設けており，グループの見方や運営の仕方のトレーニングも行っている。こうした認定資格をとったセラピストたちがさまざまな場で実践を重ねていき，その力が広く認知されるようになることを期待している。

文　献

Bion WR (1961) Experiences in Groups and Other Papers. Basic Books.（池田数好訳（1973）集団精神療法の基礎．岩崎学術出版社）

Bradley J & Rustin M (2008) Work Discussion : Learning from reflective practice in work with children and families. Routledge.（鈴木誠・鵜飼奈津子監訳（2015）ワーク・ディスカッション—心理療法の届かぬ過酷な現場で生き残る方法とその実践．岩崎学術出版社）

Dartington T (2008, Feb. 20) Isabel Menzies Lyth, The Gardian. (http://grouprelations.com/news-Isabel_Menzies_Lyth-Guardian.php. ［2023 年 1 月 30 日閲覧］)

Gantt SP & Agazarian YM (2005) SCT® in Action : Applying the systems-centered approach in organizations. Routledge.（嶋田博之・杉山恵理子監訳，LHS 研究会訳（2018）組織と個人を同時に助けるコンサルテーション—企業や学校，対人援助サービスで使えるシステムズセンタード・アプローチ．金剛出版）

Hochschild A (1983) The Managed Heart : Commercialization of human feeling. University of California Press.（石川准・室伏亜希訳（2000）管理される心—感情が商品になるとき．世界思想社）

Menzies LEP (1959) The functioning of social systems as a defence against anxiety : A report on a study of the nursing services of a general hospital. Human Relations, 13 ; 95-121.

Obholzer A & Roberts VZ (2006) The Unconscious at Work : Individual and organization a stress in the human services. Routledge.（武井麻子監訳，榊惠子他訳（2014）組織のストレスとコンサルテーション—対人援助サービスと職場の無意識．金剛出版）

Ruffalo ML (2021, June 29) Psychotherapy as a Medical Treatment, Psychiatric Times. (https://www.psychiatrictimes.com/view/psychotherapy-as-a-medical-treatment. ［2023 年 1 月 30 日閲覧］)

Smith P (1992) The Emotional Labour of Nursing-How Nurses Care. The Macmillan Press.（武田麻子・前田泰樹監訳（2000）感情労働としての看護．ゆみる出版）

座談会

VI

精神療法　増刊第 10 号 2023

集団精神療法を日常臨床で活かす

▶ 日常臨床での活用術

Kenji Kitanishi
Kaoru Nishimura
Junichi Suzuki
Yoko Nakasato

司会：北西　憲二[*1]，西村　馨[*2]，
鈴木　純一[*3]，中里　容子[*4]

はじめに
——先生方の自己紹介

北西（司会）　では，今日の座談会を始めたいと思います。テーマは「集団精神療法を日常臨床で活かす」です。現在これだけ幅広くグループは使われているけれども，本当の意味でグループを意識して使っていないのではないか，と私はいつも思っています。論文を査読していても「この人がグループのことを知っていけば」「このプロセスはグループだよね」と思うことがよくあります。

　スーパービジョンをするときも，デイケアなどの場面を見ていても，もっとグループを意識したらいい治療ができるのにとか，それはリワークでも何でもそうですが，そう思うことがたびたびありましたので，今回西村さんと一緒に企画を立てました。

　まずは，個人紹介を兼ねて自分のグループはどういうことをやってきたのか，どういっ

た対象にどういう対処をしてきたのか，トレーニングのお話もいただければと思います。

　まず，中里さんからお願いできますか。集団精神療法の作法に従って，「さん」付けで話をすすめたいと思います。

中里　よろしくお願いします。私は学生時代，明治大学にいらした高良聖先生のサイコドラマに参加して，すごい技を見たように感じて衝撃を受けたのがグループに関心をもったきっかけです。仕事に就いてからも毎月サイコドラマのオープングループに参加して，いろいろな補助自我を演じたり，自分でも主役をやったりしながら，ディレクターの技に触れ続けた体験が，今の臨床のベースになっているように思います。

　大学院を修了して最初に就職した病院の児童精神科では，言語的なグループの他にも，緘黙の子を対象にしたグループ・プレイセラピーとか，ちょっと無茶じゃないかと思うようなグループに次々チャレンジするような上司がいて，当時の私にはそのグループを立ち上げる意図が理解できなかったので，一緒にやらせてもらいながら，このグループの目的は何なのかとか，集団で遊ぶことが治療的には何の役に立つのかということを，とにかく一所懸命考えたり，文句言ったりしながら過ごしました。でも今思うと，そういう時間は

＊1　北西クリニック／森田療法研究所
　　〒150-0031　東京都渋谷区桜丘町 20-12-202
＊2　国際基督教大学教養学部アーツ・サイエンス学科
　　〒181-8585　東京都三鷹市大沢 3-10-2
＊3　東京集団精神療法研究所（itgip）
　　〒170-0013　東京都豊島区駒込 6-6-23
＊4　明治大学子どものこころクリニック
　　〒101-8301　東京都千代田区神田駿河台 1-1
　　　　　　　　明治大学駿河台キャンパス研究棟

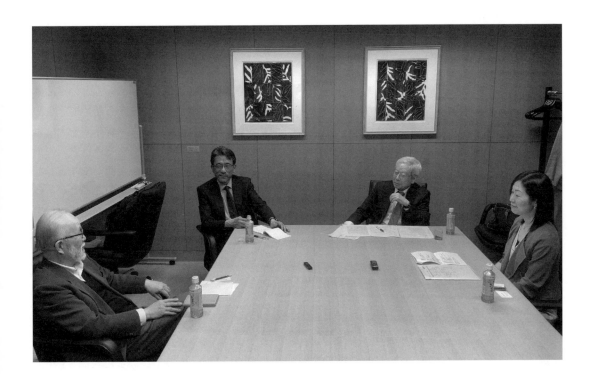

案外大事だったのだと思います。

　次に移った病院では，先ほど北西さんがおっしゃった，グループを意識して使う文化のようなものが見当たらない気がして，そういう中でどうしたら集団療法ができるようになるのか，前職ではたくさんグループに関わっていたのにさっぱり分からないし，いきなり自分がやりますと言うのは危険だなという感じがありました。でもだんだん分かってきたのは，集団精神療法として見られてはいないけれど，慢性期の統合失調症の患者さんがいらっしゃる病棟には，患者さんが自由にしゃべる座談会という時間があったり，リワークの中にはCBTやSSTを集団でやるプログラムがあったりと，グループになっているものはいろいろあって，要は集団精神療法という視点をもって関わる人がいればいいんだなということを発見しました。そこからは，すでにあるグループに集団精神療法のエッセンスが加わるように構造をリフォームしながらいろいろと関わらせてもらうようになりました。

　特に依存症の領域では，心理教育的なテキストワークを行う集団療法が盛んになっていた時で，経験の浅い支援者でも基本的な知識やプロセスを押さえてグループを運営できるという良さがある一方で，だんだんとテキスト通りに進めて患者さんに内容を納得させなきゃいけないという，テキストに対する過剰適応的な空気が蔓延して苦しくなってきたりもするので，そういう時に集団精神療法としての視点をもってスタッフみんなで考えられるチームになっていたことは救いだったなと思います。

　今は明治大学で児童精神科クリニックを運営しています。ここではグループという考え方をベースに全体を運営していて，例えば初診は，集団療法室で子どもと親と医者と心理と学生が，一つのチームとしてまずみんなで話をしますし，治療過程の中で必要なグループに参加してもらえるように，心理教育的なグループや，活動集団療法を少しずつそろえているところです。

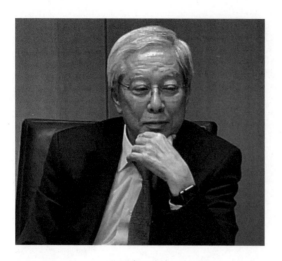

北西憲二先生

北西　ありがとうございます。では，次は西村
さん。

西村　はい，よろしくお願いします。私は，今
はどちらかというと子ども，思春期とその親
御さんのグループが中心で，最近はコロナで
中断していましたが，それまでもどちらかと
いうと教育，研修系のグループの方が多かっ
たと思います。

　私とグループとの出会いは，何と小谷英文
先生と下山晴彦先生がファシリテーターをやっ
ているエンカウンターグループに出たのが最初
です。当時，いきなり脱線してしまうかもしれ
ませんが，僕が行っていた学科は，まだ臨床
心理士という制度がなかったころ，臨床心理
学をやりたいのだったらグループに出なければ
駄目だよね，みたいな風土があって，それぐら
いグループが重要視されていたので，怖いな
と思いながらチャレンジしたのが最初です。

　そこで出会った小谷先生と下山先生の影響
で，以降気づけばそこでもっと勉強したいと
思うようになり，大学院ではグループセラピ
ーをもっとやっていくことになりました。な
ので，アメリカ系の精神分析的な集団精神療
法をいろいろ教えてもらえてよかったなと思
っています。

どのようなグループをやってきたのかです
が，最初はなかなか精神療法としてとか治療
グループというほどのことではなくて，子ど
もと遊びながら何かを培っていくという活動
的なグループをやるところから始めて，少し
できるようになってくると，青年期や大学生
とかの集中型のグループ，あるいは大人の集
中的な宿泊型のグループを何回かやりました。

　以前に学生相談所に勤めていたことがあっ
たので，そこでもそういう集中的なグループ
をやったり，ルーチン的なグループをやった
りしていました。以前やっていたのは青年期
が多かったなと思います。

　その後，今の大学に移ってから，そういう
集中的なグループ，青年期のグループをやり
ながら，徐々にシフトして子どもや思春期，
親御さんのグループもやるようになったとい
う感じです。治療グループとしてということ
ではありますが，大学の教員でもあるので，
教育訓練の中で専門家養成としてグループを
使うこともありました。

　専門家を養成するというところで，心を養
成する，心を耕す，心を語ることはなかなか
難しいという，そこは課題でもありますが，
グループでそういうことを扱うのはチャレン
ジングではあるけれども非常に有益だなと思
っています。

北西　ありがとうございます。では，鈴木さん
お願いします。

鈴木　どこから話していいか分からない（笑）。
一番大事なことは，西村さんとどこが違うか
というと，僕は最初，グループをやるなんて
いう気は全然なかったです。誰からも勧めら
れなかったし。

　それで，中久喜先生に無理やり引き込まれ
て，嫌々やっていて，どうしてこんなに嫌な
のかと思うぐらい嫌で，それでおかしいと思
ったんだよね。こんなことをやって何の役に
立つのか，と。

　そのころ大学病院に勤めていたから，当然

パートで小さな私立病院に行くわけです。そうすると私立の病院では患者への対応がひどいんですよ。ひどい，というのは生活的にひどいのではなくて，対応の仕方のことで，いい子は褒められていい思いをする。悪い子は徹底的に拘束されたり，保護室に入れられたり，というあまりにも悲惨な状態で，これを解決するにはどうしたらいいんだろう，と思っていました。

多くの精神科医は最初みんなこういう目に遭って，そこから出発しているんだと思うけど。そこから抜け出すにはどうしたらいいんだろう？と考えて，それで飛び出してイギリスへ行きました。いろいろな経緯があって，イギリスへ行ったらとても楽なんです。個人的な気持ちのレベルで。グループの中にいることが非常に快で，グループ外で人と一対一で話すことの方が苦しくなってきて「なるほど，こういうふうになるのだ」と思いながら何年か過ごしました。そういう6～7年を過ごして，日本でグループをやろうと思って帰ってきたわけです。

だから僕のトレーニングは病院精神医学のトレーニング，精神科医としての病院の精神医学トレーニングとグループセラピストとしてのトレーニングと両方あって，向こうでは医者としても一人前でないといけないので，医者の試験を受け直して，医者は医者の仕事をして給与をもらう。それからグループセラピーのトレーニングも受けて，何だか訳の分からないことを走り回ってやっているうちに，もう50年以上も経ってしまった。

日本へ帰ってきて，いろいろな抵抗に遭ったけれども，その抵抗は僕が自分から発していた抵抗と同じで，どうしてか分からないけれども，とにかく皆さんグループが嫌なんです。だけど，しばらくするとだまされて馴染んでくる。同じようなタイプの先生方もいて，同じような経験をしながら，その先生方と関わることでお互いに随分楽になってきた。

そこから，グループサイコセラピーの学会にまで発展した。北西さん，いま何回？

西村 今年40回です。

鈴木 よく続いた。我慢したね（笑）。彼がいなかったら駄目だったと僕は思う。

そんなわけで，いま現実に何をやっているかというと，一つはトレーニングです。希望者を集めて，これは何十年も前からやっているけど，「理論セミナー」と称して，理論を考えていく上で必要な実際のマテリアルを出してもらって，臨床場面について，みんながそれぞれなんだかんだ言い合って学んでいくというやり方。これを1カ月に一回，年10回を何十年か，いまでも続けています。

いまコロナでハイブリットです。両方やるのは大変，とても疲れています。

それから体験グループを，これも1カ月に一回，ずっと続けています。実際の臨床グループは，僕は今やっていないけれど，勝手に病棟に入っていって，病棟の患者さんたち何人かを集めて話しているだけです。

あと，時々呼ばれて，あちこちでグループをやったり，グループに参加したりしています。そんなところでしょうか。

北西 ありがとうございます。先生方が日本集団精神療法学会を立ち上げて……。

鈴木 先生方って，あなたは初めからいたでしょ。

北西 私はその後ですね。ちょっと後ぐらいに，いろいろともめることもあったけれど，研修までのシステムを先生方と一緒に作った，あれは私のグループの最初の強烈な体験でした。

鈴木 その委員会がね。

北西 あれは非常に面白かったです。大変でしたが。

では，私の話に移ります。

私は一番最初，研修医のころに増野先生がやっているサイコドラマに入って，これは駄目だと思って逃げ出した，という記憶がありまして，それからあまりグループを意識しないで過ごしていました。

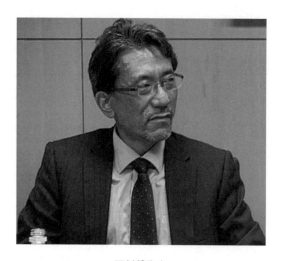

西村馨先生

30代の中頃に入院森田療法という，言ってみれば6〜7人の神経症グループを何カ月の単位で治療していくという，そういう経験を積んで，それとともに集団精神療法の学会に入って，グループという概念を初めて知りました。いま起こっていることを知るには，グループという考え方を持ってくると，分かりやすくなりました。そうすると自分が何をやっているのが少し見えてくる。患者さんはどうして変化したのかということが分かってくるという経験をしました。

そのころの経験を踏まえて，もう一つ私が，興味を持ったのは，慢性のうつ病の患者さんをどうするかという問題でした。それに取り組んでいるときに，個人的な関わりがにっちもさっちもいかない，膠着状態に入っている慢性のうつ病者がたくさんいたのです。それでグループをやってみようと思って，出張病院や慈恵の第三病院の外来で小グループを始めました。そうすると大変だったし，いろいろなことが起こったけど，確かにこれは効果があった。何か自分の治療が一つ壁を越えたなという感覚が，その経験を積んでいるうちに感じることができて，それが今の私のグループの経験の根っこになっています。

あとは，精神科病院の救急病棟に常勤で勤めたときは，大グループやコミュニティミーティングをやっていました。そういうときは，鈴木さんの話を参照しながらやってました。あれはどちらかというと治療者が鍛えられたというか，グループセラピストはああいうところにいると鍛えられるなと思いました。

その後はがんの患者さんで，不安で仕方がないという人たちをグループでみていたのが私のグループ経験です。他の方々とはやや違った経験で，今はどちらかというと個人療法が主で，その背後にグループを見て，その理解をまた個人療法に持ってくるというようなことをしています。私はいつも面接で個人と家族と社会的な集団とのつながりで見ていて，そこではグループの力動や現象の理解が役に立つと考えています。

では，先生方の自己紹介が終わりました。次は，いま，グループをどのように日常の臨床で活かしているのかというお話も出てきたので話題を変えたいと思います。グループの現象をどうつかまえたらいいのか。これは一番難しいところでもあるし，トレーニングという問題とも絡んでくると思います。

これが個人療法だと，一対一だったらつかまえやすいところもあるけれど，それが家族になると関数が増えて，グループになるとさらにいろいろな関数が増える。そうすると，先ほど鈴木さんがおっしゃったようにグループは怖いものだったり嫌なものでもあるけど，グループの経験をしてみると，どこかで何かが分かる。それはとても意味のあるもののように思います。その辺をまずは中里さんからお話しいただけますか。

グループで起きていること

中里 グループをやっている最中に，そこでの現象をつかまえられているかと聞かれると，ちょっと自信がないというのが正直なところです。私が気になっていることが大事なこと

なのか分からなくて，その場で扱い損ねることが度々あるので，グループが終わった後にはスタッフでレビューをする時間を結構長くとっています。その中で，あの時のあれは何だったのかとか，自分はこう感じたとか，あの人にイライラしていたとかいう話が出てきます。そしていろいろな仮説をあげ合うみたいな時間がとても重要だと思っています。自分一人でグループの現象とか力動をつかまえるのは難しいですが，治療チーム全員でいろいろ仮説を立て合って，擦り合わせている感じでしょうか。

鈴木 レビューは大事です。本当に大事だと思います。仮説を立てるというのも一つでなくて二つ以上立てろと言っています。仮説を立てる作業は大変重要なことだと思います。レビューはそのメンバーみんなでグループをやるわけだから。それはもう本当に大切で，その積み重ねが一番だと思います。

北西 集団精神療法はその構造自体にレビューを組み込まなければいけないということですね。つまり，この療法の中にレビューを置かないとまずいので，私も一番最初からそれだけは気をつけています。そのときにそこで経験したことは何だろうと。自分だけではとても見きれない，分からないことがあるので，いま鈴木さんがおっしゃったように仮説もいくつか立てて，それをみんなでもう1回検証し合ったり話し合ったり，それがまた次のグループの展開の役に立つのではないでしょうか。

西村さん，いかがでしょうか。

西村 難しいテーマですが，先ほど北西さんがグループを使うとか，グループで考えるとこうなるのではないかということをおっしゃっていて，割と認知的だと思います。だから，今もちろんレビューを使ったり，作ったり，仮説を立てたりということはあるけど，それとは別個のことで言うと，例えば一人一人のデータがあれば，この人は一体何をやって生きてきた人なのかということに立ち戻って，

何をやったらいいのか，治療的になるのかということで仮説を立ててからグループに入れるみたいなことをしているわけで，それが今どうなっているのかを考えるという認知的なアプローチをするということは一つあります。

もう一つは，その情報があるないにかかわらず，この雰囲気ですね。雰囲気で，なぜこの感じが出てくるのかなとか，すごく嫌な感じだなとか，ここのポイントになるとみんなヒヤッとした感じになるよなとか，このポイントはみんながもぞもぞし始めるよな，そういう雰囲気を感じることにできる限り正直になって，それを自分の心の中に置いておくというか，遊ばせておくみたいな，情緒的なところで何かあるかもしれないと思って見るというのがもう一つあるかなと思います。

どちらかというと私はこの感じは何だろうと気になって考え始めて，そこで引っかかって止まってしまうことが割と多いので，そこを突破するためにもう一度，そもそもなぜこんなふうになったのかと個人のプロセスをたどり直してみたら，事実や認知的なことをもう1回刺激して，もう1回振り返って考えていこう，みたいなことをするのが多いかなと思います。もちろんレビューは大事ですが，レビューに至るところで引っかかっていることをそういう感じでいくつか見て持っておいて，自分の中でこなすみたいなことができたらいいのかなと思います。

鈴木 西村さんの引っかかり，感じというのは先ほど言った仮説のことでしょう。

西村 それは仮説になる前の段階ですね。

鈴木 前の段階ですね。それが引っかからないと仮説は出ないでしょう。それは理論という枠組みの仮説で，現場の仮説というのは引っかかりですよね。おかしいなとか，嫌だなとか，不愉快だなとか，自分も緊張しているなとか，いろいろなことがあるのだろうと思う。自分も緊張している，ということに気がつくのは，かなり後になってしまう。最初は，自

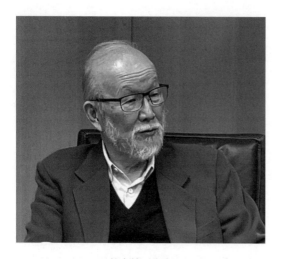

鈴木純一先生

分は緊張していなくて，他の人がみんな緊張しているんだと思う。あれは不思議な感じだから。ところが，実際に緊張しているのは自分であって，その自分の緊張は恐らくグループの緊張と同じソースだと思う。それが分かると確かに次の段階に進めますね。

振り返りの大切さ

北西　グループの見方というのは，そういう意味では確かに自分の情緒的な経験というのでしょうか。そういうものを遊ばせておくとか，感じておくとか，それがたぶん振り返りということと，深く関係するのではないでしょうか。

鈴木　西村さんのその認知的な側面ということについて，ちょっと大胆な発言をすると，「知っていること」というのは全く役に立たない。例えば最初はカルテを全部読んだ。そして10人なら10人の患者の家庭関係とかを何とか理解して，まだ若かったから覚えられていたんだと思うけど，あっ，それが出た出たと見ていたわけです。理解したと思っていたわけです。ところが，それは何の役にも立たないんだね。何の役にも立たないことはないんだけど，極端に言うとそうではなくて，今ここで起こっている感情的なやりとりの源

は何なんだということを考えていくと，だんだん奥行きが見えてくる。そういうことのほうが自然で，内容が深まっていくような気がする。最初に頭でっかちになって入っていく，これはよくない癖なんだね。

強迫的に情報を集めていかないと入れないグループという時期が随分続いたように思う。だけどそれは役に立たないというか，それよりも自分がどう感じているかに研ぎ澄まされていくほうが実際の治療プロセスの役に立つ気がします。

西村さんが上手におっしゃったけど，結局，時々戻って認知的なことを調べて，その知識の背景を理解し，てということを繰り返すのでしょうね。だけど最初の意気込みというのは，若い医者もそうだし，心理の人もそうだけど，全部知らないと何もできないという，その思い込みね。それは変えていかなきゃいけないかもしれない。これは誰もが通ってきた道だと思う。

西村　そうです，そうです。今おっしゃっていただいて思い出したのは，最初のころはそうしていました。どうしていいか分からないので，まずそこを徹底的にやろうみたいに思って，そこを分かると頭でっかちになってしまって，だから最初はなかなか難しくて。

北西　やはりお父さんとの関係だとか，頭の中で考える。そうすると，それがそういうふうに見えてきちゃうわけよ。

一番最初にわれわれが一つ抜けなければいけないのはセラピストの強迫ですよね。ある種のコントロール欲求にも近いんだけど，そこをどう抜けるか，その感じる心が私は関係していると思っています。それはグループで学んだことの一つでしたね。

鈴木さんがさっきもおっしゃったけれど，最初は自分が緊張しているなんて思わないから勢い込むんですね。そうすると，ろくなことは起こらない。空回りしてしまうとか，また失敗したなというのがだんだん分かってき

て，そこから「失敗というのは修復すればい
いのか」とか，そこから徐々に強迫みたいな
ものが抜けてきて，治療的な感覚がいま起こ
っていることを理解しやすくなる。

ノンバーバルを観察する

西村　この機会に一つ思い出して鈴木さんに聞
きたくなったことがあります。イギリスに行
っておられたときに，ノンバーバルコミュニ
ケーションをすごく大事に観察されていて，
それがとても役に立ったということをおっし
ゃっていたことがありますよね。私はその発
言のインパクトがすごく残っています。

　私もアメリカにいたときがあるんです。ト
レーニングを受けていたときに，体験グルー
プにいろいろ出ているけれども，英語がさっ
ぱり分からないので意味が分からないという
状況にしばしば出くわした。途中で意を決し
て「何を言っているか分からない」と言うと，
実は周りの人も誰も分かっていなかった。
「僕もこの内容，何を話しているか分からな
いんだよね。カオルは正直だね……」みたい
なことを言われた。

　だから英語が分からないのではなくて，心
を語る言語ではないものがグループの中にあ
って，強迫的に何か分かろうとし過ぎるとか
えって分からなくなって，「何を言ってるの
か分からない」みたいになる感じ。英語が分
からないのではなくて，言っていることが分
からないのだという感覚なのかな，と。

鈴木　英語も分からなかった（笑）。

西村　英語も分からない（笑）。でも，分かる
ときは分かるんですよ。スーッと分かるとき
は分かるので，スーッと分かるのを信じれば
いいのだなと思っていて，分からない英語は
分からなくていいんだと思っていました。

鈴木　さっき，グループの気分・雰囲気が問題
だと言いましたが，言葉は全然分からなくて
もグループの雰囲気は感じるんです。ガラス
の外からでもグループの雰囲気は分かるでし

ょう。訓練のときに経験していますよね。ガ
ラスの外から見ていて，マイクロフォンでつ
ないで見ているのがあるでしょう。そのとき
でも中の雰囲気は分かるんですよ。何故だろ
うと思って。中にいれば中にいるで，また分
かるけど。

　ところが，それはなかなか言語化できない。
僕は言葉が分からないということを逆手に取
って，もう分からないことにして，聞こえな
いと同じにして，何をやっているか「見る」
わけです。そうするとノンバーバルの動きと
いうのが結構あってね。人が誰を見ているか
とか，誰のそばにいるかとか，「何をやって
いるか」がすごくよく見える。20人ぐらい
いたところで，1時間もあるとものすごい情
報量が入ってくる。

　それを整理すると，今日のグループはこう
いうグループだったんだと分かってくる。見
ていてノンバーバルの観察の仕方を自分なり
に体系づけて，頭のてっぺんから足の爪先ま
でどういうふうにやっていくかが，一つだけ
見えないところがあって，背中は見えない。
背中が見えないということは大発見で，背中
でものを言っている人も結構いるんだよね。
そういうことが雰囲気を言語化するプロセス
の中で大事なことなんだということがだんだ
ん分かってきた。

　向こうの人たちにおだてられて，お前は，
英語は分からないけど，よくグループが分か
るじゃないかということを言われるものだか
ら，どんどんその気になってやったのがよか
ったと思う。

　日本に帰ってきてからも日本語が分かるつ
もりで聞いていると，さっぱり分からない。
何をしゃべっているのか，何を言おうとして
いるのか。結局同じことなんですよ。ノンバ
ーバルの中で漏れ出ていることが言葉で出て
こないということが分かってきて，それがだ
んだん自分がグループを理解する方法として
安定した形になっていったように思います。

だから，それは同じですよ。「カオルは正直だ」。僕は正直だと言われたことはない（笑）。

西村 分からないって言わなかったからじゃないですか。

鈴木 言わない。言えなかった。自分は分かっていなければいけないはずだし，こいつらにばかにされるもんか，という気持ちでいたからね。

北西 鈴木さんのグループで楽になったというのは，つまりそういう経験，つまり分からないことは分からなくていいのだから，自分が感じられるレベルを感じよう。簡単に言うとそういうことですか。

グループの雰囲気の良し悪し

鈴木 それだけではなくて，やはり雰囲気がいいんですよ。例えば日本では，グループで患者がしゃべるとか，患者にしゃべってもらうということが，担当である自分の業績なわけですよ。そんなおかしなことないじゃないですか。患者さんは別人なのだから。

　だけど，そのグループに連れてこないと怒られるし，遅刻すると患者が怒られる。「お前の患者は何をやっているんだ」ということになる。そういう緊張した苦しさと，あとは，なかなか周りから認めてもらえない。入局したてのペーペーの医者として駄目じゃないかという声が，あちこちから聞こえてくるわけです。そうするとつい頑張り過ぎて，「そんなことない，そんなことない」と自分で努力してしまう。情けないことに，「だからどうした」と開き直れないんだよね。あれは不思議な呪縛で。みんな経験していると思うけど。

　そんな中でイギリスへ行ったとき，自分は分からないし，何もできないし，言葉も分からないし，失敗ばっかりしているのに，グループの受け入れはとってもいい。本当にグループというのは気持ちのいいところだなというのが，最初のグループで楽になったという体験ですね。

北西 そういう経験ですかね。それはこれから

話していただく「グループの効果とは何か？」という話とも繋がってくると思います。

鈴木 とにかくみんな熱心に聞いてくれるということが分かったし，言葉も分からないところで 100 人もいるグループですよ。皆さんにそういう経験を始めに体験してもらえたらどんなにいいかと思って，それを一所懸命伝えようとしているんだけど。

グループの効果とは何か？

北西 私はグループをどう見るのだろうということでは，この人たちはいま生きている現実の経験そのものをここに持ってきているな，というのがだんだん分かってきたことです。そのことが自分を楽にしました。自分も含めて，今まで社会で生きているとか，家族の中で生きているそのものを，そのままグループというところで再現して，それをみんなでうまくワイワイ，ガヤガヤとやっていけば，結構修正が効くじゃないか，と。

　そういう経験があったので，グループというのはそういうものを再現する器と言うか，照らしだす器で，自分も照らし出されてきているのだなと思います。その感覚はグループをやっているうちに理解できてきた。それでコミットの仕方も，これは自分のパターンだなというのが分かってきて，力を入れてはいけないとか，いいグループにしようなんて思ってはいけないと思いだしたときから，うつ病のグループも楽になったような気がします。

　それはグループに参加している人たちもそうなんです。社会的な承認とか，そういうことですごく苦しんでいる。なので，いいグループにしようと思ったら確実にある種の画一性みたいなものが出てくるので，それこそ苦しくなります。そうすると一時的によくても，必ずそれは破綻します。それが理解できてきて，自分の引っかかりと苦しさが分かると，あとは自分の力をどのように抜くのかが課題だと理解できてきました。

鈴木　北西さんはそういうことで力が抜けたん
だね。参加している人や若い先生方は力が抜
けるどころか力んで入ってくるんだよね。何
とかして結果を出さなければという気持ちで
やるでしょう。だから，最初の導入が大変な
んですよね。
　病院からもクリニックからも成果を上げろ
という圧迫があるわけです。無言の圧迫があ
る。「何だ，よくならないじゃないか」とい
うことがすぐ返ってくるしね。そんなに簡単
によくなるわけないじゃないですか。

中里　保険点数化されるためには成果が上がら
ないといけないんですよ（笑）。

鈴木　そういうことになってしまう。だから，
その圧迫があることを指導者なり先生方が最
初に教えてというか理解して，アドバイスで
きないと困るよね。みんな突っ走ることしか
やらない。結局，強迫的になって何にも見え
なくなってしまう。もうやめたい，ってなっ
ちゃう。

北西　患者もやめます，セラピストもやめます
ということになるわけですよね。そういう意
味で言うと，グループ療法というのは振り返
りと対であり，さらに言えば，そこを含む構
造です。病院，システム，それらも全部が対
になって治療的になっていかないと，それこ
そみんなが強迫的になっていって，よい患者
は作れても，本当の意味で回復というところ
まではいかない。そういうことがありますね。
　鈴木さんがやろうとしていたことを私はそ
ういうふうに理解しています。特に大グルー
プになればなるほど，病院全体に与えるイン
パクトはものすごく大きい。患者だけではな
くてスタッフに対しても，です。大グループ
の意味は，私はそういう意味だと思っています。

鈴木　日本に帰ってきて働いたけど，定着させ
るのは難しいよね。「鈴木先生のグループは
今日金曜日の何時からあります」と黒板に書
かれるわけです，毎週毎週。気がついたら
「鈴木先生のグループ」でなくなって，ただ

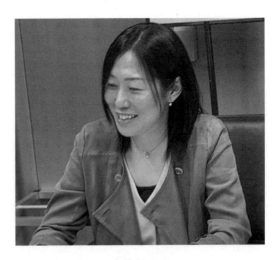

中里容子先生

「グループがあります」と。それが定着した。
それに半年ぐらいかかったかな。グループと
いうのは職員にも大きな影響を与えているな
と思いましたね。

北西　そこが個人精神療法とより違うところで
して，グループの持つある種の組織全体とか，
その治療の場の全体に与えるインパクトみた
いなものが強いだろうと思います。

グループの意味を知る

中里　今のお話にあった，グループがあること
の意味や，グループで起こったことの意味を
考えられずに大きな組織にいると，治療的な
方向とは真逆の判断を下してしまうことがあ
るように思います。病棟にコミュニティミー
ティングや座談会のようなグループがあると，
必ず患者さんからスタッフに対する文句が出
たり，病院への苦情が出たり，耳の痛いこと
を言われる。それには組織にとって意味があっ
たり，病棟の中に起きている何か大事な現
象を捉えるチャンスであったりするという視
点があると，そういう否定的発言も大切に扱
われて，結果的に重要な意義をもたらしたり
する。でもそういう意味もあるんだというこ
とを知らないと，グループがあると患者さん

が荒れるからもうやめてしまおう，もっと役に立つ心理教育の時間にしよう，みたいなことになる。心理教育が悪いということではなく，それはどちらも大事で，自由に話せるグループがなくなってしまうと，今度は別のところで問題がもっと大きくなって現れてきたりする。大事なことは，荒れているグループをやめてしまうことではなくて，荒れているグループは何を抱えているのか，患者さんやスタッフのどんな感情が扱われる場になっているのか，あるいは扱いきれなくなっているのかを考えて，その受け皿になる構造を整えていくということなのだろうと思います

北西　鈴木さんが以前に書かれていた，グループの圧力を緩めるのだという話は，あるとき本当にストンと来た。グループとかわれわれの社会全体にある種の圧力，同調性と言われている圧力がかかっているので，それをどのように緩めるのかが課題だと思います。グループでもみんなが同じようなことをしていたら，それはまずいよねというところを気づいていかないと治療にはならない。さきほどの話と同じで規律の厳しい精神病院が何を引き起こしてきたかは精神科の暗い歴史が物語っているわけです。だからコミュニティミーティングとか，ワイワイガヤガヤ，少し荒れるぐらいのところを，どうみんなが一緒に荒れていくのか，はすごく重要です。

鈴木　精神病院の話が出たから，今年暴力事件があったよね。僕は本当にショックで，あんなに恐ろしいことがまだ起きるんだ，僕らは何をやってきたのか，と悲しくなった。精神病院を改革しなければいけない，と言っている人たちがこんなにいるのに，なぜこんなことが起きるのか。いま，どこへ行ったってグループをやっているし，これだけグループをやっていれば大丈夫だろうと思っていたところが，こんなでしょう。ほんと自分のやっていることは何だったのかと考えさせられてショックでしたね。

北西　グループが，組織全体にインパクトを与えるというのはある種のオープンさですね。つまり開かれているというのでしょうか。

鈴木　だから患者が文句を言うというのは当たり前だよね。誰かに殴られれば，そりゃあ文句を言うだろう。それも言えないような状況にするからこういうことが起きるわけで，それはグループの中で起きることもあるし，社会で起きることもあるし，そういうことが言える場所をつくることがわれわれの役目だと考えていますが。

グループのコンダクターとしての心構え

北西　そういう意味ではグループに関わるときにコンダクターとしてどういう心構えとか，中里さんが勉強してきて，今の状況を振り返ってみて，いかがでしょうか。

中里　一つにはまとめられませんが，スタッフを含めてメンバーの発言にはなるべく平等に，あまり先入観をもたずに関心を向けようと思っています。どうしても偉い人や素敵な人や良いこと言ってくれる人に関心が向いて，問題児や意見の合わない人や押しの弱い人の声は聞こえなくなりやすいので。それは治療グループの中でもそうだし，その周辺の，グループには出たくないと言っている人や反対するスタッフに対しても同じで，そこにちゃんと関心を向けるということは，そのグループや病棟が経験してきた歴史とか感情を理解しながら，次の治療枠組みを考えることにつながるのかな，と。

　先ほどの話に出した，好き勝手なことを言う人が多くてお取りつぶしになりそうだった長期入院の患者さんたちがいる病棟の座談会の例を挙げると，メンバーは遠足に行きたいとか料理をしたいとかいろいろ言うわけです。それに対してスタッフは「できるといいですね」と受け流すのですが，人を刺したり家に火をつけたりして入院している人たちには絶対に病棟でそんなことさせられないと内心思

っている。なのに当たり障りない返事をして流しておくから，また患者さんからは同じ話が出て，結局受け流されるというやり取りが延々と続いて，ある時怒り出す人がいたり，苦情を言う人が現れて荒れてくる。そこでコンダクターとしてやるべき仕事は，グループをやめてしまうことではなくて，「こんなに料理したい人がいて，スタッフはやれたらいいと言っているのに，なぜこの病棟では話が進まないの？」と率直にそこで起こっていることに興味をもってグループに投げ返すこと。そうすると，好き勝手なことばかり言っていると思われていた患者さんたちから，「包丁を振り回すかもしれない人がいるんだよ」とか「俺は家に火をつけたことがあるから駄目なんだろう」とか，彼らの病気や問題に関わる話がちゃんと出てくる。じゃあ何に気を付けて，どうやったら危険なくこの病棟で料理ができるだろうかと，みんなでフラットに考えて，計画を練ったり交渉したりできるようになってくると，それはもう好き勝手な雑談ではなく，立派な心理教育でありSSTであり現実検討ができるグループなんですよね。そういう対話を何カ月も続けていると，スタッフだって本当に料理企画を実現させたくなって，病院全体で考えるようになる。結局このグループは，栄養科とか作業療法科とかいろいろな人たちの力を借りて毎年料理企画を開催して，患者さんたちは生き生き自分の役割を果たしたり，病棟全体の自信になっていったように思います。そこにある声を先入観持ち過ぎずに取り上げて，メンバーたちの課題に対して治療的になるようにつないでいくことがコンダクターの仕事だなと実感した経験でした。

北西　グループを立ち上げるとき，一番最初の抵抗はむしろ治療者側というか，医療スタッフ側にあって，この抵抗をどう突破するかは病院全体として考えないといけないというところもあるし，大切な問題だし，私も中里さ

んのおっしゃるとおりだなと思いました。西村さん，いかがでしょうか。

「余白がない」現状

西村　用意していたことはありましたが，かなり言ってしまったので……。今の話の流れで言うと，世の中は余白とか落書きの部分がどんどん減っているなと思います。

　昔は，落書きは大学の中でよくあったんだけど，いまは大学自体がきれいになっているし，声の持って行き場がなくなっていて，治療プログラムも，これをやったらこういう成果を出さなければいけないということでセットされていて，それ以外のものは認めないみたいな意味で「余白がない」というふうになっていて。だから，さっき中里さんがおっしゃっていたような，グループの中で真面目なことだけでなくて，ポソッと他に言えないようなことを言うところ，それは面白いな。

　あるいは役に立たないことをやっていることを面白がるみたいなことができるといいのかなと思います。そういう部分に目を向けたいなと思いました。

　つい，いいグループにしたいと思ってしまうし，いいメンバーになってもらいたい，早くよくなってもらいたいみたいなことを思ってしまうので，そうでない部分を見つけられていると自分も楽だし，それができているときはメンバーもよくなるし。

　私は精神病院の中で働いたことはないですが，デイケアをやっていたことがちょっとあって，余白で遊んでいたところが一番よくなっているなと思います。子どもとやっているときはまさにそうなので，落書きさせてあげると，すごく喜んでやるみたいな感じがあります。

鈴木　だいたい知的に問題のある統合失調症者が面白い動きをするんですよ。病棟のグループでね。それがきっかけになってグループが動き始めるわけ。いま西村さんも言ったけど，何の関係もないようなことをボソッと言う人

がいるんだよね。それがとても面白い。そういうことに耳を傾けなくて、「ちょっとあんた黙ってて」なんて言う人が中にはいるから。今の西村さんの話は面白かった。

北西　子どもはそうですか。

西村　子どもはそうですね。こういうホワイトボードがあったら、もう書きたがるので、どんどん書いてちょうだいと言います。書いて、皆でそれについて話し合って、「へー」みたいなことを言っていると、それだけでグループ的になっていくので。

北西　そういうのは、つまり余白なり、遊びなり、さっきの、「いや、そんなこと無理じゃない」というところをコンダクターというか、グループセラピストはどのように感度を磨いていくか、そういうことだろうと思います。それは西村さん、どうですか。「そんなばかばかしいことも、実はそれが一番重要だよ」という感覚はとてもグループセラピーに重要な気がしますが。その辺の関わりのスタンスの違いをいつごろ、どう見つけましたか？

西村　いつごろですかね。はっきりとは覚えていない。だけどデイケアでバイトしていたときのグループというか、活動グループの経験とか、大学の学生相談所でやったときに雑談をやっていたグループがあって、特に何か意識して治療的ということではなくて、雑談やりましょうと言っていたグループがあって、そこで得たことが大きかったのではないかと思います。雑談ができない人が当時は多かったので。何でもいいからしゃべっていると楽しくなってくるという感じがあって。これがたぶんベースになる。そこから先の難しい、いろいろな治療技法とか何とかということは、それはそれでトレーニングしなければいけないでしょうが、基本的なところはその辺にあるのだろうなという感じを持っていたと思います。

北西　鈴木さん、いかがでしょうか。

コンダクターの訓練

鈴木　コンダクターがどういう立場で、どういうふうになっていくかは大事なことで、コンダクターを訓練するのは難しいことだと思う。コンダクターは自分のことになかなか気づかない。自分の欲求だとか。自分を偉く見せたいとか、そういう気持ちがいろいろあるじゃないですか。それに気づかないままにコンダクターをやっていると、権力を振るってしまうコンダクターだとか、必要以上の圧力をグループにかけてしまうような人だとか、いろいろな人が出てくる。コンダクターは一人のグループメンバーとして自分を位置づけて、自分の中に起きている感情をどうやって見ていくかが大事ではないかと思います。

北西　そういうコンダクターを作っていくにはどうしたらいいですか。鈴木さんは、どうやってそういう感覚が分かってきたんですか。

鈴木　それは難しい問いですね。どうして分かってきた？　グループが反応を教えてくれるんですよ。「駄目だ、そんなことやっていたら」と言われる。「何言ってるんですか」とかね。
　例えば僕が、運動会をやるから皆で何か別な新しいプログラムを作ろうかと野心を持って入ると、患者が気づく。みんなやりたがらない。レビューでもって、「先生がやりたかったんじゃないの」と。「ああ、そうだな」と。積み重ねてだんだん分かってくるんじゃないかな。だからレビューとか、コンダクターをコンフロントするということは大事なことなんだね。偉い先生がグループをやっているのだから黙って言うことを聞け、というようなグループは育たない。だから僕は、なるべく自分で偉ぶらないようにしようと思っています。

西村　さっきの話で思い出したことがあって、心理の人が頑張り過ぎるというのがあって、頑張らなければみたいなことになってしまうとき、デイケアで働いていたときのことで、

女性のベテランの保健師さんがおられて，私が何か言うと「西村さんは堅い，堅すぎる」とポロッと言った。「そうか，こんなふうにやることないのかな」という，普通に何でもいいやみたいな感じのことをしゃべると，「いい，いい」みたいなことをフィードバックしてくれた。そうか，力を抜くことが必要。特に統合失調症の人たちに対して，そういう格好で付き合うのかと教えてくれた人がいたので，それはよかったなと思っています。

　あと，大学の学生相談所でやっていたときも心理は真面目にやるけど，隣の保健センターのソーシャルワーカーにやはり女性のベテランの人がいて，「もうちょっと楽にやって」と言ってくれたりする人がいると，「ああ，そうか」みたいな感じで助けられるということがありました。患者さんがというのもあるけど，そういう他の職種の人だったり，私の場合には女性から「ちょっと落ち着いて」みたいに言ってもらえたことは意味があったかなと思います。

グループの中での自分の感情の扱い方

北西　いずれにしろグループというのは私たちのいろいろな感情を賦活するので，最初にそれに気づくのは振り返りとかそういうときでしょう。そのときに，疲れたなとか，結構楽しかったなとか，いろいろな感情によっても違うのだろうと思います。だから，できるだけ私もその感情に気づくようにフラットにグループに関わりたいと思うけど，それはやはり難しくて，今でも大して自信はないですが，このあたりはどうですか，中里さん。グループに関わっているときの情緒的な感情とか気持ちをどんなふうに感じ取りながら，どんなふうに表現していきますか。

中里　私はわりと身体感覚を頼りにするところがあります。呼吸が浅い感じがしたり，心臓がどきどきしてきたりする感覚をつかまえて，これは何を感じているんだろう，何に反応し

ているんだろうと。なるべく率直に感情を言葉にしてみようと思っていますが，グループの中ですごく動揺するようなことが起こっていたり，表現することでメンバーを不安にさせてしまうような自分の緊張感があったりすると扱いが難しい気がします。

北西　私は，すべての感情は別にいい悪いもないと考えています。その感情を自分で感じ，それとともになるべくスーッと表現するにはどうしたらいいのかなといつも考えるようにしていますが。

鈴木　自分で感情を言っているつもりでも，訓練の途中で，"You are thinking" と言われた。「どうして考えちゃうの」と思うじゃない。"What are you feeling ?" と言われて，そうしたら初めて，そうか，これは thinking なんだと感じる。それこそ毎回毎回しつこくやられた。自分で感じるというのはなかなか難しいね。

　だけど患者たちが感じているのを聞くと，統合失調症の人は感じるんだと思って，本当に感心することがあるんですよ。悲しいことは悲しいと感じるし，つらいことはつらいと感じるし，われわれの習った統合失調症観というのは分裂病の人の感情は鈍麻していて感じないなんて。とんでもない。

コンダクターが「水を差す」

鈴木　コンダクターとして気をつけていることのもう一つは，みんなが一つの方向に流れだすのを止めるということ。それは圧力というよりも，もう少しずる賢く，グループ全体がスーッと一つのいいほうに向いてしまう。みんな幸せになってしまうときがあるわけです。そうすると，それを患者さんが止めてくれることがあるんですよ。みんな幸せだけど，俺は幸せではないという人もいる。それをコンダクターは早く見抜いて水を差さないと，みんな幸せそうだけど，そんなのでいいの？と言えるようなコンダクターになりたいですね。これは，僕は患者に教わったの。

それはどこかに書いたけど，みんなは遠足に行けるので大喜びしているんですよ，病院のグループが。どこへ行きたいとかお弁当はどうするかとか，帰りにどこへ寄りたいとか，本当に活発なグループです。そうしたらその中で一人泣いている人がいる。みんな怒りだすわけ。何で泣いているんだって。こんなところで何が悔しくて泣いているんだと言われたら，その人は，「私は自分の子どもを乳児院に預けて入院してるんです。乳児院に行っている子どもはこんな楽しい思いをしていないのに，自分はこんなところでこんな楽しい思いをしていいのかと思ったら悲しくなってきた」って。

みんなシーンとなってしまってね。この人たちはこのかわいそうなお母さんと同一化して，その感情をシェアできたというのは，本当に奇跡的なグループの力だよね。そういうことが起きるんですよ。そういうのを見ていると，こっちも胸がつまるし，浮かれていた自分は何だったんだと思うし，そういうことをみんなが感じて次のステップに行けるというような，ありがたかったね。

北西　それでいま思い出したんだけど，私も慢性の気分障害のグループセラピーを，自分がほぼ担当医だった人たちをメンバーとして行っていました。慢性化していたり，反復もしているし，本当に治療で苦労した人たちだったのです。そういう人たちのグループって，ある種の躁状態みたいになるんですね。依存グループですよね。みんな活発に議論もするし私も気持ちよくなってうまくいっていると思っていました。あんなにシュンとしていた人も，「こうだ，ああだ」としゃべりだすわけです。いい気分になったら一人の人がスーッといなくなった。これはなんか危ないなと思って，もう一人のコンダクターにその場を任せて話を聞いてみたら，ボソッと「自分はあんなグループにいられないんだ。死にたい」と言ったんです。

そのとき私もハッと気づいた。たぶん私が一番気持ちよくなっていて，それでちゃんとグループ全体を見たり，このグループがある種の，さっき言った違う心持ちのある人をちゃんと受け入れていなかった。グループの同調性が強くなって，ある方向に流れていっちゃって，そこにうまく水も差せなかった。それは大きな気づきで，その人にはグループを降りてもらったんですけど，後でその話をグループで言って，それから私もできるだけ違った感覚，みんなが同じではないような感じを，持とうとして，また，力を抜こうとしたんです。

そうすると争い事が起こったり，いろいろなことが起こっても「まあ，いいか。ちょっとやらせておこう」と待てるようになって，そうなると，みんなが収めてくれたり，逆にそのことがまたグループの全体としてのキャパシティとかコンテインする力が少しずつ増えていくような感じがしました。だから，うまくいっているなと思っているときには，なんか危ないんだなと，気づけてよかったと思います。

とてもいろいろなことを教わりました。

鈴木　われわれは盛り上がるグループが好きだものね。なるべく盛り上がったほうがいいと思っているから。そうじゃないよね。だって，うつのグループをやって盛り上がろうなんておかしいよね。

北西　おかしいです。でも，あのときはまずは自分が盛り上がったんですよ。

コ・コンダクターの存在

中里　コ・コンダクターの存在がすごく大事というか，助けになるなと思います。自分がコ・コンダクターとして参加したグループのコンダクターから，患者さんと同じように普通にそこにいて，気づいたこと，感じたことを言ってくれ，みんなと違うことを感じていそうな顔してる人に気をつけてくれ，と言わ

れたことがありました。自分がコンダクターをやるようになってみて，確かにコ・コンダクターがそうしていてくれるとすごく助かるし，一人でやるグループは気づけないことも多くて怖いなという感じがあります。

北西　コ・コンダクターはポジション的にはどういうところにお互い，いますか。

鈴木　90度くらいのところじゃない？　全体が丸くなっているでしょう。お互いが目が合うところじゃないところ。対面じゃない方がいいね。

北西　見えるふうにね。それは確かにそうですね。関連しますが，よくグループ全体を見ろと言うじゃないですか，理屈は分かるけど，ものすごく難しいなといつもいつも感じています。これはどうですか，皆さんの感想。つまりコンダクターの関わり合いとして，全体を見ながら何を見ていくのかとか，われわれは何に反応したらいいのかはその時々であると思いますが，中里さんどうですか。

中里　全体を見ようと思いますけれども，見きれていないだろうなというのが正直なところです。あと，臨床現場だと資料やテキストがあったりして，それを進めていく人がコンダクターで，メンバーとして一緒にいる人がコ・コンダクターという役割分担になりやすい。自分がテキストを進める役をしていると，それで精一杯になって，グループを見きれなくなってしまうので，コ・コンダクターをやっている方が好きです。

北西　コ・コンダクターとしての役割はどうです？　さっきの水を差すとか，あまり集団の圧力を高めないとか，その辺のコ・コンダクターの役割はどうでしょうか。

中里　水を差す，は鈴木さんがおっしゃっていたことをまねして，テキストワークをやるようなグループでみんなが「分かる，分かる」と言っている中でうつむいている人とか，何か違うことを思っていそうな人がいるときには，「ここに書いてあること，ちょっとよく

分からない」とか言ってみたりします。

あと，テキストに書いてあることが，今まさにこのグループで起こっている，というような時にはつっこみを入れます。例えばCBTのグループで認知の癖について勉強して，「人から求められる以上のことをするべきだ」という“べき思考”が強いと言っているメンバーが，その非機能的認知を再構成しましょう，というワークをやる。そしてコンダクターに発表を求められる場面で，どう見ても腑に落ちていなくて苦しそうなのに，教科書に書いてあるような修正された考えを発表して「認知が修正できて楽になりました」とか言っている。そういう時には，「それは今，きちんとコンダクターから求められた良い答えを言うべきだ，って癖が出ていません？」「そんなに簡単に変わらない！　って言っちゃってもいいんじゃない？！」と水を差す。そうすると，テキストに書いてある“べき思考”をリアルに実感するし，それにつっこみを入れられてはっとしたりする。そういう，テキストに書いてあることと今起きていることをつなげるのも，コ・コンダクターの役割として面白いところだと思っています。

「全体を見る」ということ

西村　「全体を見る」だけど，今の話だと「周辺を見る」という話にもなっていますよね。確かに，それは大事だなと思っています。中里さんが言っていたこと，面白いけど，聞きながらふと思い出したのは，アメリカにいたときは，グループでしゃべっている人たち以外は放っておかれるんですよ。しゃべらないやつは無視されることがあって，周辺に気を配っているグループセラピストはそんなにいなかったなという印象があります。僕は割としゃべれないことが多くて，沈黙しているので，放っておかれることが多くて，場合によっては他のメンバーから，「なぜお前は黙っているんだ」と叱られたりすることさえあっ

た。それに対してコンダクターがサポートしてくれたこともないし，きつい体験として残っているところがあります。

　だから全体を見るというか，周辺ですか。そうでない人，水を差すというところまで積極的にとはいかないまでも全体の方向でないところにいる人は注意しておかないといけないなと，いま改めて考えさせられたところです。

　僕はハブられている人の方につい，いってしまうところがあって，むしろそういう人たちにすぐしゃべってもらわなくてはいけない，と思って，タイミングの早いところで介入してしまっていて，まだしゃべる準備がないんだけどみたいになってしまうことのほうがむしろ多いのかなという感じはしていました。その辺，なかなか難しいですね。

北西　それと沈黙をどう理解したり扱うかというのも重要なポイントになりますね。

鈴木　今の話で思い出したんだけど，中久喜先生が言っていたのは，日本ではいかにしゃべらせるかが大事で，アメリカではいかに黙らせるかが大事だと言っていた。こんな大変なグループは向こうにはないと言われた。確かにイギリスの人も，しゃべるね。

　僕は訓練の時間もそうだし，体験グループもそうなんだけど，順番に見ていけというんですよ，一人一人。頭のてっぺんから足の爪先までずっと見ろと。それが大事なんだと言って何年もやっているわけですが，実際グループに入るとやっているのは 2 人か 3 人いればいいほうで，たいていみんな下を向いたり眠っていたり，いろいろですよ。だから，あれはなかなか身につかない。でも，僕は一人でやっていますよ。

中里　メンバーとして入ったときに？

鈴木　そうそう，コンダクターもメンバーも。みんな見ない。視線を下げている。それがコンダクターになるとピシッと見ている人もいる，コンダクターの場合はね。コンダクターで見なかったりすると苦しくなるのではない

かなと思う。

　僕はノンバーバルが頼りですから。「言葉だけ」を信じていないから。だから，どうしても見ないわけにはいかない。

北西　でも，われわれはどうしてもしゃべるほうに引っ張られてしまうので，そこの癖をどうしようかと最初のころは思いましたね。

鈴木　さっき西村さんに言ったことに繋げれば，ハブられている人と言ったかな。ハブられている人こそ，本当はしゃべりたいんだと思っているわけです。黙っている人は実はしゃべりたいんだ。その人たちがどうして無視されるのか。なぜ，そこに目がいかないのかということを考えている。あの人しゃべってくれればいいな，とかね。難しいことは難しいけどね。でも，見ているとわざとやっているような顔をしているらしく，顰蹙をかいますよ。「先生，見てばかりいないで，何か言ったらどうですか」とか。

沈黙の扱い方

北西　よくトレーニンググループなどであるじゃないですか。グループがずっと黙っているときが。ああいうときはどんなふうに考えて，どんなことをしていったらいいのかな。あれで結構苦しくなってきて，しゃべった途端に何か言われて傷ついたりする人がいたりして，沈黙の扱いはとても難しい。そういうこともグループをやる上での難しさにつながっているような気はする。

鈴木　沈黙は多いですか。

北西　多いグループもあるし，トレーニンググループを経験したときは，最初はもっと長かった。

中里　何十分か黙っているみたいなときがあります。あれが苦手でグループのトレーニングに行かないという感じの人たちも多いのではないかな。

西村　この辺はどうなんですかね。介入しようしたら，「黙ってろ」とメンバーに言われま

した。「これがいいんだ，黙ってろ」と。

鈴木　それはいいよね。それは強いグループだ。

中里　私はすぐしゃべりだしてしまうほうなので，気をつけています。でも，トレーニンググループで，本当にしゃべりたいときにはしゃべろうと思って，さっき話したように，自分の身体感覚を信じようみたいなところがあります。しゃべりたいと，ウズウズしてくるとか，手に汗をかいてくるとか，「私，いま呼吸が変わってきた。これは本当にしゃべりたいんだろうな」と。

鈴木　これは吉松和哉先生にお聞きした話だけど，高橋哲郎先生が信州大学に呼ばれていって，学生を相手にグループをやったんですよ。一言も誰もしゃべらなかった。だけど，僕は，それはできない。

　20分が限度ですね。時間の無駄だと思うわけ。黙っているとみんなでサボっているんだと，だんだんムカムカしてくるの。トレーニングの中ではいろいろなことを言われるけど，実際，無駄だと思うのね。僕は自分がつらくなってきたら「この沈黙は意味が分からない。自分では苦しくなってきた。皆さんはどうですか」と言って，自分からやめてしまうこともある。だいたい25分ぐらいでいいかな。放っておくと，わざとやっているなと思ってしまう。たいてい中里さんみたいな人がいるのよ。しゃべりたくてしゃべりたくてしょうがない人。

中里　ありがたい人だと思うんですよ，私はグループの中ですごく。

鈴木　そう，皆「ああ，よかった」と思ってるよ。
　だけど，沈黙のグループだったからといって別に心配することはない。ただ，また来週やりましょうねということを確実にして終わるということは大切だと思うね。この構造は崩さない，そういうことだと思います。

中里　何を目的としているグループなのかを考えるようになりました。以前は，沈黙の長いトレーニンググループに出て，臨床のグループでも簡単に沈黙に介入しちゃいけないという先入観がありました。でもそれは目的によって違う。サイコドラマでは，ドラマをやることが目的だから，20分沈黙なんてしてる場合じゃない。アイスブレイクで段階を踏んでどんどん関係をつくっていって話せるようにウォームアップさせる。目的によって，沈黙の扱いも違いますね。

鈴木　前回のグループが非常に緊迫したグループで，興奮した，あるいはつらかったグループだったとき，次のときはおしゃべりなグループになるか，沈黙のグループになるか，どちらかが来るか分からない。予想がつかないです。

北西　私も，25分間もつかどうかは分かりませんが，だんだんムカムカしてきたりイライラしてきて，何か言いたくなってしまうんです。

鈴木　そうだよね。だから，それはグループセラピーのトレーニングの中では耐えなさいとか何とか言われることがある。

中里　緘黙の子どもとその兄弟を集めた遊びのグループをやっていたことがあるのですが，はじめ話せるはずの兄弟たちまで話さないし動かないということになって，これはどうしたものかと困った経験があります。その時役に立ったのはサイコドラマのディレクターをやった経験で，子ども達に役割を振って動けるように場を演出してみたんです。「君は○○係をしてくれる？」とか「お兄ちゃんお姉ちゃんは下の子の名札作ってあげてくれる？」とか。そうやっていろいろ枠組みを演出してあげると動けるようになってきて，縄跳びクラブの部長という役割になった子は，大縄跳びをみんなでやるために，おもちゃのマイクで部員募集をグループに呼びかけられたりして。子どものグループやアクショングループでは，上手に演出してあげると緊張感や沈黙から抜け出して，問題になっているような症状に取り組めるようなところがあるかもしれません。

グループとアクションの組み合わせ

北西　グループとアクション，その組み合わせは，とても有効だなと思います。

　さっきの沈黙，結局，しゃべっているほうに注意が向くというのは，その分周辺が落ちますよね。でも周辺で何を見なければいけないかといったら，さっきのノンバーバルなボディランゲージみたいなものなのだろうと思います。

　緊張しているとか，手の動き，体の動きとか，そういうものがうまくアクションと結びつくといいのかなと今ふと思いました。

中里　緊張とか不安が強い子がグループに入ると，最初本当に動けない。でも個別のプレイセラピーと比べて，グループだといきなりその子に注目が向き過ぎないで，放っておかれるというのが案外悪くない気がします。最初は物陰からこっそり周りを見ていて，他の子の動きに刺激を受けて，ある時こそっと何かをホワイトボードに書き残して，気づかれるのを楽しみにしているとか。そうやって，ちょっとずつグループに対してアクションを起こして，そっと注目されるのを楽しんで，だんだん直接注目されても大丈夫になっていく。そういう，こっそりアクションを起こせる死角があるのは大事なんだろうなと思います。

鈴木　アクションに限らず，他のいろいろな技法があるでしょう。それを知っていて適宜，用いられるというのは強みですよね。サイコドラマもそうだし，何でもいいけど，他の技法を用いて自分で活かして使えると楽ですね。僕は不器用だから，あまりできなかった。でもサイコドラマは随分やりましたよね。患者さんに院長の役割なんかをやらせると本当にうまいんだ。

西村　鈴木さんはサイコドラマをやっていたんですか。

鈴木　やっていたよ。面白かったよ。このごろやらないけどね。

北西　グループとアクションを組み合わせると

いうのは臨床の日常の場面でも多いのだろうと思います。作業と結びつける，プレーと結びつける，さまざまなアクティビティに結びつける。それはとても重要で，さっきの認知行動療法の認知のことなんかにも繋がりますよね。

　作業自体とかプレーそのものとか，アクションそのものにその人たちの生きざまとか，行動パターン，コミュニケーションパターンが出てくるので，それとグループを結びつけると，そのことが治療的意味を持つと思います。だからデイケアとかリワークではグループをしっかり理解し，そこでの力動的なところをつかんでおく必要があります。リワークでもそのときはいい患者さんで優等生だけど，社会に戻ってみたら駄目で，何回も再発してしまう人も結構いる。このような問題をグループでちゃんと扱っておけばいいのにと思います。

鈴木　例えば座り場所ね。作業をやっているときにどこに座るかを見るだけでも随分違いますね。

北西　それから作業の仕方。

鈴木　退行した人たちに塗り絵をやってもらうととってもきれいに塗る。他にも，一所懸命やっているけど，他が全然見えなくなる人とか，他が気になってしまって何もできない人とか，いろいろ人がいるじゃないですか。それはグループで見ていれば見えてくるわけだから。

北西　だから，さっきのグループ全体を見ることとアクティビティの組み合わせというのは，たぶんそういう見えてくる部分があるのだと思います。

グループとグループの組み合わせ

西村　個人にとって得意なものと得意でないもの，割と波長が合うような人とか，波長が合うような活動とかもありますよね。

　もう一つのテーマで，グループとグループ

の組み合わせというのもありますね。例えばコミュニティミーティングがデフォルトであるとして，それに小集団とサイコドラマとかSSTをどうやって組み合わせるのかみたいな。

鈴木 グループをやる人は柔軟でないとついていけないね。少なくともコンダクターが柔軟でないと。コンダクターが強迫的だと，苦しいよね，ほんとに。だんだん思い出してくると苦しくなってくる。最初のトレーニングは大事だよね。最初，どんな人とやるかということだ。

西村 北西さんが期待しておられるグループというものは，グループという言葉に秘められているものは，形式の問題ではなくて，そこに見られている，さっき力動とおっしゃっていたけれども，これが起こってきている文脈というか，それを通して表そうとしている何かとか，そういうプロセスとか，そういうのを見ていく力というニュアンスですよね。

グループとその背後にいる家族

北西 そうそう。だから私にとっては個人と家族，グループはあまり隔てがないものです。もちろん個人は家族とグループの間で生きているわけですから，それを個人での治療の時は，それが見えるようになりたいなと思う。グループをやっているときは，その個人の社会への関わりとか，家族との関わりがグループに再現されてきます。それをメンバーと共有しながら関わっていきたいなと思います。そういう感覚ですね。

西村 それぞれ見えるものが違ってきますものね。だから，うまくいけば，それを組み合わせることができる。

鈴木 フークスが，個人があって，家族があって，グループがあって，社会があって，国々があってという，だんだん広がっていくけど，それは全部お互いに影響し合っていると言っている。本当にそうなので。個人と関わっていて，後ろにある家族が見えない人は，この

個人もよく見えていない。個人が見えてくると，後ろにある家族も見える。逆も言えますね。家族が見えていると個人も見えている。その意味でグループは非常に重要な役割を果たしている。

北西 それともう一つは，グループの力動みたいなものですね。それを知ることで，少なくとも家族というものが分かってくる。

鈴木 ご自分の家族が分かったということ？

北西 自分の家族も分かったし，目の前にいる患者の家族が分かった。両方分かった。

鈴木 そうだね。それはそう思う。

北西 だから，それは，「そうか，繋がっているんだな」というか，グループで起こっているようなことは家族の中でも起こってくる。特にひきこもりの家族なんていうのはグループの力動そのものを応用できそうだし，いじめみたいな現象もグループで理解したら随分違うだろうね。

グループの活用範囲

鈴木 学校の相談をグループでやっているところはあるのだろうか。誰か出している人がいたね。

西村 そうですね。アメリカだとスクールカウンセラーはグループをやることは非常に一般的なんだけど，日本のスクールカウンセラーはグループができないですね。できないというのは時間枠の制限で。カウンセラーは週1回しか行っていない。その中で子どもたちを集めてグループをやることはできない。でも，いわゆる小集団ではないけれども，いろいろ工夫しながらグループを取り入れてということはしています。

　教育の場面は例えば適応指導教室であったり，フリースクールであったり，学校に行けていない子どもたちのグループは結構たくさんあるけれども，そういう意味での今のグループ的視点で考えることがあまりなくて，非常にもったいないなと確かに思います。この

子たちはこれで何をやろうとしているのかを
ちゃんと理解していくという視点がもっと育
っていれば，もっともっとすごいことができ
るのにと感じます。

　いじめが起こるとか，ハブられる子がいる
とかをいい悪いで判断してしまっていて，教
室の中で何が起こっていて，この子は何の役
割を取らされているのかと考えるということ
をする人はほぼいないと思うので，ここはも
っともっと広がっていくといいなと思ってい
ます。

　いま病院もそうですし，学校もそうですし，
さっきの余白じゃないですが，いい方向でマ
ニュアル通りにやるということばかりが求め
られていて，だから，やんちゃ坊主みたいな
子どもたちが認められる空間がどんどんなく
なっていて，ちょっと皆から外れると発達障
害じゃないかと疑われて，支援の対象だみた
いになっていく。

鈴木　時代の影響が大きいね。こんなにグルー
プが必要なのに，時代はどんどんグループか
ら離れていく。

北西　そうですね。逆説的ですよね。いまは本
当にグループというものが必要だけど，そう
いうグループは存在しなくなる。それは治療グ
ループだけではなくて，コミュニティの中にも。

鈴木　そう。子どもたちもガキ大将グループも
ないんじゃない。

西村　ないです。

鈴木　だから一人でゲームをやるようになって
しまうんだよね。アメリカはまだいいですよ。

西村　そうですかね。

鈴木　いま僕の孫たちがアメリカで生活してい
るけれども，クラスの中に日本人もいれば，
中国人もいて。そうすると社会的にそういう
人たちがいじめられるとか，そういうことが
起きるのはなぜかとかが自然と話題になる。
この教室では起きていないけれども，よそで
はそういうことが起きているとか。偏見とは
何かとかいう難しい問題を小学校の 2 年生，

3 年生が話し合っている。日本ではそういう
ことは「ない」ことにして見ないようにして
いる。

北西　それはそうですね。精神科の病院の不祥
事とか，暗黒のことというのは，つまりあれ
も「ない」ことにするわけですよね。

鈴木　驚いたよね。これだけ外来が増えて，こ
れだけデイケアがあって，これだけいろいろ
な人のサポートの組織ができてきたのだから，
こんなことが起きるわけがないと思った。ほ
んとショックだった。あの人たちは患者をい
じめる以外の関わり方の方法がないんだ。

グループでの困りごと

北西　もう一度グループに話を戻しましょう。
だいたい話は出ましたが，困ったときにはど
うしようという話をお聞かせいただくのと，
グループが役に立つこと，治療的な要因など
を，感想的なことを含めてお話していただい
て，まとめに入りたいと思います。中里さん
からどうぞ。

中里　怒りだしてしまう人がいたり，けんかに
なったりするとやっぱりすごくヒヤヒヤしま
す。でも可能なかぎり，何を伝えたかったの
か，どうして怒っているのか，教えてもらえ
る？　と問いかけるし，他のメンバーに，彼
が言いたいことが分かる人いる？　と尋ねる
ようにしています。そうすると怒りやけんか
は収まって，そこからすごく大事な話につな
がったりする。

　あと，緘黙のグループの話で言うと，子ど
も達がみんなで大騒ぎして物を投げまくるみ
たいなことが起こって，最初は勢いが出て来
てよかったなと思っていたけれど，だんだん
おさまりがつかなくなって，毎回毎回棚にあ
るものを全部まき散らかしてプレイルームを
ぐちゃぐちゃにして終わるということになっ
たんです。さすがにやり過ぎだし，後から片
づけるのに 1 時間くらいかかっちゃうからと
ても困る。そういう時に，「やめなさい」と

言ってしまうのではなくて，さっき話した治療枠としてどう演出するのかを考えて，「お片付け競争を最後10分やるぞ」ということにしたんです。するとみんな夢中になって片づける。その中で，それまで一番周りを困らせていた，言うこと聞かない子が，「隊長！！」と呼ばれて，すごく生き生きとお片付けをして喝采を浴びるみたいなことが起こるんです。そういう演出を加えてあげると，問題になっていたことやピンチが，チャンスみたいに転換していきました。

西村　今の話はすごく面白い。遊びに転換していくとか，力のある部分に働きかけて動かしていくという感じということですよね。

　私が言おうとしていたことは，それより数段前の，数ステップ前のプリミティブなことですが，まず患者さんと話をする前にスタッフ同士で話をして，安心してグループに望めることが結構大事かなと思っています。だからコ・セラピスト，コ・コンダクターの間でよく話し合って，何が起こっていたのかとか，自分の気持ちをちょっと荷卸ししたりすることが大切だと思います。

　さっきの病院の話に戻りますが，最近は「傷つくこと」が前より多いような気がします。前も傷つくというのはあったかもしれないけど，トラウマという言葉がはやっているせいもあるのかもしれないし，コロナのせいもあるかもしれないし，お互い助け合うことがなかなか難しくなっている時代だからかもしれないけれども，ピンチをチャンスにと言う前に，結構傷ついてしまうことが私自身は多くなっていて，そこからどうやって立ち直っていくのかを丁寧に話し合える仲間の存在が非常に意義深いなと最近は思います。

　この数年，ぶつけてこられる事柄も結構激しい事柄が多いような気がします。結構激しいことをぶつけられて，参ってしまうことが少なくない感じがあるので，まず自分の気持ちをどうやって立て直すかということを先に

考えています。そこが何とかなればスーパービジョンであれ，患者さんと話をするなりという通常の方法でやっていけるのかなとは思いますが，皆さんはどうですか。

北西　なるほどね。だから困ったときにどうするかというのは，一番最初の話に戻れば，困ったと認めるのが一番でしょうか。「ほんと困っちゃった」と頭を抱えて，どうにもできないことがあるというのをだんだんグループをやっていて分かるようになる。最初はどうにかしなきゃと自分が思っていた。

鈴木　解決しなければと思う。解決はないよね。

北西　解決しなければと思っているうちに，どんどん泥沼に入っていくというのがあって。

グループとスタッフの力

中里　自分がコンダクターをやっていて，メンバーが「死にたい」という話をして，それをどうにもできずに言わせっぱなしで終わってしまったとか，メンバーにしんどい思いをさせてしまったとか，失敗してしまったなと感じる時に，それをレビューで「どうしたらよいか分からなかった」「困ってしまった」と話し合えるかどうかで全然違う。正直に率直に話し合えるスタッフのチームがあると，安心して何があってもみんなで考えようみたいな感じでやれるけど，それがないと続けられないと思う。

鈴木　自分がどういう役割のモデルになっているのかに，気づくことだよね。

　僕が二番目に院長で行った病院の前の院長というのは，問題の解決を全部彼女がやるわけ。とても立派な人でね。本当にすごい人なんだけど，それにみんな慣れているわけ，病院中が。そうすると解決は先生がやるということになっているでしょう。そこへそれを知らないで僕が院長で行っちゃったわけ。最初から僕は何もできませんよと毎日毎日繰り返し言わざるを得ない。解決できません，それは分かりません，みんなで考えようと繰り返

し繰り返し言った。何年もかかりました。みんなで考えよう考えようという気持ちになるまで。理屈は分かるんだけど「なるほど，そうですね」と言うけど，誰も実行しない。解決は先生がしてください。「給料をもらっているんだから」と言われたとき，それはそうだなあとも思ったんだけど。ああいう責任を負わされるというのはね。

　グループを始める前に私はそういう責任を負うために院長になっていくんだと思っていたわけです。結局はグループを頼るより，もう僕には能力がないと思ってしまった。頼るようになったらグループは応えてくれるんだね。

　問題はさっきも言ったけど，社会がどう見るかということもあるし，病院の中がそれをどう見るかということもあるし，それは闘いですよ。仕方がない。

　困ったときには，困ったと認める。手を出さずにいられる時間が長ければ長いほどいいね。グループが育つ。

北西　その確信というのは，いつごろからですか。困っちゃった，自分は何もできないよ，でもグループが何とかしてくれるだろうという。

鈴木　確信って，確固たるものがずっと続いているのではなくて，確信があるときもある。「駄目だ，これは」と思うときもある。それがグループだよね。なかなか確信は持てませんよ。こいつら本当に信じられるのかということはありますね。それはもう繰り返し。

グループの治療効果

北西　それでは，最後になりますが，グループの治療効果みたいなものをどういう形で実感されてきたのか。中里さん，どうですか。

中里　たくさん実感はあるので一つにするのが難しいですが，最近のことで言うと，人と関わると嫌な目に遭うから，もう学校には行きたくないし，友達も要らない，YouTube とゲームだけあれば生きていけるという子がたくさんいて，個別のプレイセラピーに持ち込

んでも，対戦するようなボードゲームは嫌な思いをするからしたくないと言われたりして手詰まりになる。そういう，リアルに関わると傷つくから嫌だと言って遊べない子たちを集めて，彼らが興味をもっていることを一緒にやるグループを作ったんです。紙と鉛筆とサイコロを使ってやるテーブルトーク・ロールプレイングゲームという，ゲームという枠組みの中でやるごっこ遊びみたいな感じで，子どもたちは「慎重派の魔法使い」とか，「自信家の勇者」とか，自分の性格に似てたり似てなかったりする役になって仲間と協力して敵を倒したり宝を見つけたりする。そういう冒険の世界の中で，穴に落ちて仲間に助けられたり，弱っている仲間を自分の回復魔法で救って感謝されたり，攻撃に失敗して責められたりと，架空の情緒体験を楽しむようになる。

　そして何カ月かやっていると，今度はリアルにメンバーと衝突したり，メンバー同士で対決して決着をつけたり，治療者が用意したゲームではない，かつては絶対やりたくないと言っていたボードゲームを残りの時間でやろうぜとか言い出したりする。そうこうしていると，いつの間にか学校に行きだして，担任からリーダーシップを発揮していますと報告が来たりする。グループだけのおかげではないにしろ，そうやってリアルに人と接してみる安全な枠組みを用意してあげると，外に向くエネルギーがどんどん育って，情緒的な体験を恐れすぎなくなる。これは，グループがすごく効果的に働いたんだと感じます。

北西　やっぱり，グループというリアルな経験を通して，だんだん社会に広がっていくというのでしょうか，しかも，最初の遊びの役割を通したから，より間接的な関わりから直接的となり，その直接的な関わりが，さらに今度は学校という直接の現場に出ていく力になっていく。そういう役割をグループは果たしたということですよね。

中里　そうですね。グループは，そういうこと
　　を段階的に練習しやすい場なのだと思います。

北西　西村さんはどうですか。

西村　「治療」という言葉，「精神療法」も「療
　　法」というわけです。だから私はお医者さん
　　を前にして「治療」という言葉を使うのは緊
　　張します。だけど，いま中里さんが言ったよ
　　うなことはよく感じることです。グループと
　　いうものがあることで，使っていなかった能
　　力みたいなものが開発されていくことがあっ
　　て，その結果，心理的な問題と言われていた
　　事柄が消えていったり，別のものになってい
　　ったりということが起こる。そういう意味で，
　　病気をつぶすための治療というよりは，グル
　　ープがあることで使っていなかった能力がが
　　んがん増えていってよくなっていって変わっ
　　ていく。そういうことを治療と呼んでいいな
　　らば，そういうことがグループには可能性と
　　してあるなと思っています。
　　　かつ医療の場面と福祉の場面と教育の場面
　　がつながっているというか，そのメカニズム
　　は同じです。いま里親，里子の問題とか養子
　　の問題の愛着形成をしようとしている児相に
　　関わっていますが，そういう福祉的なところ
　　で関係が育つ，心が育つことを通して問題が
　　変わっていくということもあります。
　　　大学で教えていても，人とあまり話をしな
　　かったり，話をしていても深い自分の気持ち
　　を語ることを体験していない学生が普通の大
　　学に普通にいるということがあって，そうい
　　う人たちにはグループの中で極力安全な場を
　　作ってあげて，少しでも感情を表現すること，
　　関わることを学ぶことで，なるほど，こうい
　　うことがあっていいんだ，自分はこういうこ
　　とを語っていいんだみたいなことを体験して
　　もらうことが，いろいろなところで可能だな
　　と感じています。
　　　もう一つ言うと親御さんですよね。親御さ
　　んもどん詰まりになって孤立感がすごいけれ
　　ど，親御さん同士で語ってみると，理解する

ことをきちっとできるようになっていく。子
どもが理解できる，自分のことが理解できる，
心の交流ができるようになっていく。すると，
随分と楽になることができるようになってい
く。そういうことが，グループ治療の要だと
感じています。

北西　鈴木さん，いかがでしょうか。

鈴木　僕は自分のことを考えると，とても人が
　　よくなったと思う。僕は人を信じられないし，
　　だまされないぞというような突っぱりがあった。
　　それが今，だまされてもいいじゃないかと思う
　　ような気持ちになったということは，グループ
　　の体験だと思うね。ただし，人がよくなった
　　というところは誰も認めてくれない（笑）。
　　　僕が自分で思っているのは，人がよくなっ
　　たというのは，自分で自分のことを嫌だな，
　　嫌だなと思わなくなった。さっき個人，家族，
　　社会何とかと言ったけど，僕は人と話をしても，
　　これはグループなんですね。いまも一つのグ
　　ループとして考えているわけ。何が起きてい
　　るんだろうと考える癖がついてしまっている。
　　　人と一対一で会っていても，この人の陰に
　　はどういうグループがついているのだろうか
　　と。そういう考えが次から次へと巡るわけ。
　　でも，それに対していちいち反応して，嫌な
　　思いをしているわけでは決してなくて，この
　　グループを楽しみながら対処できる自分をよ
　　くやってるなと思う。

グループを体験するということ

北西　グループの体験が効果的な人たちは社会
　　化している途中で挫折したりとか，社会の中
　　で傷ついたりとか，そのような人たちが多い
　　と思います。だから，グループで痛みをちゃ
　　んと分かち合ったり，お互いの生き方を考え
　　たり，教わったりしていくことだと思います。
　　　つまり力を入れ過ぎたり，あれこれまとめ
　　過ぎるという悪癖が私にはありますが，それ
　　が少しずつ抜けてきて，だんだん楽に治療が
　　できるようになった。そういう仕組みがグル

ープというものにあって，人の成長には欠かせない存在だろうと思います。これをどう使うか。世の中にそういうことが少ない分だけ治療的なグループをどう使うかとか広げるかというのはとても大切なような気がします。

鈴木　そうですね。そう思います。

西村　あと，鈴木さんがグループをやって人がよくなったとおっしゃっていたけど，心温かい人が多いなと思うんです，私は，体験グループに出てすごく温かい言葉によって何度も癒やされたという経験が明瞭にあるし。

　それはアメリカ集団精神療法学会でも同じで，そういうところへ行って，すごくしんどいなと思うことを受け止めてくれる人がグループの中にいたということは自分の中で支えになっています。それは間違いなくあるので，グループという形式だけでなくて，そういう体験を実際にしてもらいたいですね。

鈴木　そう。字で分かるのではなくて体験で分かってほしいよね。

北西　そうですね。これだけは読むだけでは駄目でしょうね。

いま，グループの必要性

中里　私が個人的に先生方に聞いてみたいのは，子どもでも大人でもリアルに合わなくていい世の中になってきたいま，グループをどう考えるか。オンラインで授業も受けられて，仕事もできて，食べ物はデリバリーがある。外に出なくても，人と会わなくても生きていけるじゃないかと子どもに言われて，あながち否定できない。私自身はやっぱりリアルに合うのが好きだし，そうじゃないと感じられないこと，できないことが沢山あると思うのだけど，あらゆることのスタンダードがオンラインになるかもしれないかと思うとちょっと怖くて。人がリアルに集まることの価値って，どうでしょう。

北西　西村さん，いま学生はどうですか。

西村　それは人間の集団をどう考えるかによる

かなと思っていて，あるいはセラピーグループをどう考えるかによるかなと思っています。リアルで会うということは，駅まで一緒に帰るとか，そういう時間まで含めて存在しているということなんです。だから，精神療法だけ切り取れば，できると言えばできると思う。だけど，リアルで会うということの中に「生活する」ということも含まれていると思う。そこの部分がなくなるということがオンラインにすることの最大のデメリットなんだと思う。

　だからグループセラピーそのものは，それはそれで発展する，残る。オンライングループというのはあると思う。だけど，それ以外の部分がなくなってしまうことの危険があるので，対面のよさはやはりあると思います。だから両方残りつつ，それぞれの意味が尊重されるようになっていくのではないでしょうか。ちょっと楽観的ですけれどそう期待しています。

鈴木　アメリカとかオーストラリアとか，ああいう広いところはオンラインでできるようになって随分発展しただろうね。

　でも，だからそれでいいかと言われると，僕は駄目だと思う。何とかリアルに会って話し合うことを保たないとね。保つ努力をしないと，オンラインに流れますよ。技術的には結構うまくいくんだもの。最初は大変だった。だけど，今はみんな慣れてしまって。だけど大勢の中の一人になって，誰がしゃべっているのか分からないのでは，やっぱり現場が分からなくなってしまうよね，と思うんだけど。

西村　あと「裏グループ」は望ましくない，よくない行動化だと言われるけど，でも実際にあるので。それがあることで，例えば病院だとたばこ部屋みたいなところ。そんなところであるグループがある種の機能を果たしている部分があるけど，オンライングループだとそれがなくなってくる。セラピーだけになっちゃってということで，形式上は成り立つけれども，人間関係が成立しなくなる。

鈴木　何のためのグループだということになる

よね。

西村 そうそう。

鈴木 だから，さっきの帰りの電車に乗るまでの時間とか，結構大事なのよね。

西村 そうそう。

北西 さっきの体で感じるということと，重なってくると思います。生活とか人と会うとか。やっぱりオンラインは便利だけど，その人の能力を削いでいく。そこで成功する人はいるけれども，私が知っている限り，そういう人は不健康。

　それと，そういう人は恋愛ができない。人を好きになるのがすごく下手ですね。

鈴木 それは思いつかなかった。

西村 思いつかなかった。

北西 この人たちの次の危機はそこか，それを全然スルーした人生かどっちかだろうな。グループなんかを経験しておくと，人を好きになるとか，嫌いになるとか，すごく分かってきて，とてもいいと思う。別に好きにならなくてもいいわけでしょうけど。ただ，グループでやった人たちというのは何か特別でしたね。顔と名前は一致しないけど，人となりはすごく身近に感じることがある。

鈴木 そうそう。その上で好きとか嫌いとか言えばいいんでね。画面でもって平べったいので見ていて，好きも嫌いもないな，そう言われてみればね。考えつかなかった。

北西 あと，何かありますか。西村さんどうぞ。

西村 解決しないでみんなで考えようということを鈴木さんがおっしゃっていたわけだけど，北西さんは私の中ではすごく有能な人で，そ

こをバーッとやっていくというタイプだと，グループになったときにはどうですか。解決してしまいがちですか。そうならないようにグループに任せていくみたいなことで何か気をつけておられることはありますか。

北西 昔は解決しようとしたんです。いい答えを出そう。皆さんにとってベストは何か。それが駄目だということは確かに分かったんです。特に重たい人たちをやると，それをやるといっぺんで駄目になる。自分も無力感を味わった。それでコ・コンダクターと話したりしているうちに，「そうか，解決しちゃいけないんだ」と分かって，それはすごく自分にとって大切な発見でした。

　それと自分の人の前での緊張だとか，対人恐怖的な心性が楽になった。あまり緊張しなくなった。緊張することに気づいて，緊張してもいいやと思うとき，緊張しなくなった。物事をそういう形で進めなくなった。それはグループを経験していたからこそつかめた感覚だと思います。

西村 深いなあ。ありがとうございました。

鈴木 グループをやっていても，そういうふうにやりたがる人がいるからね。強迫的に自分がやらなきゃ，自分がやらなきゃという人ね。

西村 今回の『精神療法』の増刊号の原稿をたくさん読みましたけれども，今ここで語られているようなスピリットが生きているものがたくさんあったなと思ったので，今回は誇りをもってお届けすることができます。

北西 先生方，本日はお集まりいただきましてありがとうございました。

編集室から

　2022年秋，心理臨床学会大会中，金剛出版ブースでの立ち話からこの企画は始まった。集団精神療法のテキストの改定について話していた時『精神療法増刊第9号』が目に留まり，「こういうのいいですよね」「これだったらすぐに」となり，以後とんとん拍子に話が進んだ。北西憲二先生と共同でこの号を編めたのは光栄だった。編集担当の中村奈々さんが，手際よく，テンポよく万事整えてくださり，さまざまなことがスムーズに進んだ。そうそうたる執筆陣によってさまざまな領域をカバーできた。日本集団精神療法学会会員が中心だが，学会外の方とも協働できたことに感激している。どの論考にもある種の「グループらしさ」，独自の味わいが共通している。

　良いものに仕上がったことを，皆様に感謝申し上げたい。一方で，座談会で鈴木純一先生が言及された病院での事件のことは胸が痛む。病院が「人の声を聞く」場になることを目指して「グループ」は始まったはず。だがその理念は意外にも普及していなかった。それどころか，弱体化しているのかもしれない。暴漢に襲われ生還した宮台真司が「親しい仲間と深い議論ができなくなり，考えが間違っていても正されなくなった結果，素っ頓狂な考えが脳内を残響し続ける『脳内エコーチェンバー化』」の蔓延を指摘している。

　グループはますます必要になる一方，ますます難しいものになるのかもしれない。それでも，やる意義があると伝え続けたい。当面の課題はテキスト刊行ですかね。　　　　（西村　馨）

精神療法 増刊第10号 2023

2023年6月5日発行

定価**3,080**円（10%税込）

年間購読料 **16,720**円（10%税込／増刊含／送料不要）

購読ご希望の方は電話・葉書にてお申し込み下さい。
全国の書店からも注文できます。

発行所　株式会社 **金剛出版**

発行人　立石正信

〒112-0005　東京都文京区水道 1-5-16　升本ビル

Tel. 03-3815-6661　Fax. 03-3818-6848

振替口座　00120-6-34848

e-mail　eigyo@kongoshuppan.co.jp

URL　https://www.kongoshuppan.co.jp

表紙レイアウト　臼井新太郎装釘室／表紙装画　サカモトセイジ／印刷・製本　音羽印刷